Curso essencial de
Pilates

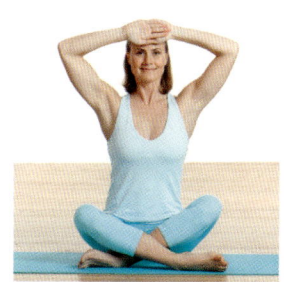

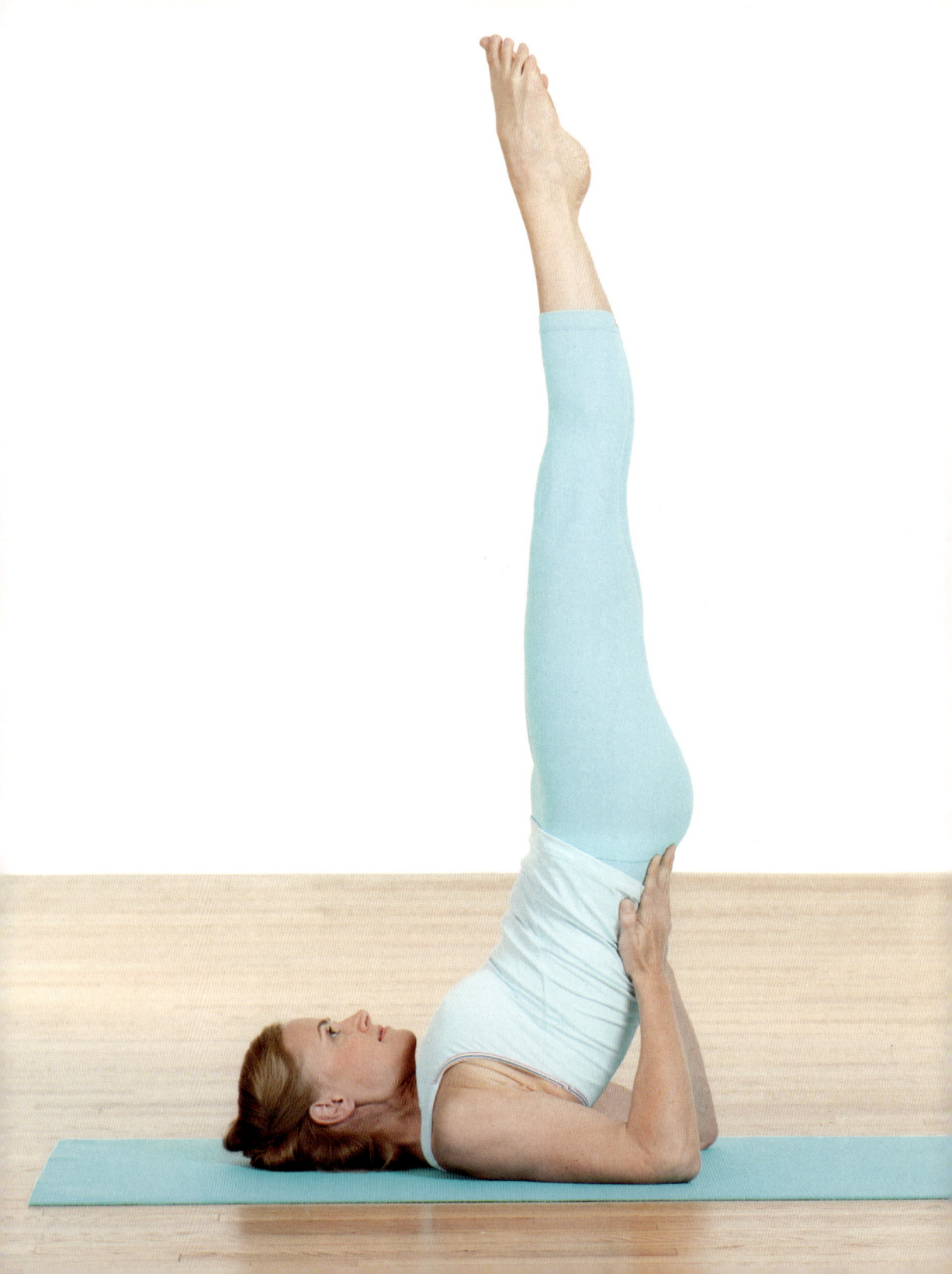

Curso essencial de Pilates

Tudo o que você precisa saber para colocar em prática

PubliFolha

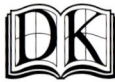

Um livro da Dorling Kindersley
www.dk.com

Título original: *A little course in pilates*

Copyright © 2013 Dorling Kindersley Limited
Copyright © 2013 Publifolha – Divisão de Publicações
da Empresa Folha da Manhã S.A.

Publicado originalmente na Grã-Bretanha em 2013 pela Dorling Kindersley Limited,
80 Strand, Londres WC2R 0RL, uma divisão do Grupo Penguin (Reino Unido).

Todos os direitos reservados. Nenhuma parte desta obra pode ser reproduzida,
arquivada ou transmitida de nenhuma forma ou por nenhum meio, sem a permissão
expressa e por escrito da Empresa Folha da Manhã S.A., por sua divisão de
publicações Publifolha.

Proibida a comercialização fora do território brasileiro.

Coordenação do projeto: Publifolha
Editor assistente: Thiago Barbalho
Coordenadora de produção gráfica: Mariana Metidieri
Produtora gráfica: Samantha R. Monteiro

Produção editorial: AA Studio
Coordenação: Ana Luisa Astiz
Tradução: Fabiana Cunha
Preparação de texto e consultoria: Sonia de Castilho
Revisão: Juliana Caldas, Paula Coelho
Editoração eletrônica: Paula Astiz Design

Edição original: Dorling Kindersley
Editora de projeto: Becky Shackleton
Editor sênior: Alastair Laing
Editora de arte do projeto: Gemma Fletcher
Gerente editorial: Penny Warren
Gerente de arte: Alison Donovan
Criação de capa: Nicola Powling
Assistente de criação da capa: Rosie Levine
Produção editorial: Sarah Isle
Produtor: Jen Lockwood
Diretores de arte: Peter Luff, Jane Bull
Editor: Mary Ling

DK Índia
Editores: Vibha Malhotra, Arani Sinha
Editores de arte: Ranjita Bhattacharji, Devan Das
Gerente de produção gráfica: Sunil Sharma
Produtores gráficos: Sourabh Challariya, Arjinder Singh

Tall Tree Ltd.
Editora: Emma Marriott
Designer: Ben Ruocco

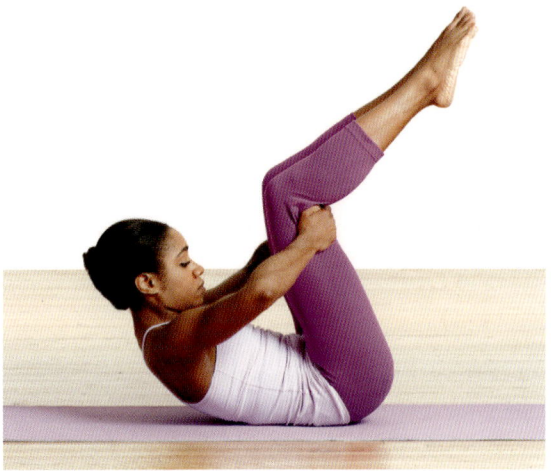

Dados Internacionais de Catalogação na Publicação (CIP)
(Câmara Brasileira do Livro, SP, Brasil)

Hayes, Anya
  Curso essencial de pilates / [escrito por] Anya Hayes ; [tradução Fabiana Cunha]. –
São Paulo : Publifolha, 2013. – (Curso essencial)

  Título original: A little course in pilates.
  ISBN 978-85-7914-445-5

  1. Exercícios físicos 2. Pilates – Método 3. Saúde – Promoção I. Título. II. Série.

13-03725   CDD-613.71

Índices para catálogo sistemático:
1. Pilates : Exercícios físicos : Promoção da saúde 613.71

Este livro segue as regras do Acordo Ortográfico da Língua Portuguesa (1990),
em vigor desde 1º de janeiro de 2009.
Impresso na Leo Paper Products Ltd, China.

PubliFolha
Divisão de Publicações do Grupo Folha
Al. Barão de Limeira, 401, 6º andar
CEP 01202-900, São Paulo, SP
Tel.: (11) 3224-2186/2187/2197
www.publifolha.com.br

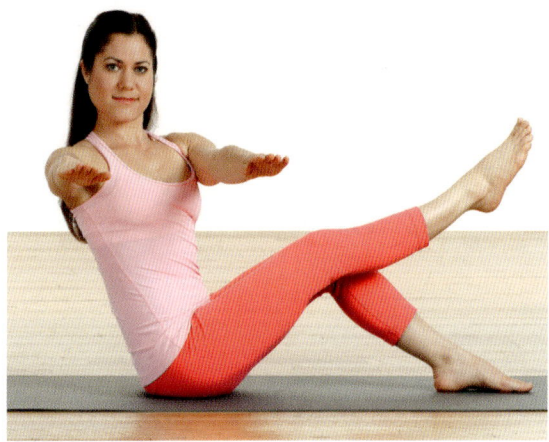

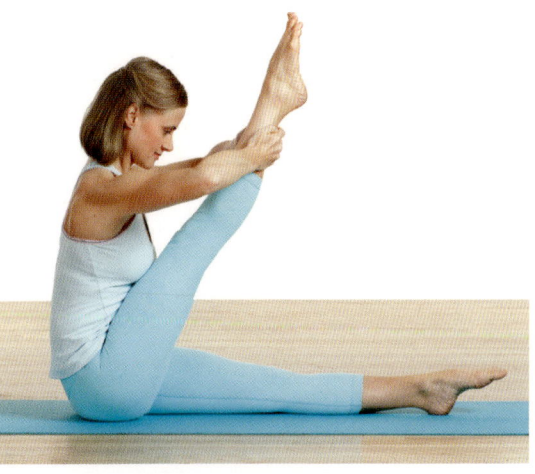

Sumário

Introdução

Monte seu curso 6 • Os princípios do pilates 8 • Os benefícios do pilates 12
A ciência da anatomia 18 • Alinhamento 20 • Respiração 22 • Equipamento essencial 24

Para começar

Plano de atividades	**28**
Técnicas-chave	**30**
Aquecimento	**34**
Centralização	40
Afastar o pescoço	41
Parede: rolamento para baixo	42
Parede: em pé	44
Parede: cadeira	45
Parede: círculos	46
Bíceps: flexão para a frente	48
Bíceps: flexão para o lado	49
Balanço de braços	50
Alongamento lateral em pé	51
Expansão de peito	52
Preparação para o cem	54
Rolamento para trás	56
Rolamento para cima	58
Círculos com a perna	60
Rolar como uma bola I	62
Alongamento de uma perna I	64
Alongamento das duas pernas I	65
Alongamento da coluna para a frente I	66
Torção de coluna	67
Tique-taque	68
Preparação para o cisne	69
Alongamento do joelho	70
Chutes laterais: frente I	72
Chutes laterais: elevação dupla das pernas	74
Chutes laterais: elevação mais baixa	75
Sereia	76
Ponte com os ombros	78
Sequência de 15 minutos	**80**
Sequência de 30 minutos	**82**
Sequência de 45 minutos	**84**
Avaliação	**86**

Continue

Plano de atividades	**90**
Dez por dez	92
Semirrolamento para cima	94
Miniponte	96
Letra T	97
Rolar como uma bola II	98
Alongamento de uma perna II	100
Alongamento reto de uma perna	101
Alongamento das duas pernas II	102
Alongamento da coluna para a frente II	104
Rotação do pescoço	106
Aro flexível: peito e acima da cabeça	108
Aro flexível: bombeando	109
Aro flexível: pliés	110
Aro flexível: coxas e braços	111
Alongamento do pescoço	112
Chutes laterais: frente II	114
Chutes laterais: tesoura	116
Chutes laterais: círculos	118
Chutes laterais: parte interna das coxas	120
Preparação para o balanço	122
Preparação para o teaser	124
Teaser com torção	126
Nadar	128
Balanço de perna: frente	130
Balanço de perna: lateral	131
Sequência de 15 minutos	**132**
Sequência de 30 minutos	**134**
Sequência de 45 minutos	**136**
Avaliação	**138**

Avance

Plano de atividades	**142**
O Cem	144
Rolamento total	146
Escalar uma árvore	148
Agachamento I	150
Agachamento II	151
Alongamento reto das duas pernas	152
Cruzado	154
Alongamento da coluna para a frente III	155
Balanço com as pernas afastadas	156
Foca	158
Saca-rolha	160
Serrote	162
Cisne	164
Chute com as duas pernas	166
Tesoura	168
Teaser I	170
Teaser II	172
Teaser III	174
Balanço	176
Sequência de 15 minutos	**178**
Sequência de 30 minutos	**180**
Sequência de 45 minutos	**182**
Avaliação	**184**
Índice	**186**
Sobre a autora e agradecimentos	**192**

Nota do editor

Nem o editor nem o autor estão envolvidos com o fornecimento de aconselhamento ou serviços profissionais ao leitor e não poderão ser responsabilizados por qualquer perda ou dano supostamente decorrente de qualquer informação ou orientação contida neste livro.

As informações contidas neste livro não excluem a consulta a um médico, nutricionista e/ou endocrinologista. Todas as decisões de cunho médico devem ser tomadas sob a orientação de um especialista.

Monte seu curso

O curso apresentado neste livro é organizado em três etapas: "Para começar", "Continue" e "Avance". Os exercícios se tornam mais desafiadores à medida que se progride ao longo de cada uma e aumenta a capacidade física. Também são objetivos deste livro aprender a planejar as sessões de prática e avaliar seus resultados.

Preparação

Entender as ideias nas quais se baseia o pilates é importante para obter o máximo de sua prática. Para começar, você entenderá os princípios fundamentais do pilates, da centralização à respiração, bem como seus benefícios – como flexibilidade, alinhamento do corpo e forma e tônus muscular. A introdução também indica o equipamento necessário para a prática e irá se aprofundar na ciência da postura e da respiração.

1 Em cada seção, um passo a passo ilustrado orienta a prática cuidadosa de cada exercício. O texto explica em detalhes como deve ser o exato posicionamento do corpo.

Cuidado! Informações fundamentais sobre cada etapa do exercício ajudam a evitar erros comuns.

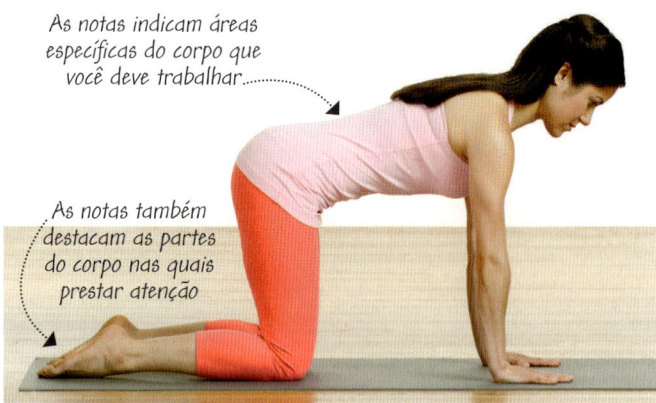

As notas indicam áreas específicas do corpo que você deve trabalhar

As notas também destacam as partes do corpo nas quais prestar atenção

Atenção aos movimentos

Alguns movimentos, se executados incorretamente, podem provocar lesões. É crucial não cometer erros e saber a diferença entre o certo e o errado na realização dos exercícios. Para ajudar, os destaques intitulados "Atenção" ensinam como verificar e corrigir a postura, evitando os erros mais comuns. Alguns deles contêm ilustrações para que você possa ver claramente como um movimento **não** deve ser realizado. Em caso de dificuldade com determinados exercícios, procure os boxes "Facilite" para ver variações que facilitam a prática.

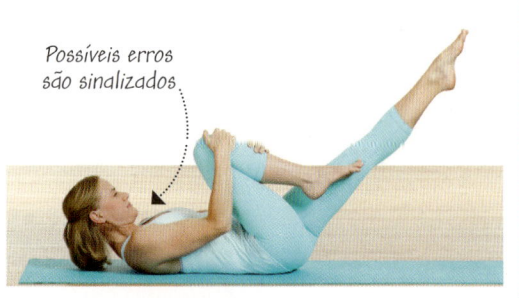

Possíveis erros são sinalizados

Planejamento e avaliação

Planejar as sessões de exercícios é importante para definir metas e acompanhar sua evolução. O planejamento também permite verificar se você não está cometendo erros. No início e ao final de cada capítulo há páginas para ajudar a traçar planos para metas específicas (como melhorar a centralização ou o alinhamento) e páginas para auxiliar na avaliação do progresso obtido (como nos exemplos abaixo). Respostas às perguntas mais comuns, conselhos úteis e orientação para se atingir os objetivos também são encontrados nessas páginas.

Semana 1: foco no alinhamento
Linha de referência: tire fotos de si mesmo em pé – de frente, de perfil e de costas – e desenhe linhas verticais como nas pp. 20-1.
- **Dia 1:** Sequência de 15 minutos, abdome
- **Dia 2:** Sequência de 15 minutos, alongamento
- **Dia 3:** Sequência de 15 minutos, precisão
- **Dia 4:** Sequência de 15 minutos, estabilidade
- **Dia 5:** Sequência de 15 minutos, curvatura-C

Meta: tire novas fotos depois de seis semanas para verificar quanto lhe falta para chegar ao alinhamento ideal.

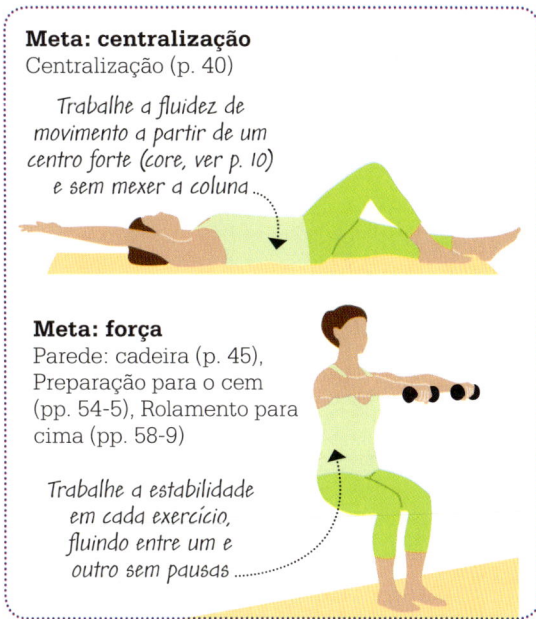

Meta: centralização
Centralização (p. 40)

Trabalhe a fluidez de movimento a partir de um centro forte (core, ver p. 10) e sem mexer a coluna...

Meta: força
Parede: cadeira (p. 45), Preparação para o cem (pp. 54-5), Rolamento para cima (pp. 58-9)

Trabalhe a estabilidade em cada exercício, fluindo entre um e outro sem pausas...

Sequências

Depois de dominar as posições, o próximo passo é praticá-las em série. Ao final de cada capítulo há uma seleção de sequências cronometradas: escolha entre as opções de 15, 30 e 45 minutos. Elas indicam os nomes dos exercícios e suas respectivas páginas para facilitar a consulta e a verificação da prática correta.

1
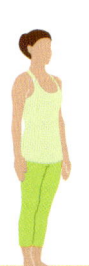
Postura de pilates
p. 35

2
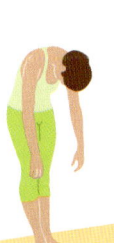
Parede: rolamento para baixo
pp. 42-3

3
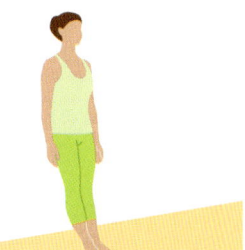
Parede: em pé
p. 44

INTRODUÇÃO

Os princípios do pilates

Joseph Pilates baseou seu sistema de condicionamento físico em seis princípios. Tenha-os em mente sempre que se exercitar e a prática será muito mais eficaz, tornando-se natural com o tempo. Como Pilates disse, esses princípios se combinam "para trazer elasticidade, graça natural e habilidade".

1. Controle

É o princípio mais importante do pilates, do qual todos os outros derivam. Tanto que Joseph Pilates originalmente batizou seu sistema de exercícios de contrologia. De acordo com essa filosofia, poucos movimentos executados corretamente – com propósito, precisão e controle muscular e mental completos – são mais eficazes do que muitas repetições realizadas desleixadamente. Isso se aplica a todos os movimentos: lentos, rápidos ou funcionais.
O controle traz maior consciência corporal e ativa de forma mais eficaz os músculos desejados.

Pontos principais

- **Considere a execução** de cada parte do movimento. Controle tudo: alinhamento, respiração, ritmo, coordenação.

- **Controle o exercício.** Memorize o padrão de respiração e o movimento para começar a controlar todo o exercício de forma eficaz. Não deve haver nenhuma incerteza em seu movimento.

- **Controle o movimento:** início, meio e fim. Movimente-se sempre com fluidez, força e precisão. Jamais deixe o corpo despencar no mat ao final de uma repetição.

Como foi desenvolvido o pilates:

Joseph Pilates estudou anatomia e treinou halterofilismo, ginástica e boxe. Desenvolveu seu programa de exercícios após a Primeira Guerra Mundial em Nova York, onde foi adotado por bailarinos e pela elite da cidade. Os *pilates elders*, alunos veteranos que haviam treinado com ele, divulgaram sua obra pelo mundo. Alguns ensinaram o pilates "clássico", exatamente como aprenderam com o mestre. Outros desenvolveram exercícios próprios. A evolução do pilates segue em curso.

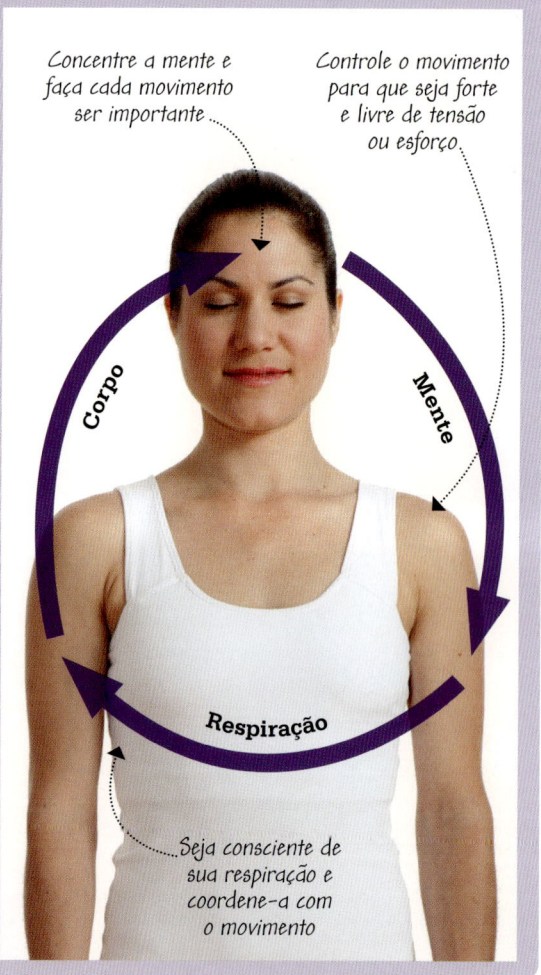

Concentre a mente e faça cada movimento ser importante

Controle o movimento para que seja forte e livre de tensão ou esforço.

Corpo

Mente

Respiração

Seja consciente de sua respiração e coordene-a com o movimento

OS PRINCÍPIOS DO PILATES

2. Concentração

A prática do pilates requer foco profundo no corpo – como Pilates disse, "completa coordenação entre corpo, mente e espírito". O sucesso depende da capacidade de se concentrar em cada detalhe de cada movimento, desenvolvendo assim consciência e controle corporal. Seja rigoroso: durante a prática, nunca deixe a mente vagar ou funcionar no piloto automático, realizando repetições inconscientes. Concentre-se para que o exercício seja muito mais eficaz e apresente resultados mais rápidos. A conexão mental com o corpo durante a prática libera a tensão e proporciona um profundo senso de relaxamento, esvaziando a mente dos demais pensamentos ou preocupações.

Pontos principais

- **Não tente se concentrar no corpo inteiro** de uma vez. Pense nos músculos que está trabalhando e foque a atenção em uma parte do corpo ou na respiração. Com a prática, será mais fácil se concentrar com eficiência em todo o corpo.

- **Faça uma lista mental** ao praticar. Alongue partes do corpo, note como você respira e se está trabalhando o seu centro de força. Ser seu próprio professor é muito gratificante.

- **Concentre-se e corrija-se** ao praticar. O foco deve estar em aperfeiçoar o movimento: repare se a postura está ruim, se você perdeu o engajamento abdominal ou se o pescoço está tenso.

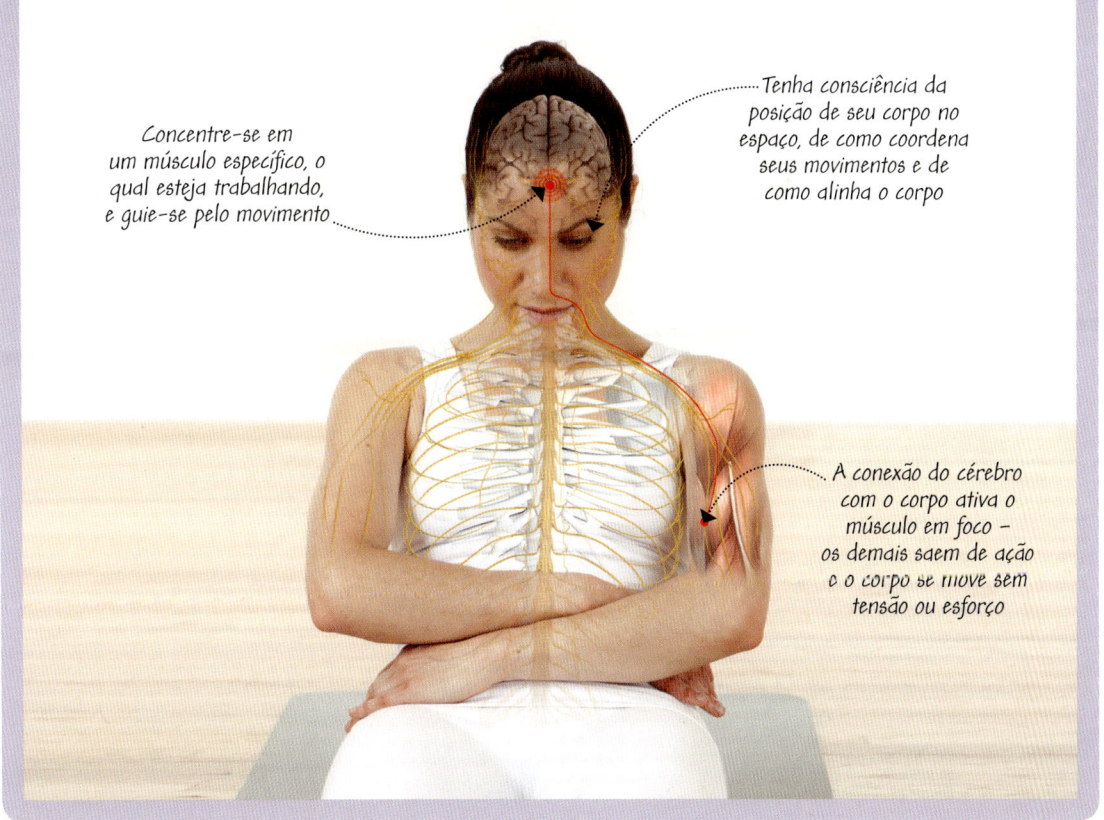

Concentre-se em um músculo específico, o qual esteja trabalhando, e guie-se pelo movimento.

Tenha consciência da posição de seu corpo no espaço, de como coordena seus movimentos e de como alinha o corpo

A conexão do cérebro com o corpo ativa o músculo em foco – os demais saem de ação e o corpo se move sem tensão ou esforço

INTRODUÇÃO

3. Centralização

Pilates ensinou que a energia em movimento flui de um centro forte e observou que "puxar a barriga para dentro", do umbigo à coluna, apertando os músculos ao redor da cintura, apoia e fortalece a coluna. Ele chamou isso de *powerhouse* (**centro de força**), que é formado pelo assoalho pélvico e pelos abdominais profundos e inferiores – conjunto de músculos também chamado de **core**. Abdominais superiores, glúteos e músculos da parte interna da coxa dão força ao movimento. A centralização também envolve conexão mental com o corpo durante o exercício. Seja consciente do seu centro ao iniciar e terminar cada movimento para não perder a conexão.

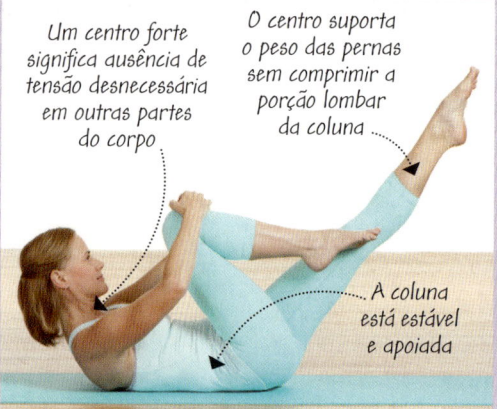

Um centro forte significa ausência de tensão desnecessária em outras partes do corpo

O centro suporta o peso das pernas sem comprimir a porção lombar da coluna

A coluna está estável e apoiada

Pontos principais

- **Contraia o assoalho pélvico** e o abdome para criar força. Imagine a barriga sendo "sugada" para dentro e para cima.

- **Sempre faça uma breve pausa** ao fim de um movimento para garantir que a conexão entre a concentração e a centralização ainda esteja forte.

- **Pense no seu centro** como um interruptor de luz sempre ligado: máximo, para ativação abdominal completa quando a demanda é maior; mínimo, nos exercícios básicos.

4. Precisão

A execução precisa e consciente do movimento e o alinhamento perfeito são essenciais para a eficácia do pilates. Mover-se com precisão trabalha os músculos sem esforço ou tensão. Alinhar corretamente o corpo equilibra a musculatura. A prática deve ser feita com atenção aos detalhes do exercício para tornar cada movimento preciso e obter mais benefícios. A precisão também se aplica ao número de repetições, timing e ritmo: traz equilíbrio e determinação a todos os aspectos de cada movimento. Memorize as ações e os padrões de respiração e em seguida trabalhe na execução. Pratique para ganhar controle e habilidade.

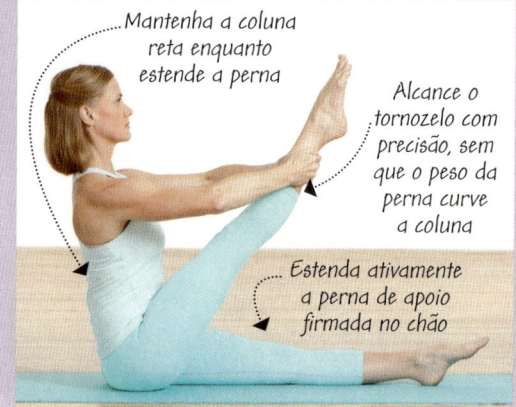

Mantenha a coluna reta enquanto estende a perna

Alcance o tornozelo com precisão, sem que o peso da perna curve a coluna

Estenda ativamente a perna de apoio firmada no chão

Pontos principais

- **Pense em cada movimento** enquanto o executa, sem deixar para refletir depois.

- **Imagine o corpo como uma orquestra:** nem todos os instrumentos são protagonistas o tempo todo, mas todos são essenciais. Esteja consciente do que cada parte do corpo faz durante o exercício.

- **Dê a mesma importância em sua mente** a cada elemento do movimento e execute-o com cuidado.

5. Respiração

O oxigênio é vital para o funcionamento adequado dos músculos. Manter o foco na respiração durante o movimento garante a total oxigenação dos tecidos. A inspiração se dá pelo nariz, e a expiração, pela boca, relaxando mandíbula e rosto. O pilates usa a "respiração lateral" que faz com que o ar, ao ser inspirado, expanda a caixa torácica, em vez de ir para a barriga, inflando-a. Assim, o abdome – sua conexão com o centro – pode permanecer forte durante a respiração e o movimento. Sincronizar a respiração ao movimento é fundamental no pilates. Em geral usa-se a expiração no esforço de envolver os músculos do core (p. 10).

Pontos principais

- **É comum respirar superficialmente no dia a dia.** No pilates, a respiração lateral incentiva uma inspiração mais profunda, que leva oxigênio para todo o corpo e beneficia pele, músculos e sangue.
- **Sincronize a respiração com o movimento.** Pode parecer estranho no início, mas com a prática se torna natural.
- **Ouça a sua expiração,** como se estivesse assoprando. Não se esqueça de respirar! Prender a respiração durante o movimento causa tensão.

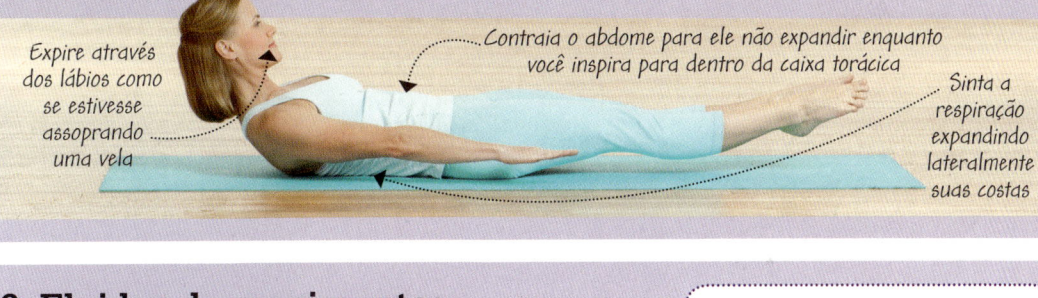

Expire através dos lábios como se estivesse assoprando uma vela

Contraia o abdome para ele não expandir enquanto você inspira para dentro da caixa torácica

Sinta a respiração expandindo lateralmente suas costas

6. Fluidez de movimentos

Ao praticar pilates, tenha em mente uma pulsação silenciosa, como um metrônomo ou o pulsar do coração. Sincronize todos os exercícios com esse pulso e com a respiração, visando o movimento contínuo e fluido. Cada exercício é pensado para levar à sequência seguinte, sem desperdício de movimento na transição, quase imperceptivelmente. Isso garante uma prática que engloba todo o corpo, mantém o ritmo cardíaco e desenvolve a resistência e o vigor.

Pontos principais

- **Mesmo em práticas de curta duração,** mantenha o foco e faça a sequência de exercícios como uma coreografia, fluindo sem interrupção.
- **Realizado corretamente,** o pilates parece um balé suave, elegante e fluido, e não um exercício exaustivo.

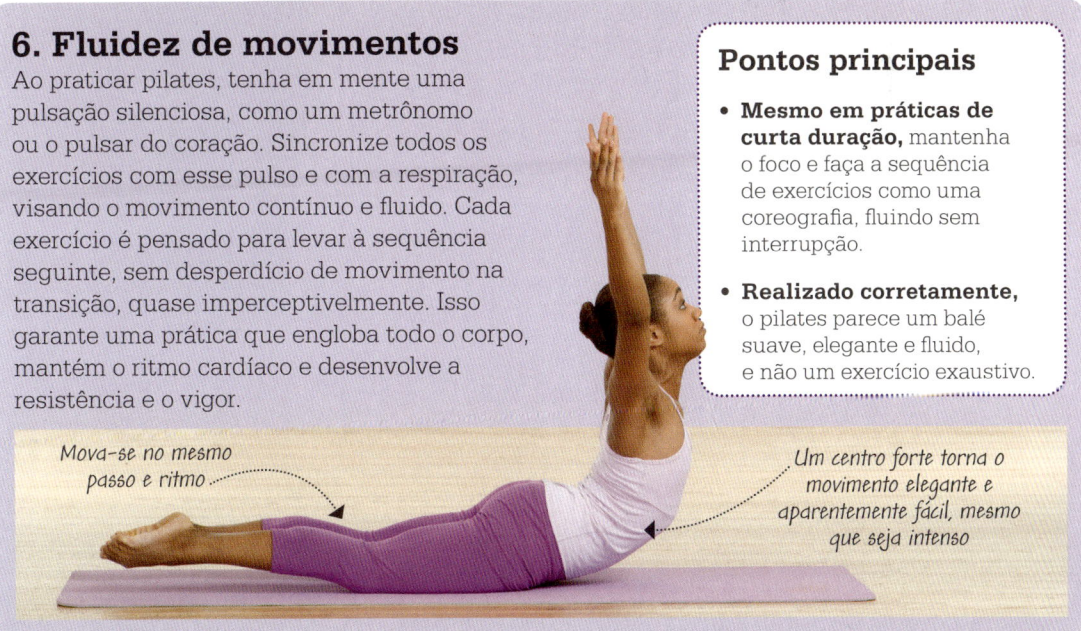

Mova-se no mesmo passo e ritmo

Um centro forte torna o movimento elegante e aparentemente fácil, mesmo que seja intenso

INTRODUÇÃO

Os benefícios do pilates

Os exercícios de pilates combinam força e relaxamento. Aliviam a tensão e a carga sobre coluna e articulações, pois corrigem desequilíbrios musculares causados pela má postura ou uso incorreto dos músculos. Você vai redescobrir os padrões naturais de movimento do corpo e experimentar seis grandes benefícios.

1. Postura

A postura adequada equilibra o esqueleto para que os músculos tenham o comprimento ideal, sem tensão. Se o corpo fica em constante desequilíbrio, uma grande pressão é exercida sobre músculos, ligamentos e articulações, reduzindo a capacidade de reação do organismo à força da gravidade. O resultado são dores e movimento limitado. O pilates ensina a corrigir o que está mal alinhado e permite que os músculos trabalhem como deveriam. Procure se esforçar para corrigir a postura ao se exercitar, pois isso terá um impacto direto sobre a eficácia de sua prática. Use um espelho sempre que possível para verificar a postura e desenvolver a capacidade de observar como seu corpo se move. Observe se os pés estão alinhados com os joelhos e os quadris, se os ombros estão nivelados e se a cintura está alongada. Para os exercícios no solo, use o mat como referência. Posicione-se no centro e mantenha distâncias iguais entre as laterais do seu corpo.

Benefícios principais

- **O impacto da gravidade sobre coluna** e articulações diminuirá a cada dia, em movimento ou em repouso.

- **O risco de lesão é menor** quando a postura é adequada, particularmente nos exercícios dinâmicos ou mais intensos.

- **Melhor postura,** sustentação e movimento corporal são resultados da consciência do alinhamento do corpo.

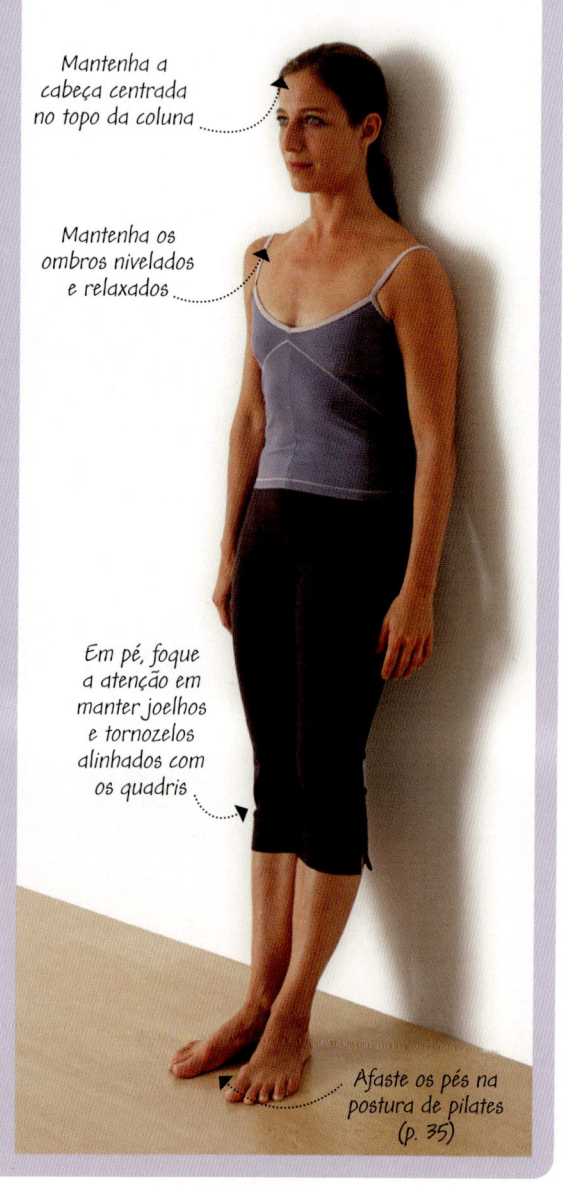

Mantenha a cabeça centrada no topo da coluna

Mantenha os ombros nivelados e relaxados

Em pé, foque a atenção em manter joelhos e tornozelos alinhados com os quadris

Afaste os pés na postura de pilates (p. 35)

2. Força

Uma das vantagens do pilates é não exigir o uso de equipamento para fortalecer a musculatura. O próprio peso corporal cria resistência para os músculos e os tonifica – o que significa dizer que a eficácia da prática é proporcional ao esforço empreendido nos exercícios. O fortalecimento começa a partir da intenção de atingir o objetivo. Com o tempo, os músculos ganham tônus e forma. O praticante também se sente muito mais forte e energizado. O pilates fortalece todo o corpo, trabalhando equilibradamente cada grupo muscular com uma mistura de treinamento de força dinâmica e estática. Nenhuma parte do corpo é negligenciada. Além disso, o trabalho é realizado em todos os planos de movimento – sentado, deitado, em pé. Dessa maneira, os músculos são exercitados a partir de várias direções, gerando força e tônus uniformes e muito profundos mesmo sem o uso de pesos.

Benefícios principais

- **Menor risco de** dores e lesões musculares e articulares devido ao aprimoramento do equilíbrio e sustentação do corpo.

- **Aceleração do metabolismo** pelo aumento de massa muscular; mesmo em repouso, o corpo queima mais calorias.

- **Força significa saúde.** O comprometimento com o estilo de vida do pilates leva à redução da pressão arterial e dos níveis de colesterol.

- **O pilates desenvolve força de dentro para fora,** a partir dos músculos do core (centro de força, ver p. 10) – para que sejam eficazes na sustentação do corpo em movimento – e em direção às extremidades.

- **Menor tensão e esforço** resultam de um core forte, permitindo que os músculos trabalhem com a intensidade adequada a fim de gerar grandes resultados.

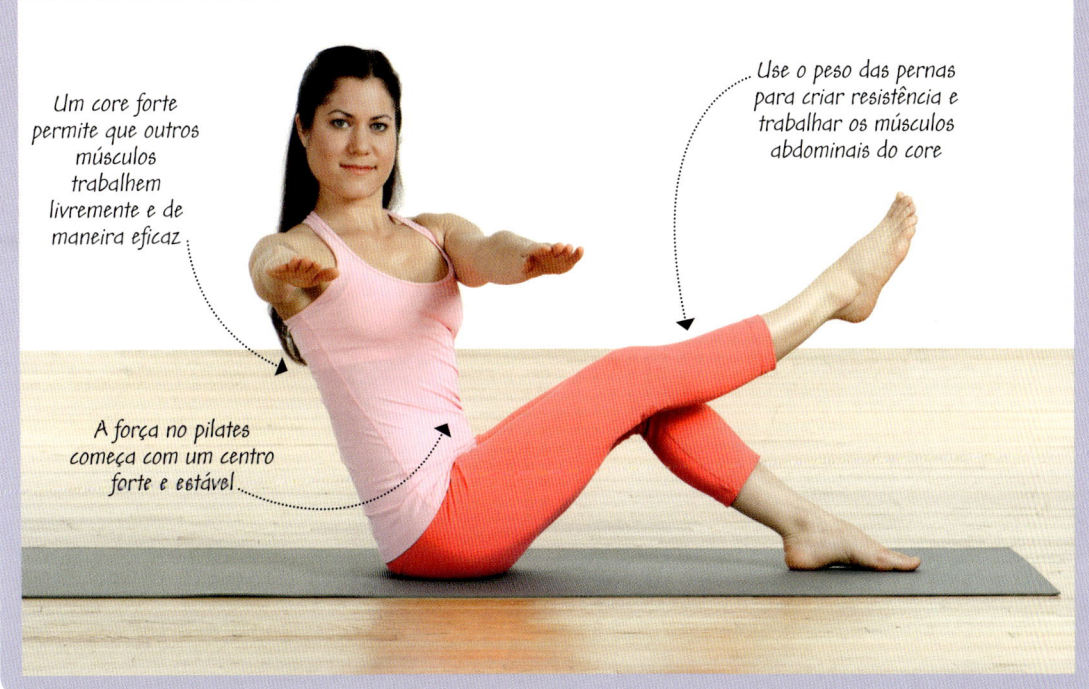

Um core forte permite que outros músculos trabalhem livremente e de maneira eficaz

Use o peso das pernas para criar resistência e trabalhar os músculos abdominais do core

A força no pilates começa com um centro forte e estável

3. Flexibilidade

Um corpo forte requer equilíbrio entre força e flexibilidade – e o pilates é o programa de exercícios perfeito para isso. Músculos tensos dificultam a mobilidade e podem trazer tensão, lesão e dor. A flexibilidade é essencial para a vitalidade e o condicionamento físico global. Assegura maior amplitude de movimento, pois faz com que as articulações se mantenham saudáveis e muito mais bem preparadas contra o desgaste normal da idade. O pilates usa mais alongamentos dinâmicos do que estáticos, levando o corpo a entrar e sair do alongamento repetidamente, em um movimento coreografado – o que aquece os músculos para que respondam de forma mais eficaz. À medida que você avança pelos exercícios deste livro, vai aumentar seu repertório de movimentos e melhorar sua flexibilidade.

Benefícios principais

- **Músculos livres de tensão** e movimento irrestrito são resultado da boa flexibilidade.

- **Melhor postura** pela capacidade de sustentar os músculos corretamente.

- **Melhor circulação sanguínea** aumenta a energia e é também resultado do ganho de flexibilidade, pois os músculos se alinham de forma mais eficaz.

- **Articulações saudáveis** resistem mais ao desgaste da idade, são flexíveis e se movem livremente.

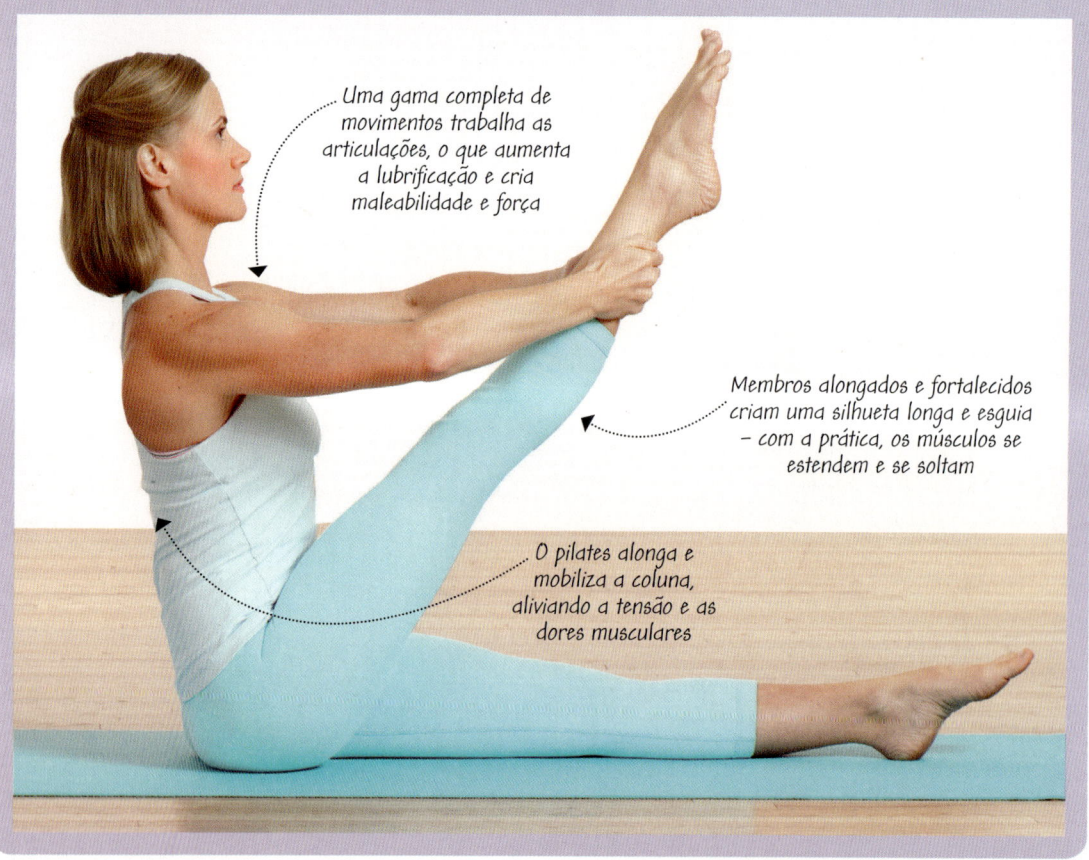

Uma gama completa de movimentos trabalha as articulações, o que aumenta a lubrificação e cria maleabilidade e força

Membros alongados e fortalecidos criam uma silhueta longa e esguia – com a prática, os músculos se estendem e se soltam

O pilates alonga e mobiliza a coluna, aliviando a tensão e as dores musculares

4. Forma e tônus corporal

O tônus muscular em repouso pode ser bastante fraco. Os músculos respondem rapidamente a exercícios regulares e depois de poucas semanas de prática de pilates você sentirá que o corpo começa a evoluir. Os exercícios do livro usam o peso corporal e, ocasionalmente, algum acessório que gere resistência para moldar os músculos, mas exercitam cada parte do corpo uniformemente – frente, costas e lados. Durante um exercício abdominal, por exemplo, não pense apenas em trabalhar o centro do corpo ou a barriga, mas concentre-se em alongar braços e pernas, contrair os glúteos e alinhar os ombros. O tônus muscular ficará ainda mais definido se a prática de exercícios for combinada com uma dieta para reduzir a gordura corporal.

Benefícios principais

- **Desenvolve mais definição muscular:** molda cintura e ombros e tonifica abdome, braços, coxas e glúteos.

- **Muda completamente a forma do corpo.** Com a prática regular, surge um corpo tonificado e bem alongado.

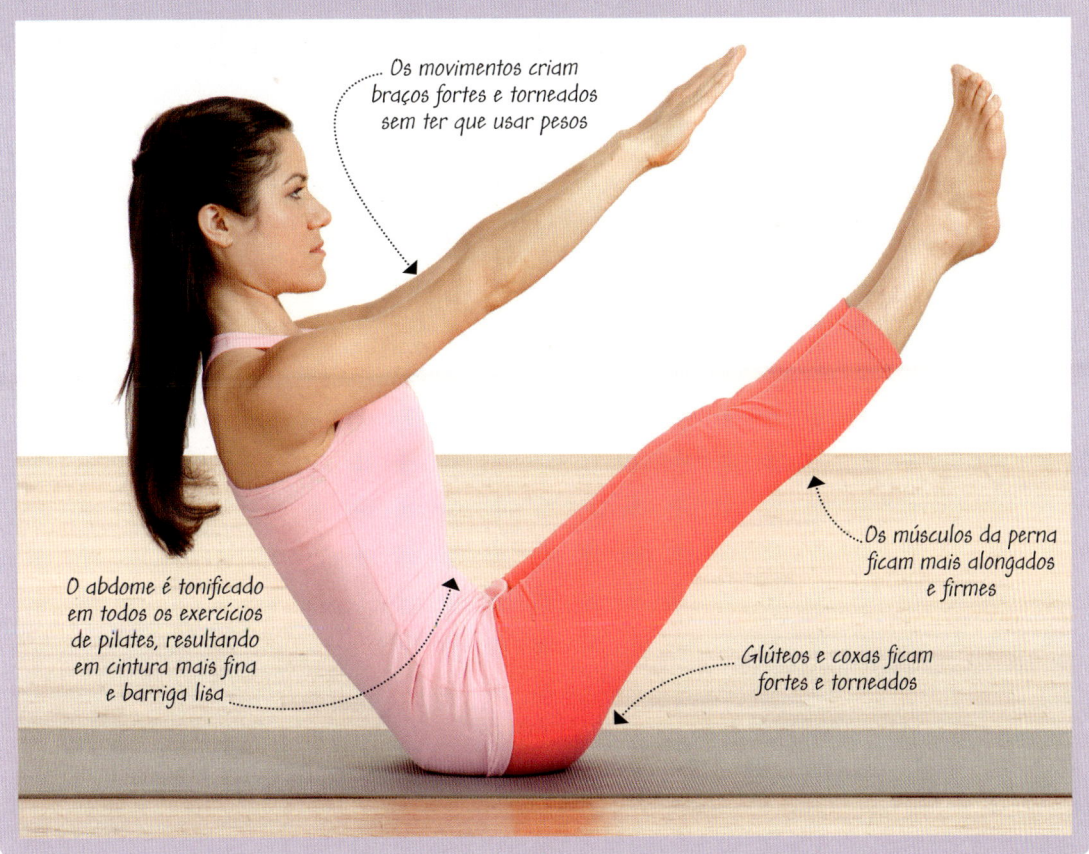

Os movimentos criam braços fortes e torneados sem ter que usar pesos

Os músculos da perna ficam mais alongados e firmes

O abdome é tonificado em todos os exercícios de pilates, resultando em cintura mais fina e barriga lisa

Glúteos e coxas ficam fortes e torneados

INTRODUÇÃO

5. Resistência

O pilates desenvolve a resistência muscular tanto por meio de cada exercício em si quanto de uma sessão completa, por isso preste atenção em ambos. A resistência é resultado de determinação e persistência. Durante os exercícios mais intensos, tenha em foco seu êxito e o fortalecimento muscular. As sequências do pilates devem ser executadas de forma contínua, como se fossem coreografias. Pode ser preciso fazer pausas no início. Os músculos começarão a se cansar depois de várias repetições, mas é necessário manter a concentração e completar o conjunto de exercícios. Com o tempo, procure finalizar uma sequência sem pausas.

Benefícios principais

- **Desenvolve estâmina:** não só física, mas também mental.

- **Imensa força e tônus muscular** são desenvolvidos com a prática de pilates usando o próprio peso corporal.

- **Maior concentração** resulta do foco em completar cada repetição, exercício e sequência, mantendo a atenção a todos os detalhes de cada movimento.

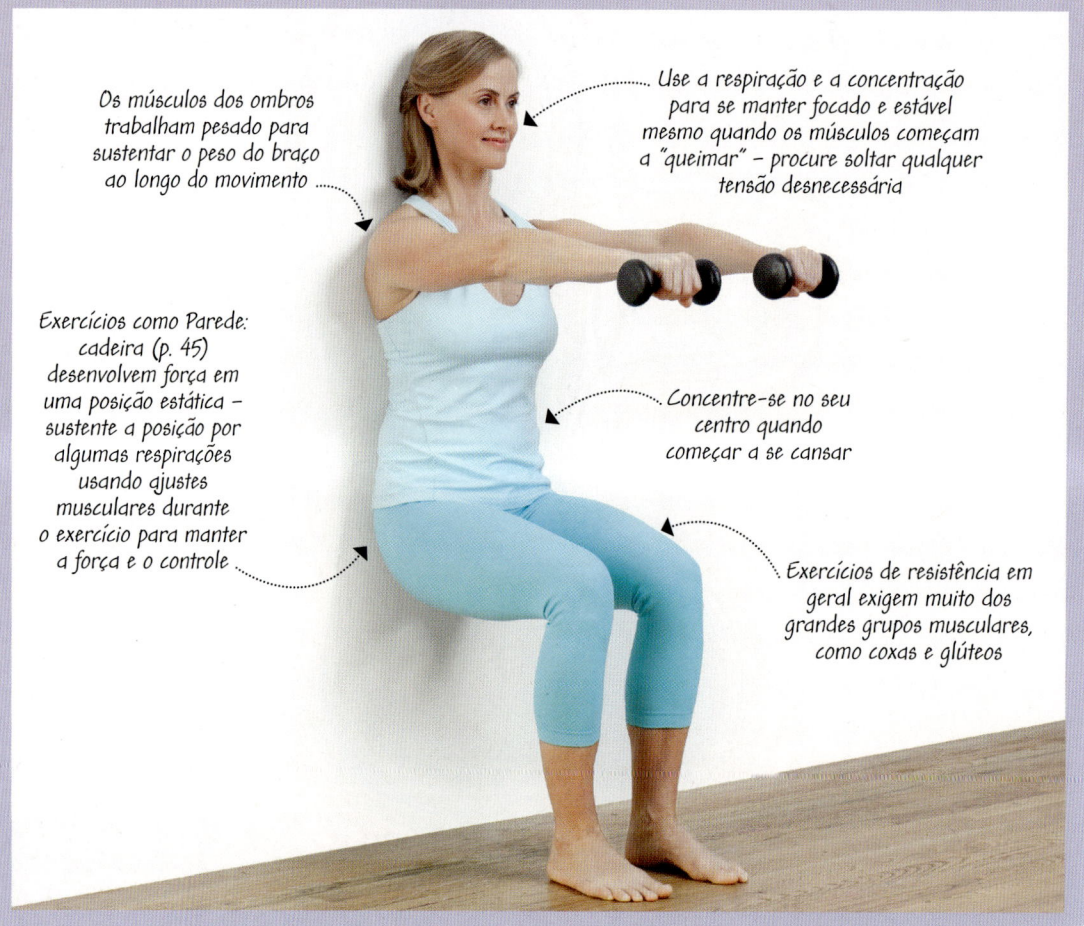

Os músculos dos ombros trabalham pesado para sustentar o peso do braço ao longo do movimento

Use a respiração e a concentração para se manter focado e estável mesmo quando os músculos começam a "queimar" – procure soltar qualquer tensão desnecessária

Exercícios como Parede: cadeira (p. 45) desenvolvem força em uma posição estática – sustente a posição por algumas respirações usando ajustes musculares durante o exercício para manter a força e o controle

Concentre-se no seu centro quando começar a se cansar

Exercícios de resistência em geral exigem muito dos grandes grupos musculares, como coxas e glúteos

6. Redução do estresse

O estresse é um dos maiores entraves da vida moderna, afetando o bem-estar físico e mental. O exercício regular é um dos melhores remédios para combatê-lo e proporciona muitos benefícios. O pilates se concentra na respiração – em um padrão profundo e consciente que aumenta instantaneamente a sensação de calma no corpo e na mente. Outro ponto de trabalho constante é a postura: um corpo equilibrado e bem alinhado, livre de tensão e dor, cria uma mente calma.

Aliviando a tensão

Deite-se no mat: antes de começar, renda-se à força da gravidade e, conscientemente, solte os músculos de todo o corpo sobre o chão. Solte queixo, pescoço e ombros. Sinta as preocupações se afundarem no mat e deixe-as lá.

A postura da criança libera a tensão nas costas depois de um exercício intenso. Fique de joelhos, sente-se sobre os calcanhares e leve a testa ao solo. Costas curvadas, abdome contraído. Afaste os joelhos um pouco mais do que a largura dos quadris para que o tronco afunde em direção ao chão. Estenda os braços à frente da cabeça. Inspire para alongar e soltar os músculos da região lombar e, ao expirar, contraia ainda mais o abdomp

Benefícios principais

- **Uma sensação de calma e bem-estar** é resultante da prática de pilates e decorre do relaxamento dos músculos.

- **O pilates libera endorfinas** que, de forma natural, tornam corpo e mente mais relaxados e positivos.

- **O sono melhora** com a prática regular de pilates, o que reduz significativamente cansaço e estresse.

- **Você vai se sentir energizado e revigorado** porque o pilates obriga a se concentrar no momento presente e na realização do movimento, excluindo as preocupações e tensões.

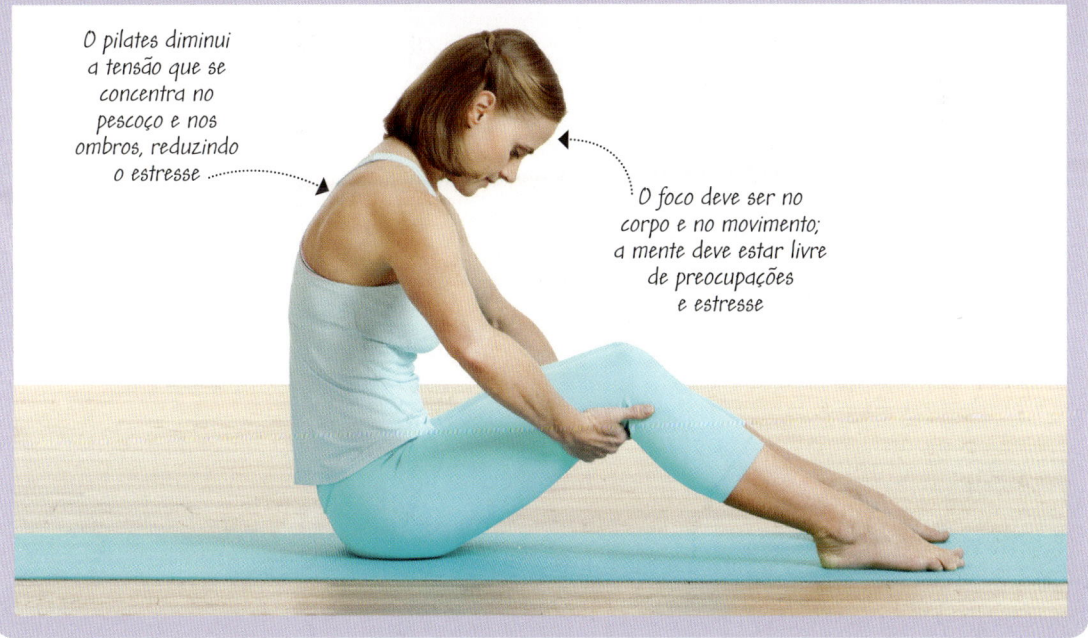

O pilates diminui a tensão que se concentra no pescoço e nos ombros, reduzindo o estresse

O foco deve ser no corpo e no movimento; a mente deve estar livre de preocupações e estresse

INTRODUÇÃO

A ciência da **anatomia**

Os músculos movimentam e estabilizam o esqueleto, sustentando os ossos no alinhamento correto. O pilates condiciona o corpo por igual, restaura o equilíbrio muscular e libera a musculatura para trabalhar de forma eficiente. Isso estimula a fluidez de movimento e reduz o risco de lesões.

A má postura cria músculos rígidos e curtos, ou fracos e longos. O pilates leva o praticante a se concentrar em isolar certas partes do corpo, músculos ou grupos musculares, impedindo o uso inadequado deles. A maior compreensão do sistema musculoesquelético traz mais consciência corporal ao controle do movimento.

Imagine o corpo como uma orquestra: assim como os instrumentos, os músculos devem ser corretamente posicionados, afinados e estar em harmonia, trabalhando no ritmo e volume certos, junto a todos os ossos. Nasce assim o movimento preciso, que aciona os músculos que se deseja trabalhar, tonificando-os e definindo-os.

No pilates, os músculos trabalham juntos para criar equilíbrio, força e resistência. Usa-se o próprio peso corporal – ou acessórios como halteres – para criar um corpo esculpido e tonificado.

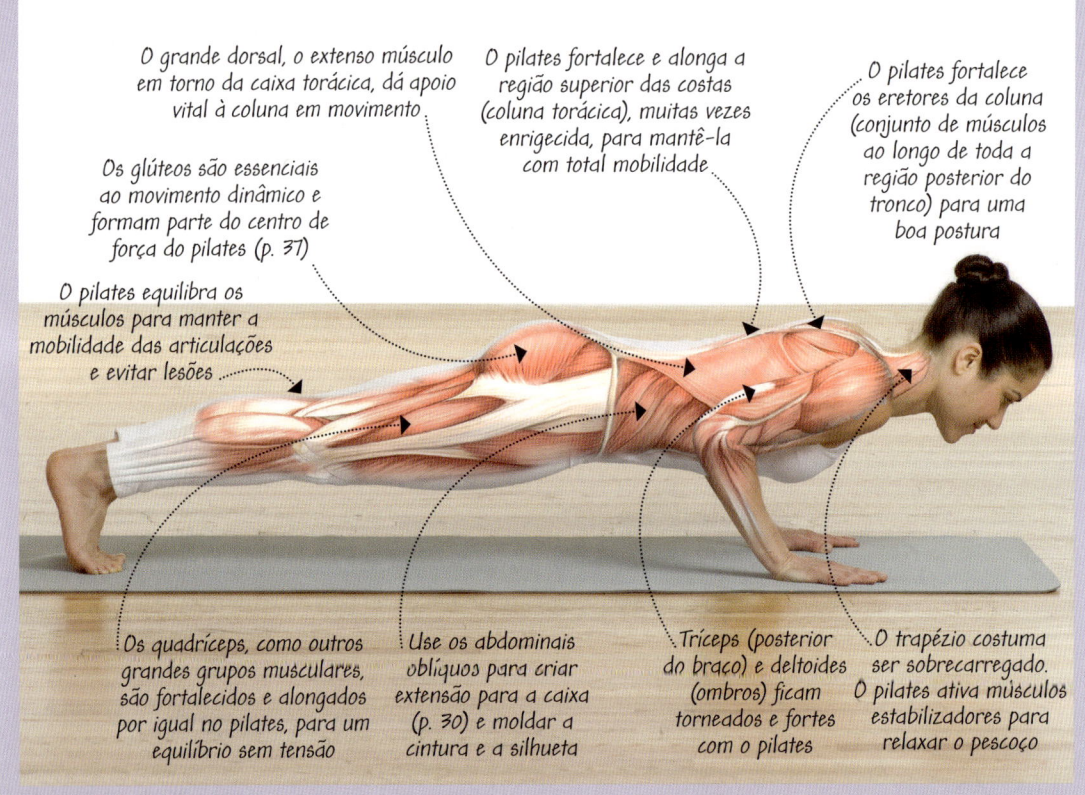

O grande dorsal, o extenso músculo em torno da caixa torácica, dá apoio vital à coluna em movimento

O pilates fortalece e alonga a região superior das costas (coluna torácica), muitas vezes enrigecida, para mantê-la com total mobilidade

O pilates fortalece os eretores da coluna (conjunto de músculos ao longo de toda a região posterior do tronco) para uma boa postura

Os glúteos são essenciais ao movimento dinâmico e formam parte do centro de força do pilates (p. 37)

O pilates equilibra os músculos para manter a mobilidade das articulações e evitar lesões

Os quadríceps, como outros grandes grupos musculares, são fortalecidos e alongados por igual no pilates, para um equilíbrio sem tensão

Use os abdominais oblíquos para criar extensão para a caixa (p. 30) e moldar a cintura e a silhueta

Tríceps (posterior do braço) e deltoides (ombros) ficam torneados e fortes com o pilates

O trapézio costuma ser sobrecarregado. O pilates ativa músculos estabilizadores para relaxar o pescoço

A CIÊNCIA DA ANATOMIA

Há várias camadas de músculos abdominais, e o pilates fortalece todas elas. Os profundos (próximos da coluna), como o essencial transverso abdominal, funcionam constantemente. Músculos mais superficiais (próximos da pele), como os oblíquos e o reto abdominal, tonificam-se com o movimento.

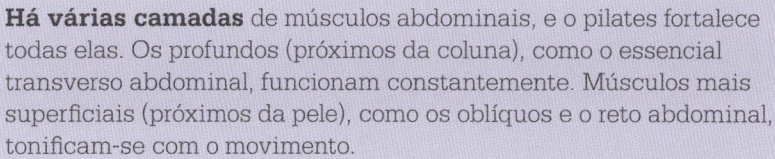

O transverso abdominal e o assoalho pélvico são os músculos mais profundos do core (p. 10), essenciais para a contração do abdome (p. 32) e do centro de força.

O reto abdominal, localizado na parte anterior do abdome, é vital para a resistência e o equilíbrio. Fortalecido com pilates, resulta em uma barriga lisa.

O úmero e a articulação do ombro se tornam mais fortes, movendo-se livremente.

Com o controle do core (p. 10), o fêmur suporta uma gama completa de movimentos, beneficiando a articulação do quadril.

A coluna cervical, na região do pescoço, é protegida por músculos fortes.

Os adutores, músculos da parte interna da coxa, estabilizam pelve e coxas, sendo usados na postura de pilates (p. 35).

O pilates ajuda os músculos a direcionar os ossos para a posição correta.

O músculo peitoral maior é tonificado no pilates.

Os bíceps ganham força e tônus usando o peso corporal como resistência.

Os músculos do core (p. 10), o transverso abdominal e o assoalho pélvico, são fortalecidos no pilates para estabilizar a pelve e a coluna. Assim, cada músculo pode se mover de forma eficiente e sem sobrecarga.

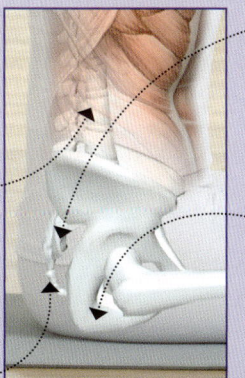

A coluna lombar é vulnerável à dor – o pilates alonga e fortalece os músculos que a apoiam, para aliviar a tensão.

Sinta o cóccix relaxar e alongar, como se se afastasse de sua cabeça, criando extensão e espaço na coluna.

Sacro: sinta essa região da coluna afundar no mat ao se deitar para os exercícios de pilates.

Os ísquios, ossos do quadril, integram a pelve e se apoiam no solo em exercícios na posição sentada para alongar a coluna.

O centro de força

Use os músculos do seu centro de força para manter o vigor e o controle nos movimentos dinâmicos.

- Contraia o assoalho pélvico; deslize os ísquios para envolver os músculos e então sinta a contração como se estivesse subindo andares em um elevador.
- Puxe a barriga em direção à coluna para aumentar a ativação dos músculos e aprender a técnica da concha (p. 32).
- Contraia glúteos e parte interna da coxa para iniciar o movimento a partir de um centro forte e estável.

INTRODUÇÃO

Alinhamento

O pilates treina o uso dos músculos do centro de força – abdome, costas e assoalho pélvico – para manter a postura e deixar o esqueleto alinhado, o que proporciona movimentos corretos e eficazes.

A falta de um bom alinhamento do corpo exerce uma grande pressão sobre músculos e articulações, comprime órgãos e limita a capacidade de respirar profundamente. Isso prejudica a habilidade de reagir contra a força constante da gravidade, gerando dor e mobilidade reduzida.
Em vez de manter a postura usando os músculos errados (como aqueles em torno do pescoço e dos ombros, ou os glúteos) e criar tensão onde não deveria, o pilates ensina como usar o centro de força (core, ver p.10) para equilibrar os músculos. O resultado é a correção do alinhamento e de desequilíbrios corporais, e o posicionamento ideal dos músculos. Com isso, os ombros relaxam e a cabeça e o pescoço ganham liberdade de movimento, aliviando a pressão na parte inferior do corpo. Uma boa postura se reconhece visualmente, inspira confiança e irradia força.

Alinhamento: visão de perfil
Se uma linha imaginária perpendicular ao chão fosse traçada através do centro do corpo, passaria pelo meio da orelha e do ombro, por trás da articulação do quadril e à frente da articulação do tornozelo. Tente imaginar diariamente essa linha em sua própria postura.

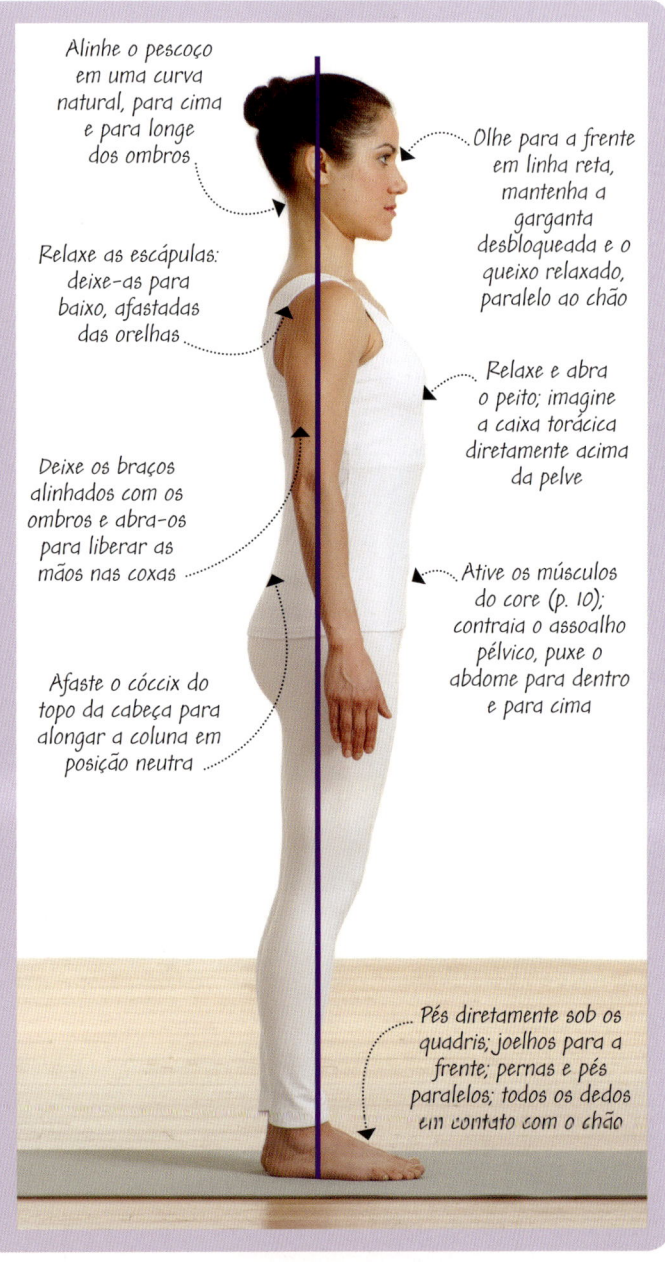

Alinhe o pescoço em uma curva natural, para cima e para longe dos ombros

Olhe para a frente em linha reta, mantenha a garganta desbloqueada e o queixo relaxado, paralelo ao chão

Relaxe as escápulas: deixe-as para baixo, afastadas das orelhas

Relaxe e abra o peito; imagine a caixa torácica diretamente acima da pelve

Deixe os braços alinhados com os ombros e abra-os para liberar as mãos nas coxas

Ative os músculos do core (p. 10); contraia o assoalho pélvico, puxe o abdome para dentro e para cima

Afaste o cóccix do topo da cabeça para alongar a coluna em posição neutra

Pés diretamente sob os quadris; joelhos para a frente; pernas e pés paralelos; todos os dedos em contato com o chão

ALINHAMENTO

Alinhamento: visão frontal Imagine um espaço entre cada vértebra da coluna. Sinta esses espaços se estendendo e os ossos levantando, afastando-se uns dos outros enquanto você cresce.

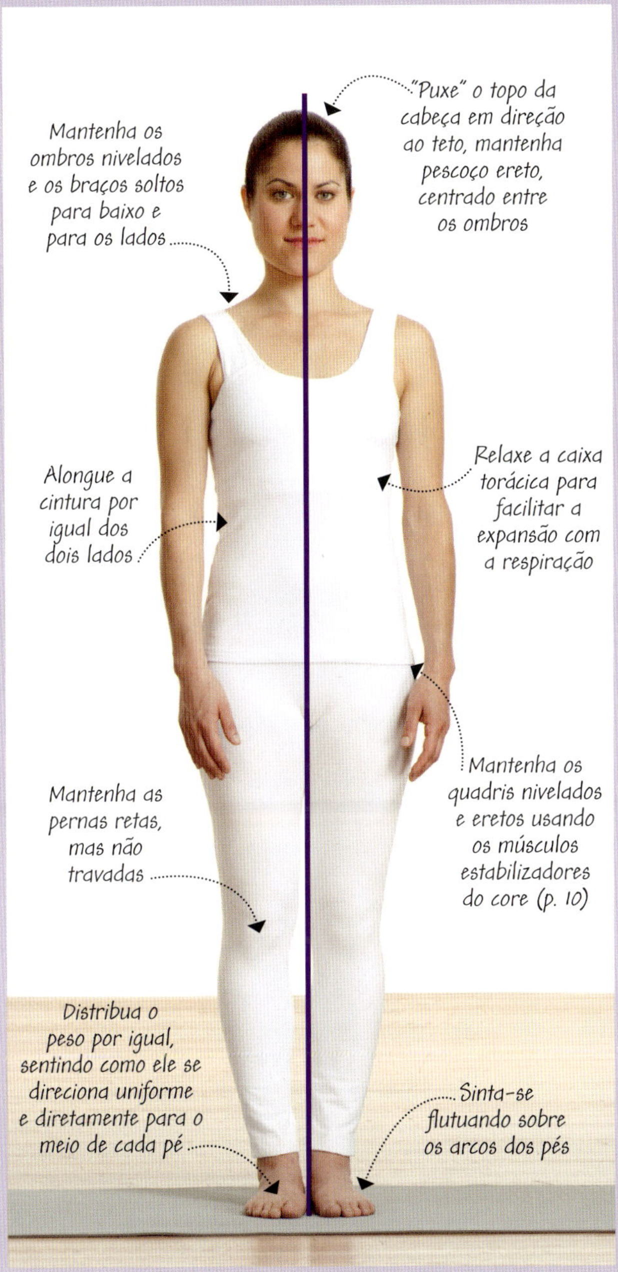

- Mantenha os ombros nivelados e os braços soltos para baixo e para os lados
- "Puxe" o topo da cabeça em direção ao teto, mantenha pescoço ereto, centrado entre os ombros
- Alongue a cintura por igual dos dois lados
- Relaxe a caixa torácica para facilitar a expansão com a respiração
- Mantenha as pernas retas, mas não travadas
- Mantenha os quadris nivelados e eretos usando os músculos estabilizadores do core (p. 10)
- Distribua o peso por igual, sentindo como ele se direciona uniforme e diretamente para o meio de cada pé
- Sinta-se flutuando sobre os arcos dos pés

Na prática

O bom alinhamento garante a eficácia dos exercícios. Permite ativar os músculos certos e relaxar os que não devem trabalhar. A postura adequada também reduz o risco de tensão ou lesão.

- Verifique constantemente seu alinhamento: pés em linha com os quadris, bacia pélvica nivelada, pescoço relaxado e alongado.
- Use o espelho e o mat como referências espaciais em cada exercício. Ajuste o corpo no centro do mat, mantendo iguais as distâncias entre as bordas e os lados do corpo durante a prática.
- Seja consciente do alinhamento para melhorar seus movimentos.

O que não fazer

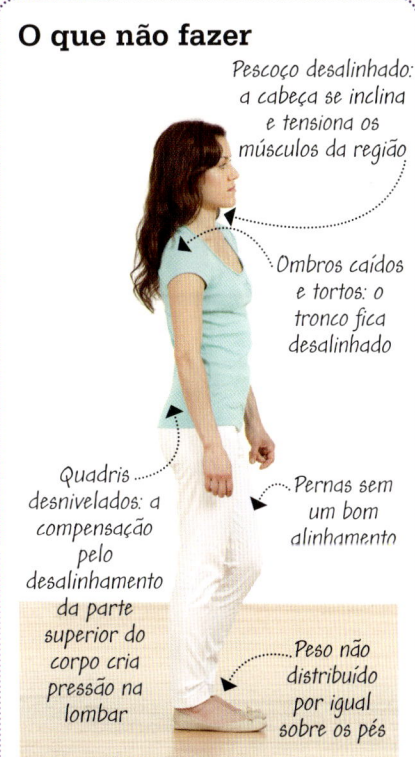

- Pescoço desalinhado: a cabeça se inclina e tensiona os músculos da região
- Ombros caídos e tortos: o tronco fica desalinhado
- Quadris desnivelados: a compensação pelo desalinhamento da parte superior do corpo cria pressão na lombar
- Pernas sem um bom alinhamento
- Peso não distribuído por igual sobre os pés

INTRODUÇÃO

Respiração

"Acima de tudo, aprenda a respirar corretamente", disse Joseph Pilates, fazendo da respiração profunda e em harmonia com o movimento a base de todos os seus exercícios. Tal habilidade respiratória aplicada na vida diária traz mais energia e tranquilidade e reduz o estresse.

Os benefícios da respiração profunda, ou lateral, são evidentes. Mesmo assim, é comum se esquecer de respirar integralmente no dia a dia. Pilates via a respiração como uma forma de limpar os pulmões – queria "espremer o ar para fora dos pulmões como a água de um pano molhado". Ele considerava a expiração a parte mais importante da atividade respiratória, pois uma expiração integral e longa incentiva inspirar profundamente, oxigenando e nutrindo sangue e músculos. Coordenar a respiração ao movimento é uma habilidade que requer prática e é o que mais confunde a maioria dos iniciantes em pilates. A respiração lateral integra os exercícios: inspire longa e profundamente, expandindo a caixa torácica para os lados, em seguida expire longa e totalmente para esvaziar os pulmões por completo. A expiração ajuda a ativar os músculos abdominais mais profundos. A respiração lateral pode ser praticada em pé (ver ao lado) ou deitado sobre o mat.

Respiração lateral correta Inspirar para dentro da caixa torácica exercita os músculos que a rodeiam e os pulmões se expandem.

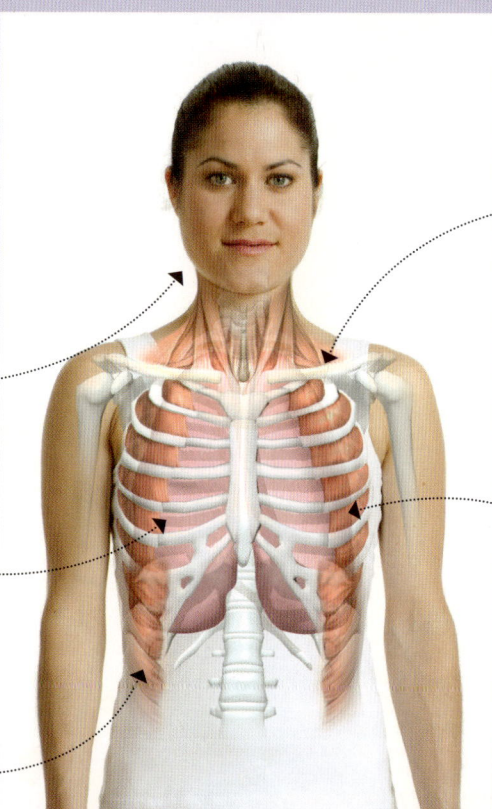

Expirar pela boca e soltar os músculos da face e da mandíbula relaxa o pescoço

Inspirar plenamente em direção à coluna expande as costelas para os lados e os pulmões para a capacidade máxima

Respirar em direção à parte de trás do corpo ativa os músculos abdominais do core (p. 10), o que fecha a caixa torácica e deixa o ar sair

Respirações curtas direcionadas à parte superior do tórax, ou respiração apical, elevam as clavículas, erguem os ombros até as orelhas e deixam o pescoço sensível; já na respiração lateral, clavículas e ombros não se movem

Os músculos intercostais trabalham para expandir a caixa torácica durante a inspiração; eles se conectam aos oblíquos, permitindo expulsar o ar ativamente

RESPIRAÇÃO

Inspirando Inale pelo nariz, canalizando todo o ar para a parte de trás do corpo. Sinta a caixa torácica expandir para os lados sob suas mãos. Solte os ombros, afastando-os das orelhas.

Expirando Solte o ar pela boca como um suspiro. Pense nos pulmões como um fole, expelindo o ar para fora enquanto os músculos da cintura envolvem as costelas. Sinta a caixa torácica estreitar.

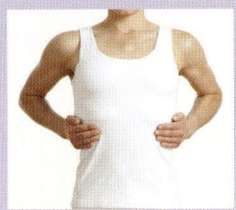

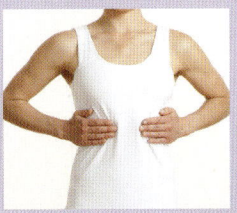

Na prática

A expiração ajuda a ativar profundamente os abdominais.

- Realize na expiração movimentos que precisam do máximo esforço do centro de força, como o Semirrolamento para cima.

- Não deixe a barriga expandir com a respiração: na inspiração a caixa torácica se expande e o abdome se contrai para expelir o ar.

O padrão respiratório de pilates é usado para ajudar a fazer o movimento final no Serrote (pp. 162-3).

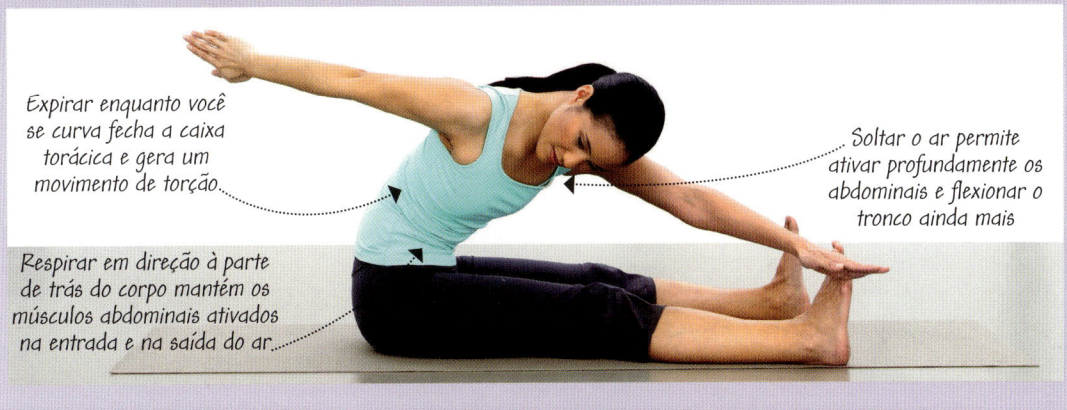

Expirar enquanto você se curva fecha a caixa torácica e gera um movimento de torção.

Soltar o ar permite ativar profundamente os abdominais e flexionar o tronco ainda mais

Respirar em direção à parte de trás do corpo mantém os músculos abdominais ativados na entrada e na saída do ar.

O Cem (pp. 144-5) é o exercício de respiração por excelência. Coordene a respiração com o movimento e respire de forma eficiente, sem tensão, enquanto usa os músculos abdominais do core (p. 10).

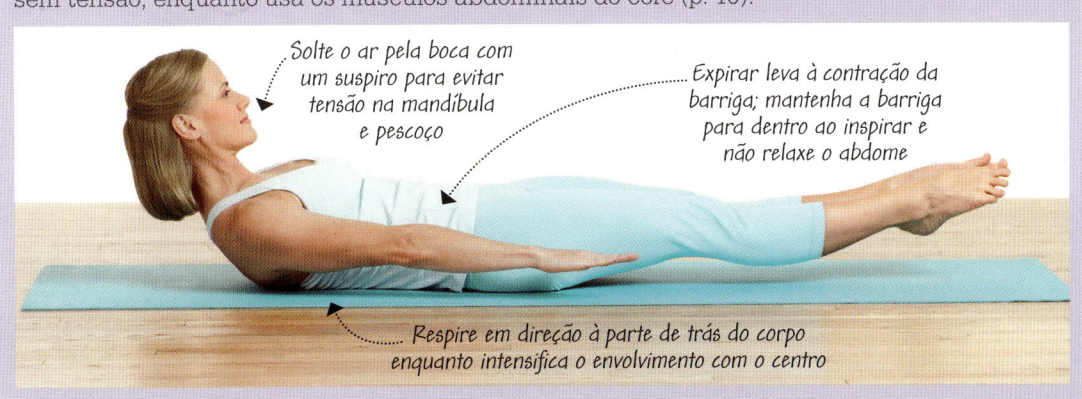

Solte o ar pela boca com um suspiro para evitar tensão na mandíbula e pescoço

Expirar leva à contração da barriga; mantenha a barriga para dentro ao inspirar e não relaxe o abdome

Respire em direção à parte de trás do corpo enquanto intensifica o envolvimento com o centro

INTRODUÇÃO

Equipamento essencial

Para praticar pilates, tudo o que você realmente precisa é de si mesmo, mas alguns equipamentos ajudarão a obter o máximo proveito dos exercícios. Tudo pode ser encontrado na internet ou em lojas de materiais esportivos. Use roupas confortáveis e justas sem costura nem botões que causem desconforto ao se deitar. Não use sapatos: você precisa conectar os pés ao chão. Se possível, faça os exercícios em frente a um espelho para observar sua postura.

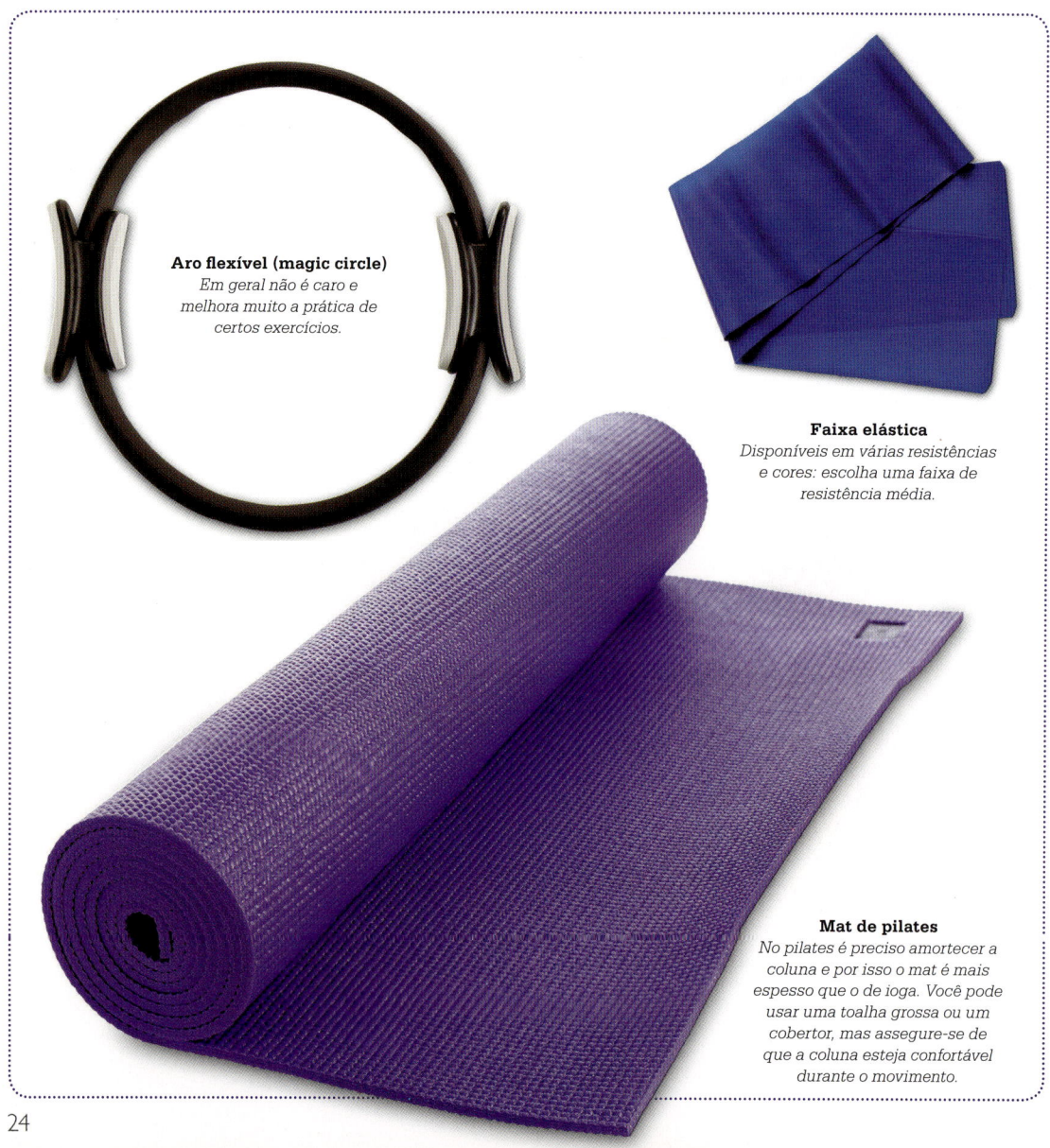

Aro flexível (magic circle)
Em geral não é caro e melhora muito a prática de certos exercícios.

Faixa elástica
Disponíveis em várias resistências e cores: escolha uma faixa de resistência média.

Mat de pilates
No pilates é preciso amortecer a coluna e por isso o mat é mais espesso que o de ioga. Você pode usar uma toalha grossa ou um cobertor, mas assegure-se de que a coluna esteja confortável durante o movimento.

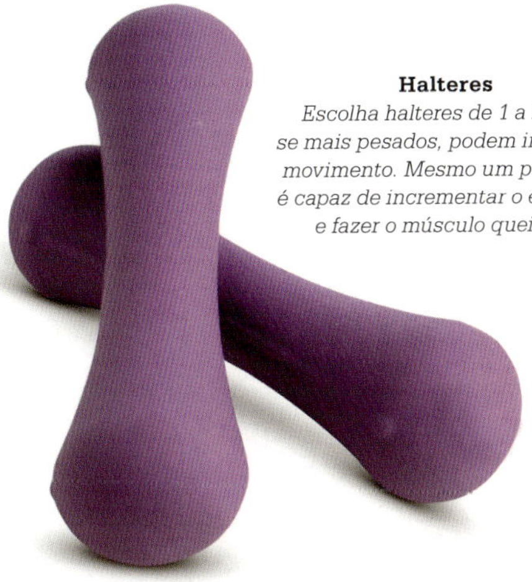

EQUIPAMENTO ESSENCIAL

Halteres
Escolha halteres de 1 a 2,5 kg; se mais pesados, podem impedir o movimento. Mesmo um peso leve é capaz de incrementar o exercício e fazer o músculo queimar.

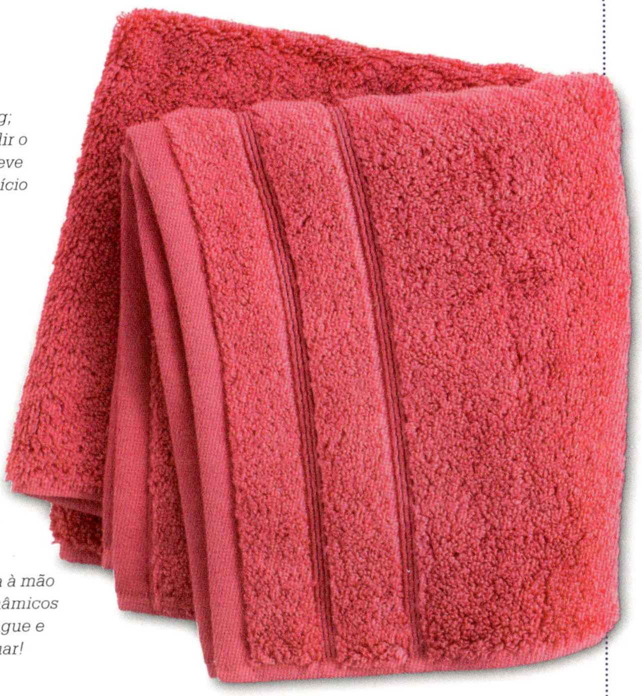

Toalha
Tenha uma toalha à mão – os exercícios dinâmicos bombeiam o sangue e fazem você suar!

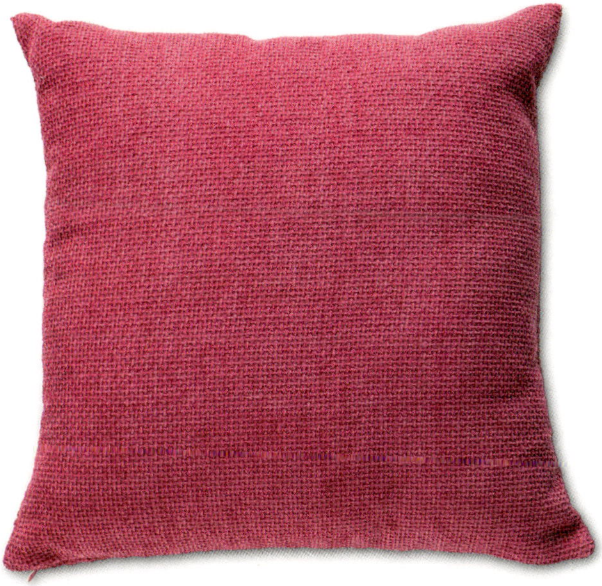

Almofada pequena
Pode ser usada embaixo da cabeça ao deitar no mat. Para evitar a compressão do pescoço, nunca use em exercícios como Rolamento dos quadris (p. 39) ou Rolamento total (pp. 146-7), nos quais se levanta a lombar.

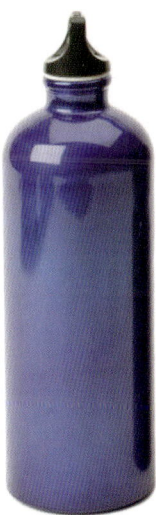

Garrafa d'água
É importante manter-se hidratado. Caso sinta tontura ou confusão mental, pare imediatamente.

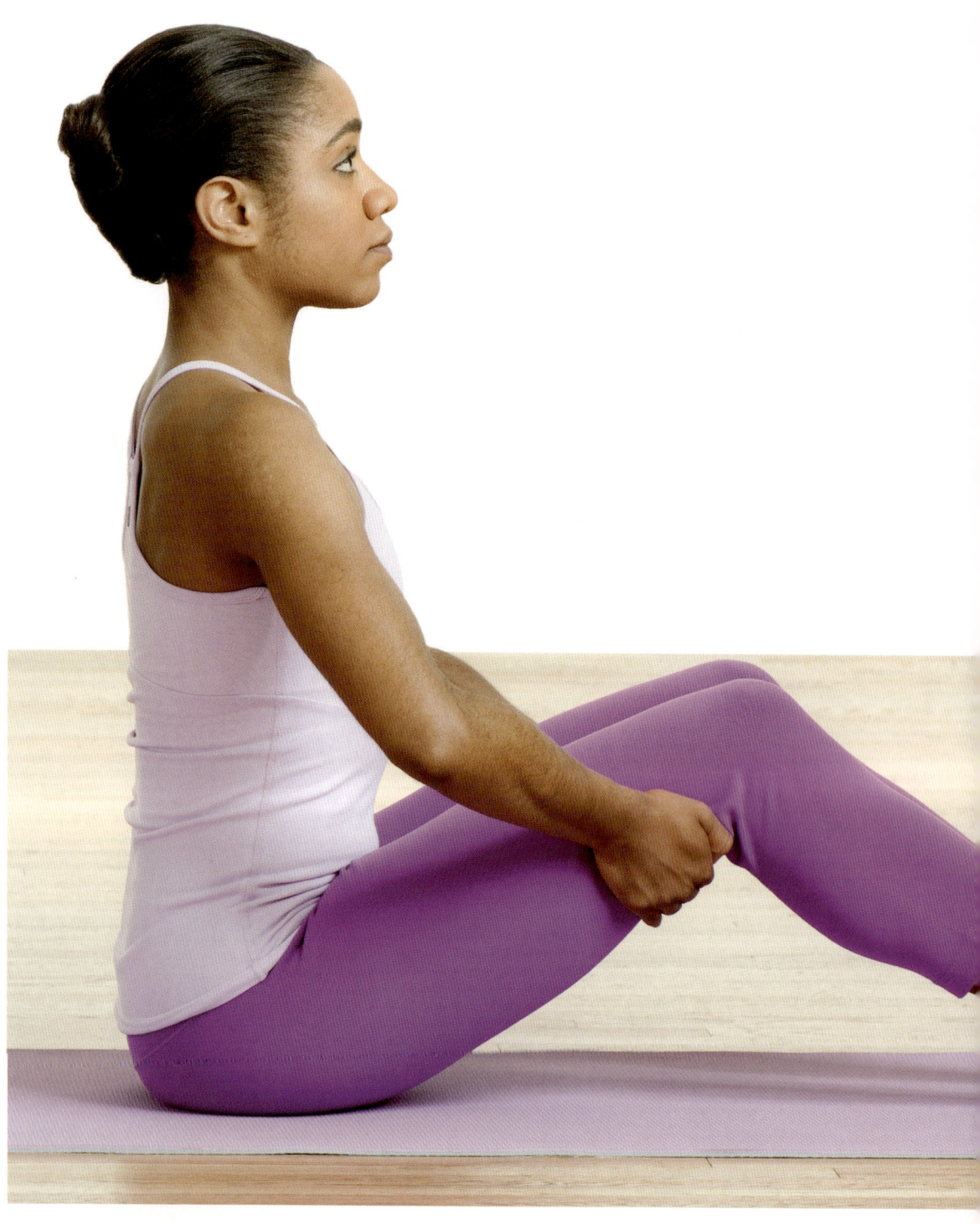

1
Para começar

Depois de compreender os fundamentos do pilates, é hora de colocar a teoria em prática. A primeira sessão de exercícios ensina algumas das técnicas principais para adquirir uma sólida base de habilidades e movimentos, começando a desenvolver a consciência dos pontos fortes e fracos do corpo. Ao final deste capítulo você será capaz de reunir todo o aprendizado em uma sequência de exercícios.

PARA COMEÇAR

Plano de atividades

"Em 10 sessões você sentirá a diferença, em 20 poderá vê-la e em 30 terá um corpo totalmente novo." A frase é de Joseph Pilates e deixa claro que a prática de pilates recompensa o esforço com benefícios.

Planejamento

O pilates é um programa de condicionamento total do corpo que não estressa músculos ou articulações. Desse modo, pode ser praticado diariamente. Consulte seu médico em caso de lesões ou problemas de coluna preexistentes. Não comece sem entender bem as principais técnicas, princípios e movimentos. Para sua primeira sessão, faça todos os exercícios de aquecimento de técnicas-chave (pp. 30-9). Na semana 1, pratique diariamente a sequência de 15 minutos visando aperfeiçoar essas técnicas e se familiarizar com a dinâmica muscular. Prossiga para o programa "Para começar" tendo como meta aplicar os seis princípios do pilates durante a prática.

Programa "Para começar"

Use o programa para definir metas e avaliar seu progresso nas próximas seis semanas (para resumos das sequências, pp. 80-5). Siga as sequências com exatidão e concentre-se nas áreas indicadas. Adições são feitas ao programa semanalmente e, ao final do curso, você estará confortável para se concentrar em múltiplos aspectos do movimento. Daí poderá substituir os exercícios por outros com o mesmo nível de proficiência, desde que trabalhem a mesma área do corpo. O pilates requer cuidado com os detalhes. Seja seu próprio professor e verifique cada movimento. Se estiver achando muito fácil, cuidado: pode estar fazendo sem atenção.

Semana 1: foco no alinhamento

Base: tire fotos de si mesmo em pé – de frente, de perfil e de costas – e desenhe linhas verticais como nas pp. 20-1.

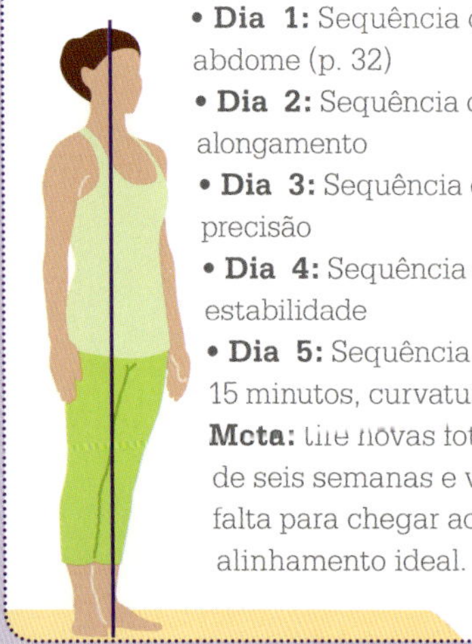

- **Dia 1:** Sequência de 15 minutos, abdome (p. 32)
- **Dia 2:** Sequência de 15 minutos, alongamento
- **Dia 3:** Sequência de 15 minutos, precisão
- **Dia 4:** Sequência de 15 minutos, estabilidade
- **Dia 5:** Sequência de 15 minutos, curvatura-C

Meta: tire novas fotos depois de seis semanas e veja quanto falta para chegar ao alinhamento ideal.

Semana 2: foco no controle

Base: faça o Rolamento para trás (pp. 56-7). Você está tremendo, tenso ou desalinhado, ou se movendo aos trancos? A caixa (p. 30) está quadrada?

- **Dia 1:** Sequência de 15 minutos, centralização, alinhamento
- **Dia 2:** Sequência de 30 minutos, concentração, precisão
- **Dia 3:** Sequência de 15 minutos, precisão, respiração
- **Dia 4:** Sequência de 30 minutos, fluidez, estabilidade
- **Dia 5:** Sequência de 15 minutos, alongamento, respiração

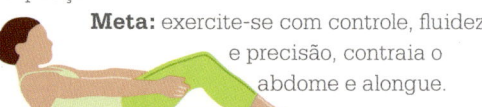

Meta: exercite-se com controle, fluidez e precisão, contraia o abdome e alongue.

PLANO DE ATIVIDADES

Semana 3: foco na centralização

Base: faça o exercício Centralização (p. 40). Durante o movimento, a coluna está apoiada e forte? Está arqueada?
- **Dia 1:** Sequência de 15 minutos, caixa, alinhamento, fluidez
- **Dia 2:** Sequência de 30 minutos, estabilidade, precisão, alongamento
- **Dia 3:** Sequência de 45 minutos, precisão, controle, respiração
- **Dia 4:** Sequência de 30 minutos, controle, alinhamento
- **Dia 5:** Sequência de 15 minutos, alinhamento, abdome

Meta: faça o exercício sem mover a coluna enquanto alonga os membros com suavidade e controle.

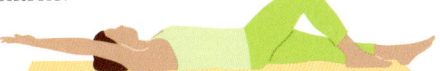

Semana 4: foco na flexibilidade

Base: faça o exercício Parede: rolamento para baixo (pp. 42-3). A coluna está com mobilidade e fluidez ou rígida e sem flexibilidade?
- **Dia 1:** Sequência de 15 minutos, precisão, controle, alinhamento
- **Dia 2:** Sequência de 30 minutos, respiração, abdome, estabilidade
- **Dia 3:** Sequência de 45 minutos, abdome, centro de força, coordenação
- **Dia 4:** Sequência de 30 minutos, controle, concentração
- **Dia 5:** Sequência de 15 minutos, alinhamento, fluidez

Meta: mova-se com fluidez, osso por osso, efetuando o movimento sequencial por igual em cada parte da coluna.

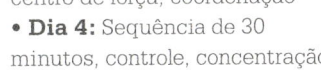

Semana 5: foco na força

Base: faça os exercícios Parede: cadeira (p. 45), a Preparação para o cem (pp. 54-5) e Rolamento para cima (pp. 58-9) sem pausas. De 1 a 10, qual a dificuldade de cada exercício e sequência?
- **Dia 1:** Sequência de 15 minutos, centralização, controle, coordenação
- **Dia 2:** Sequência de 45 minutos, abdome, alinhamento, concentração
- **Dia 3:** Sequência de 15 minutos, fluidez, alinhamento, coordenação
- **Dia 4:** Sequência de 30 minutos, controle, precisão, centro de força
- **Dia 5:** Sequência de 45 minutos, fluidez, respiração

Meta: a sequência deve ser mais fácil de realizar.

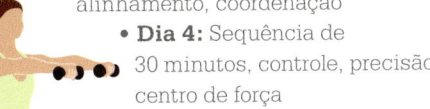

Semana 6: foco em fluidez

Base: faça o exercício Alongamento de uma perna I (p. 64). O movimento é fluido ou brusco? Você consegue coordenar o movimento das pernas?
- **Dia 1:** Sequência de 30 minutos, centralização, respiração, coordenação
- **Dia 2:** Sequência de 45 minutos, estabilidade, controle, caixa (p. 30)
- **Dia 3:** Sequência de 15 minutos, alinhamento, precisão, coordenação
- **Dia 4:** Sequência de 30 minutos, precisão, centralização, respiração
- **Dia 5:** Sequência de 45 minutos, controle, centro de força, concentração

Meta: faça o exercício com velocidade, trocando os lados sem balançar ou parar.

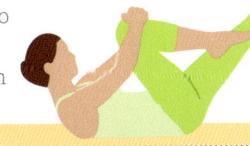

Há muito que aprender ao se iniciar o pilates, mas a prática melhora à medida que se ganha confiança e habilidade. O pilates vai elevar seu espírito e lhe dar um novo corpo.

Respiração, resistência e força vão melhorar; você se moverá com mais elegância e verá surgir músculos definidos e torneados. Aproveite as próximas seis semanas.

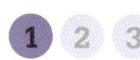

PARA COMEÇAR

Técnicas-chave

No pilates é preciso dominar algumas posições básicas para garantir uma prática segura e efetiva. Pratique estas posturas até adquirir confiança e sentir que se tornaram naturais para o corpo. Volte sempre a estas posições enquanto avança em seu programa.

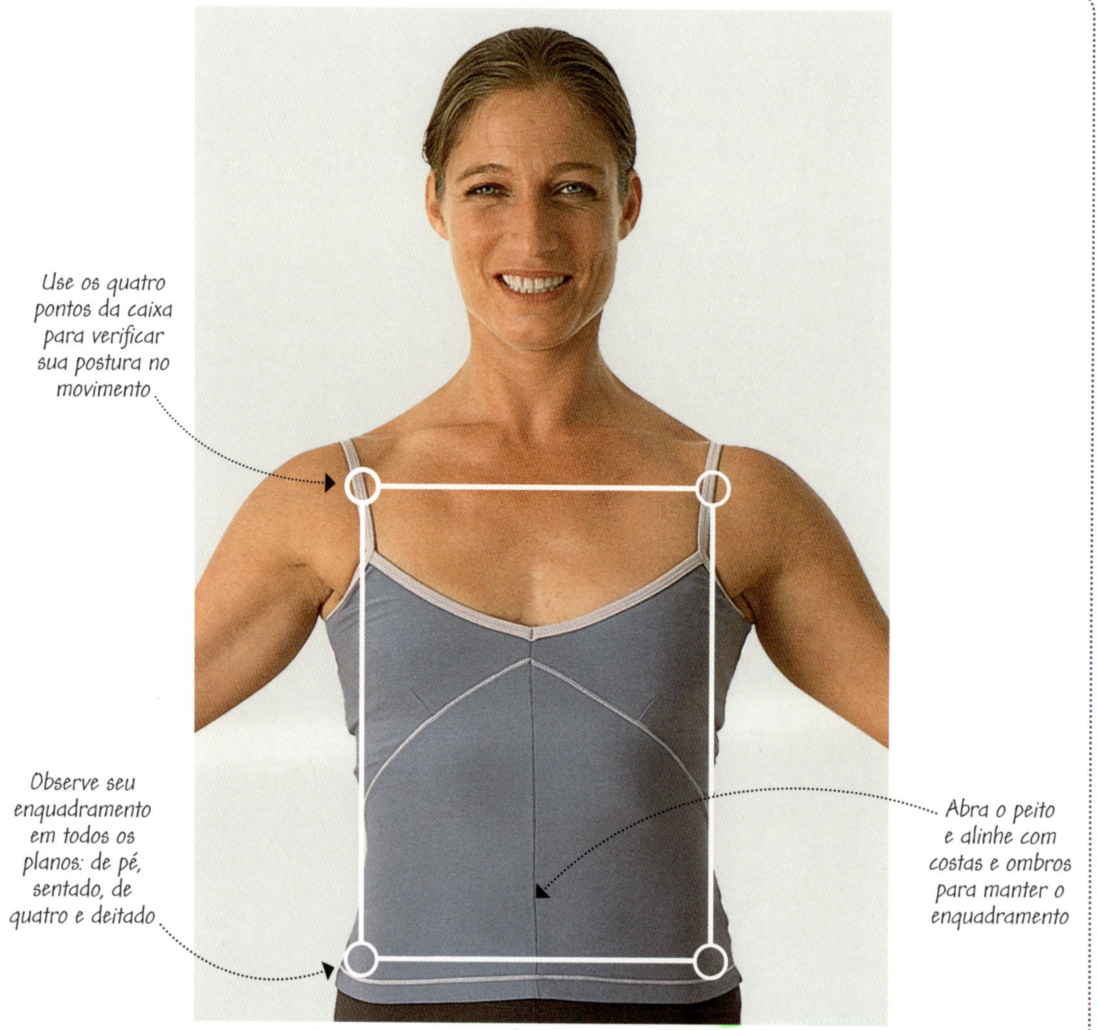

Use os quatro pontos da caixa para verificar sua postura no movimento

Observe seu enquadramento em todos os planos: de pé, sentado, de quatro e deitado

Abra o peito e alinhe com costas e ombros para manter o enquadramento

A caixa de pilates

A caixa é o ponto de referência para analisar o alinhamento. Permite conferir se os músculos estão equilibrados e se sua prática está simétrica e segura. Verifique se o enquadramento permanece mesmo no movimento. Veja se há torção ou encurtamento em algum lado do corpo. Treine sua capacidade de auto-observação.

TÉCNICAS-CHAVE

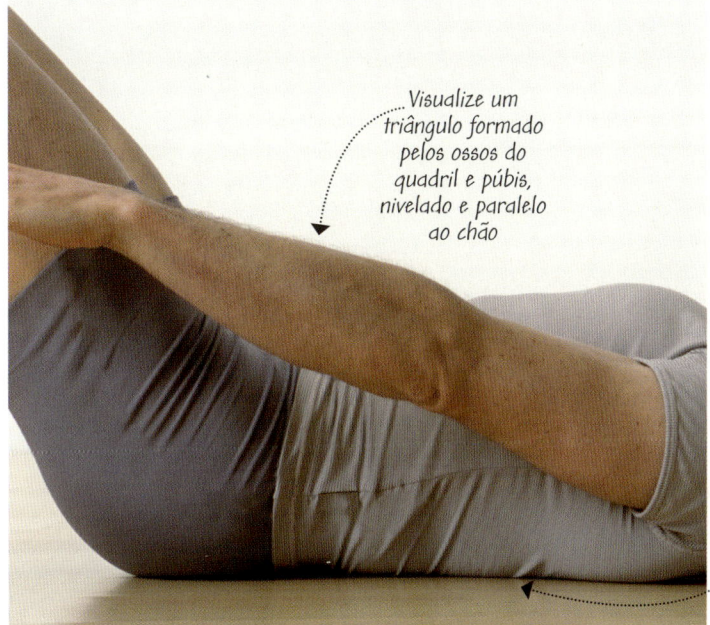

Visualize um triângulo formado pelos ossos do quadril e púbis, nivelado e paralelo ao chão

Sinta as curvas naturais da coluna soltas sobre o mat e os músculos equilibrados e prontos para a ação

Coluna neutra

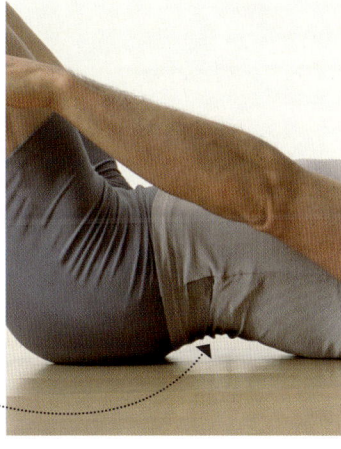

A coluna arqueada força os músculos da região lombar

Arquear as costas

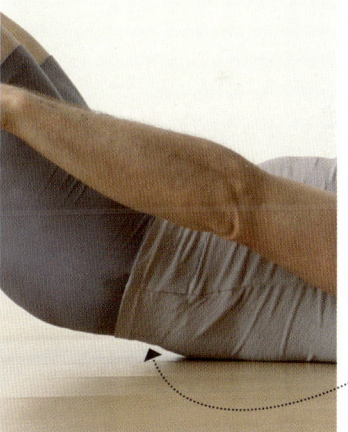

Encaixar o quadril faz com que se perca a curva natural da coluna lombar

Retroversão pélvica

A coluna neutra

A coluna neutra favorece a extensão da estrutura em sua curvatura natural. Em ponto neutro, os músculos estão desativados, em perfeito equilíbrio, e o corpo está pronto para o movimento. Deite-se no mat e movimente a pelve para a frente e para trás. Diminua o ritmo aos poucos até sentir que a coluna está neutra – nem arqueada, nem sem a curvatura natural.

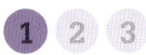

PARA COMEÇAR

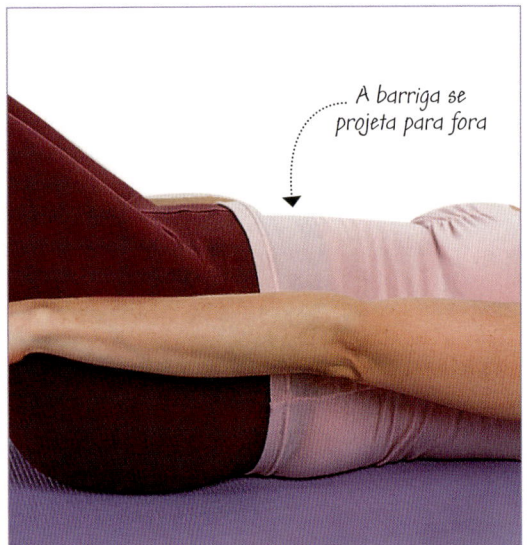

A barriga se projeta para fora

Contração errada do abdome

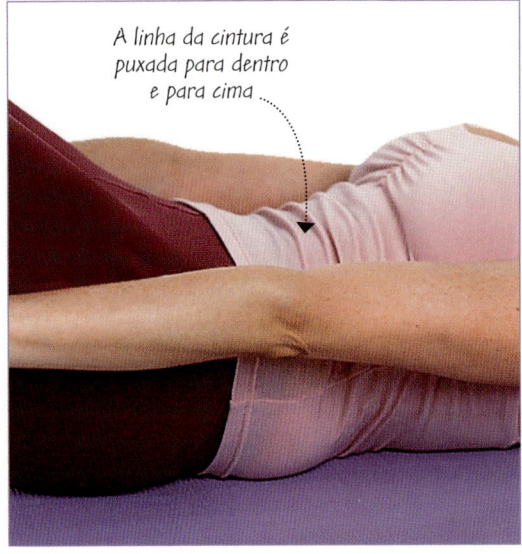

A linha da cintura é puxada para dentro e para cima

Contração correta do abdome

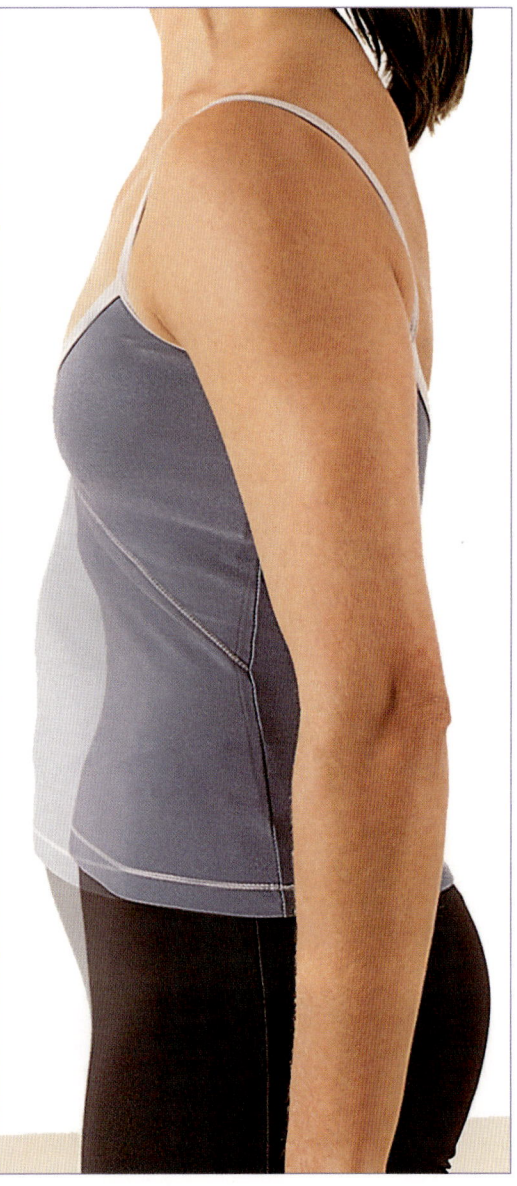

Contração do abdome em pé

A concha (contração do abdome)

Sinta que está escavando a barriga para cima e para dentro. Os abdominais devem se contrair profundamente em direção à coluna, como se uma linha puxasse o umbigo para dentro, impedindo seu deslocamento. A coluna mantém a curva natural. Use a porção inferior da musculatura abdominal para apertar a cintura para dentro e para cima.

TÉCNICAS-CHAVE

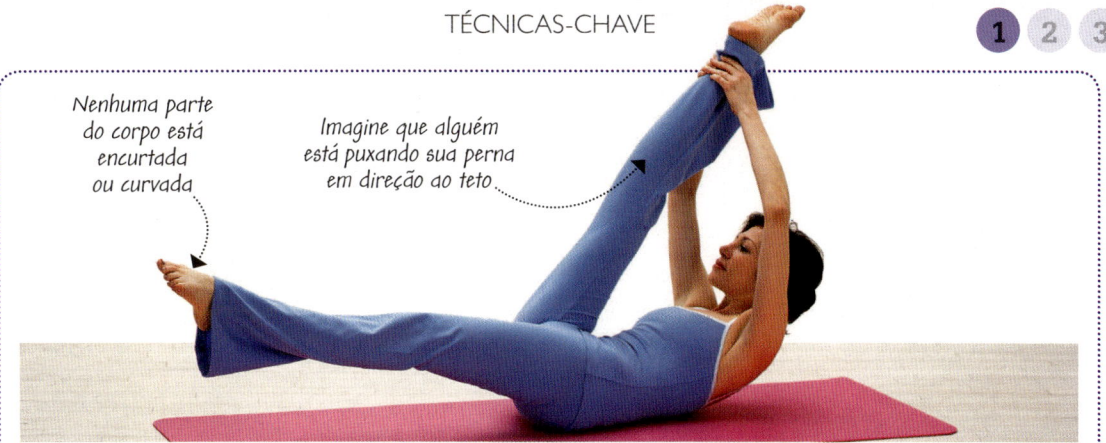

Nenhuma parte do corpo está encurtada ou curvada

Imagine que alguém está puxando sua perna em direção ao teto

Alongamento

O pilates alonga o corpo continuamente. A cintura é alongada ao se afastarem as costelas dos quadris, criando espaço entre as vértebras da coluna. Com isso, ganham-se altura e comprimento durante o movimento. Instruções para "erguer", "esticar", e "alcançar" serão frequentes. Cada movimento sustenta conscientemente coluna e membros.
O foco deve estar na postura e em cada parte do corpo, mesmo quando parado. Depois de uma boa sessão de pilates você se sentirá mais alto – e provavelmente estará!

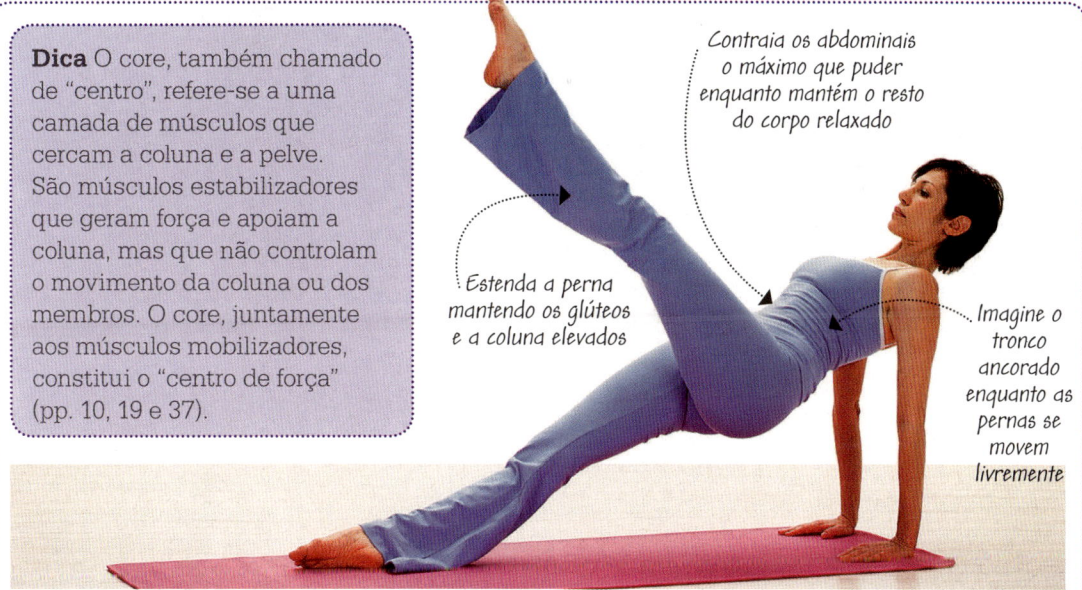

Dica O core, também chamado de "centro", refere-se a uma camada de músculos que cercam a coluna e a pelve. São músculos estabilizadores que geram força e apoiam a coluna, mas que não controlam o movimento da coluna ou dos membros. O core, juntamente aos músculos mobilizadores, constitui o "centro de força" (pp. 10, 19 e 37).

Contraia os abdominais o máximo que puder enquanto mantém o resto do corpo relaxado

Estenda a perna mantendo os glúteos e a coluna elevados

Imagine o tronco ancorado enquanto as pernas se movem livremente

Estabilidade

No pilates, o tronco deve se manter sempre estável, ou seja, os ombros não se mexem quando há movimento dos braços. Para isso é preciso ativar os músculos principais do core: o assoalho pélvico, os abdominais profundos e a musculatura da coluna, que apoiam e estabilizam as vértebras e permitem que os membros se movam livremente, sem tensão.

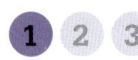

PARA COMEÇAR

Aquecimento

O aquecimento deve ser feito antes de cada sessão de pilates. Dedique tempo para a prática de um ou todos os exercícios a fim de estabilizar a coluna, focar na respiração e relaxar os músculos em preparação para o movimento. O "C" sentado (p. 36) e a postura de pilates (ao lado) são posições presentes em muitos exercícios do livro. Aprenda a usar seu centro de força (p. 37) corretamente para se mover com energia, estabilidade, força e controle. Lembre-se de praticar as técnicas-chave ao executar estes exercícios.

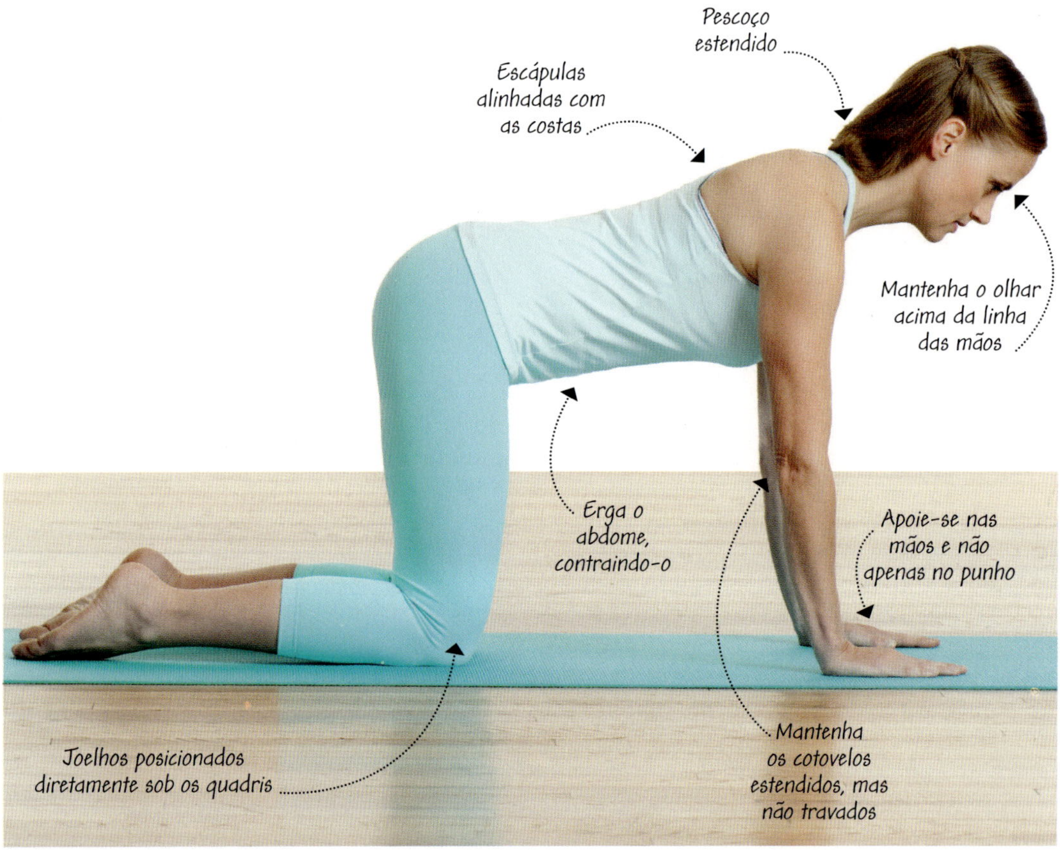

Pescoço estendido

Escápulas alinhadas com as costas

Mantenha o olhar acima da linha das mãos

Erga o abdome, contraindo-o

Apoie-se nas mãos e não apenas no punho

Joelhos posicionados diretamente sob os quadris

Mantenha os cotovelos estendidos, mas não travados

Quatro apoios

Exercício de concentração e alinhamento que exige força e equilíbrio. Fique de quatro sobre o mat com as mãos sob os ombros e os joelhos sob os quadris. Coluna neutra (p. 31).

Respirando, contraia o assoalho pélvico e a barriga para dentro e para cima. Inspire para manter a posição. Ao expirar, solte suavemente. Repita 5 vezes.

AQUECIMENTO 1 2 3

Relaxe os ombros

Abra o peito

Use os glúteos e gire o fêmur para separar os dedos

Contraia a parte interna da coxa e os glúteos

Pés unidos

Pés em postura de pilates

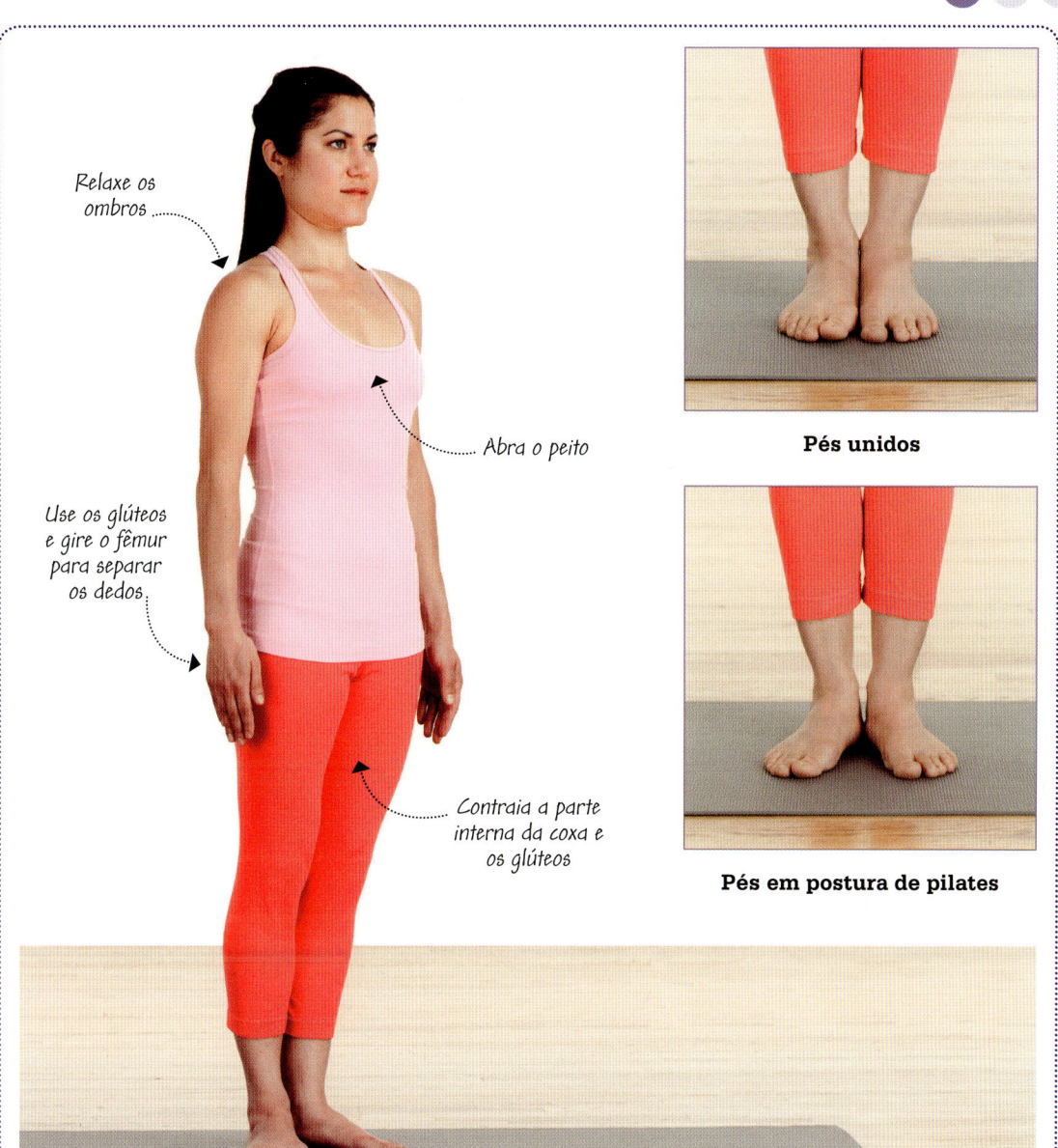

Postura de pilates

Posição frequente em muitos exercícios de pilates e que trabalha o centro de força (p. 37), glúteos e a parte interna da coxa. Fique de pé, coluna neutra (p. 31), braços estendidos ao longo do corpo. Comece com os pés juntos, dedos e calcanhares alinhados. Ao expirar, abra os pés. Distribua o peso por igual sobre os dez dedos. Repita 5 vezes.

PARA COMEÇAR

Cuidado! Nunca deixe a coluna cair para a frente. Mantenha-a ereta e ativa, relaxe os ombros e afaste os cotovelos.

Relaxe os ombros afastando-os das orelhas

Queixo em direção ao peito, alongando o pescoço

Barriga para dentro, como se estivesse sendo puxada em direção às costas

Segure suavemente a parte de trás da coxa

"C" sentado

O "C" sentado exige a capacidade de contrair o abdomo em concha (p. 32) sem afetar a posição da coluna, movendo-a com controle. Sente-se ereto, joelhos flexionados e pernas afastadas na largura do quadril. Coloque as mãos na parte posterior das coxas, na altura dos joelhos. Respire profundamente em direção à parte de trás do corpo. Ao expirar, contraia o abdome erguendo a caixa torácica, enrole o cóccix para baixo a fim de arredondar a coluna em forma de "C". Ombros alinhados ao quadril. Repita 5 vezes.

AQUECIMENTO **1** 2 3

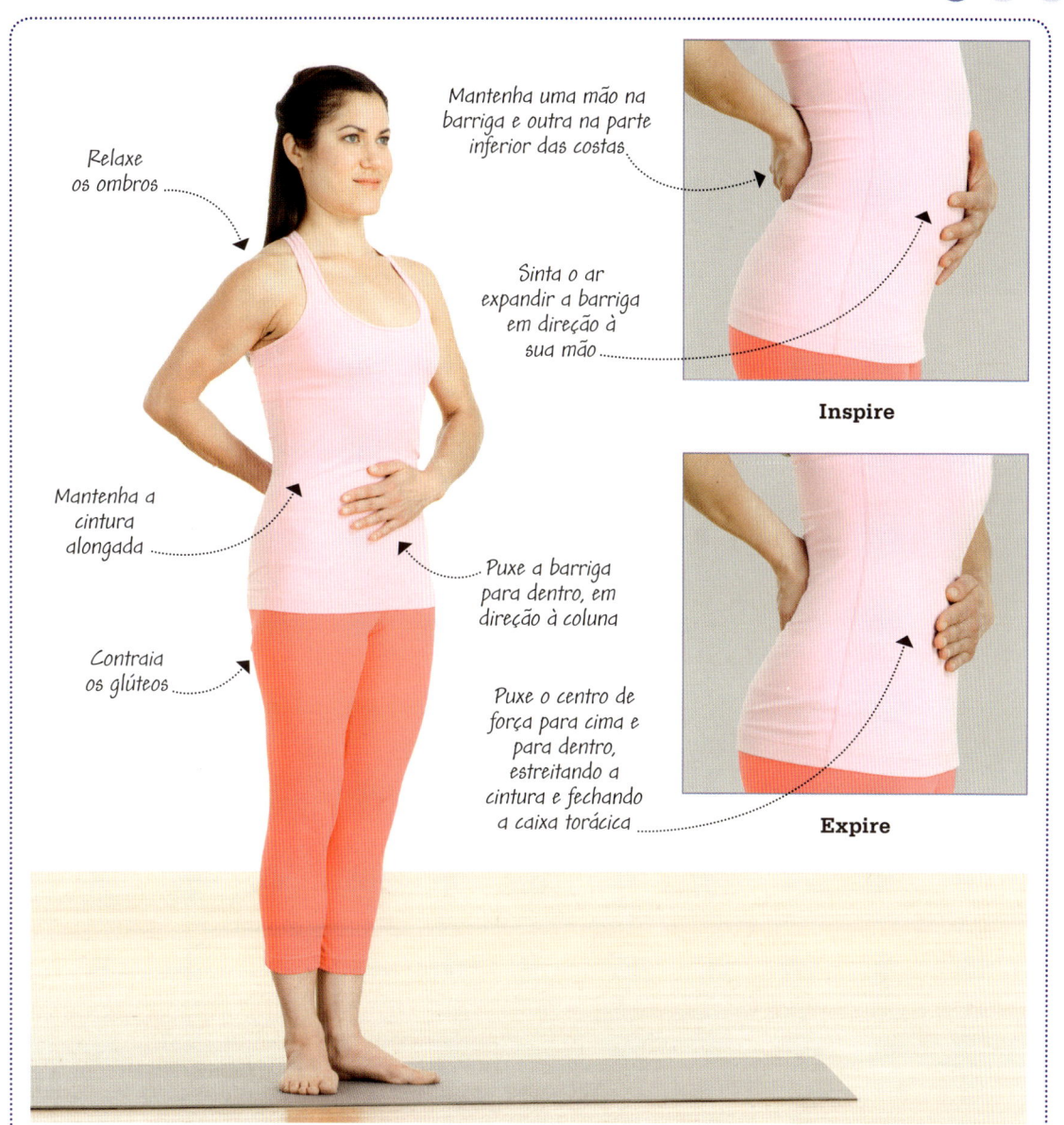

Relaxe os ombros

Mantenha uma mão na barriga e outra na parte inferior das costas

Sinta o ar expandir a barriga em direção à sua mão

Inspire

Mantenha a cintura alongada

Puxe a barriga para dentro, em direção à coluna

Contraia os glúteos

Puxe o centro de força para cima e para dentro, estreitando a cintura e fechando a caixa torácica

Expire

Centro de força

O centro de força, termo cunhado por Joseph Pilates (p. 10), refere-se aos músculos do core (pp. 19 e 33) mais os fortes músculos mobilizadores, como o reto abdominal, coxas e glúteos. Também chamado por Pilates de "cinto de força": um espartilho de músculos que sustentam o tronco, estabilizando o corpo e dando energia ao movimento. Aprenda a ativar o centro de força usando os músculos de forma adequada e lenta. Repita 8 vezes. Ao usar os músculos do centro de força, mantenha a coluna estável e flexível.

PARA COMEÇAR

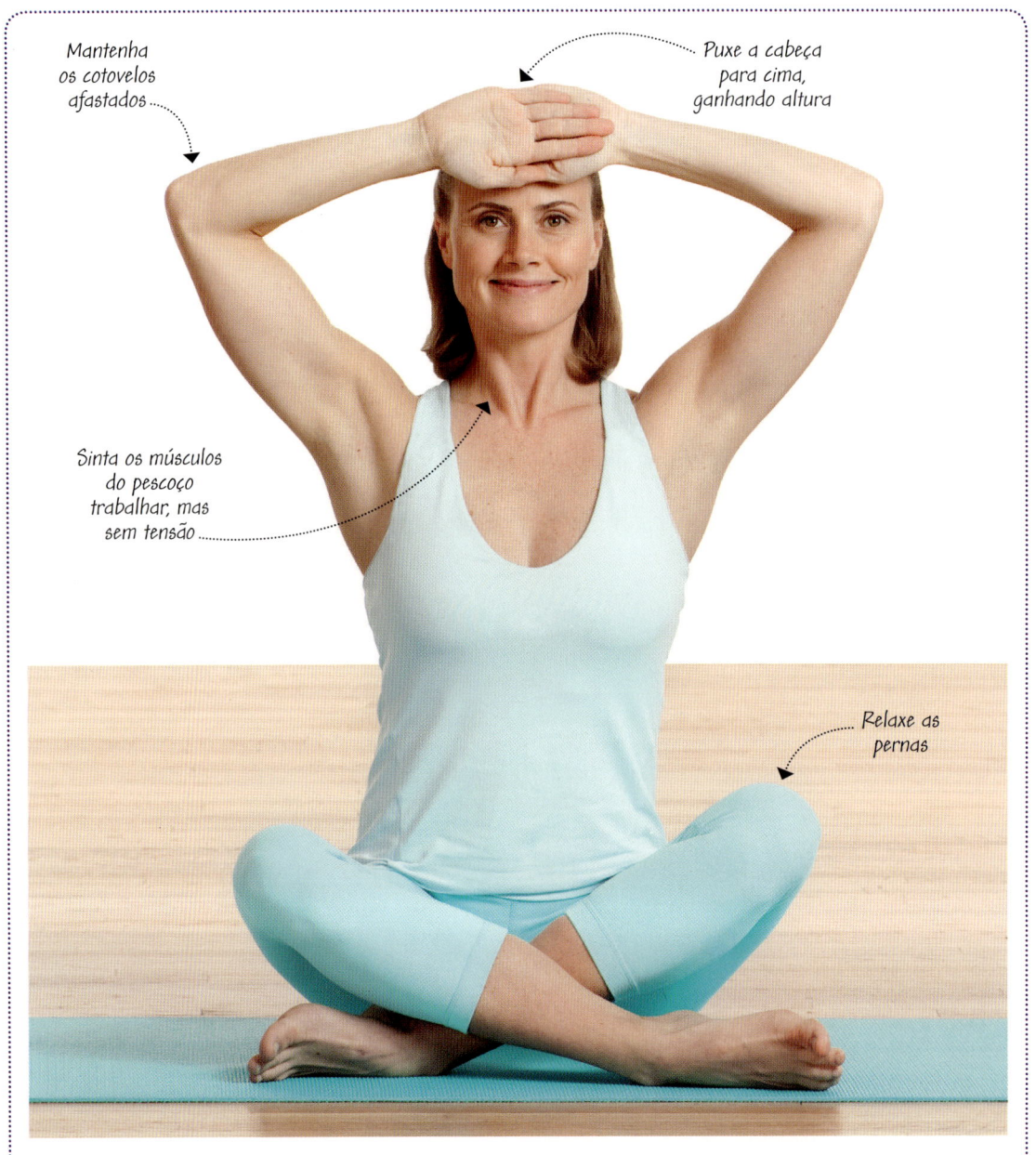

Mantenha os cotovelos afastados

Puxe a cabeça para cima, ganhando altura

Sinta os músculos do pescoço trabalhar, mas sem tensão

Relaxe as pernas

Pressão no pescoço

Essa é uma postura que estimula o alongamento na coluna e relaxa o pescoço. Sente-se no mat de pernas cruzadas com o peso distribuído por igual sobre os dois ísquios. Vire a palma das mãos para fora e coloque-as sobre a testa, uma por cima da outra. Estenda o topo da cabeça em direção ao teto enquanto pressiona a testa contra as mãos. Resista ao movimento com os músculos do pescoço. Não permita que o pescoço se mova para trás. Mantenha a posição por duas respirações. Repita 5 vezes.

AQUECIMENTO

Relaxe quadris e glúteos antes de começar.

Empurre o chão com os braços para apoiar o peso

Sinta o peso nos pés

Afaste as coxas ao subir

Puxe a barriga para dentro

Enrole o cóccix

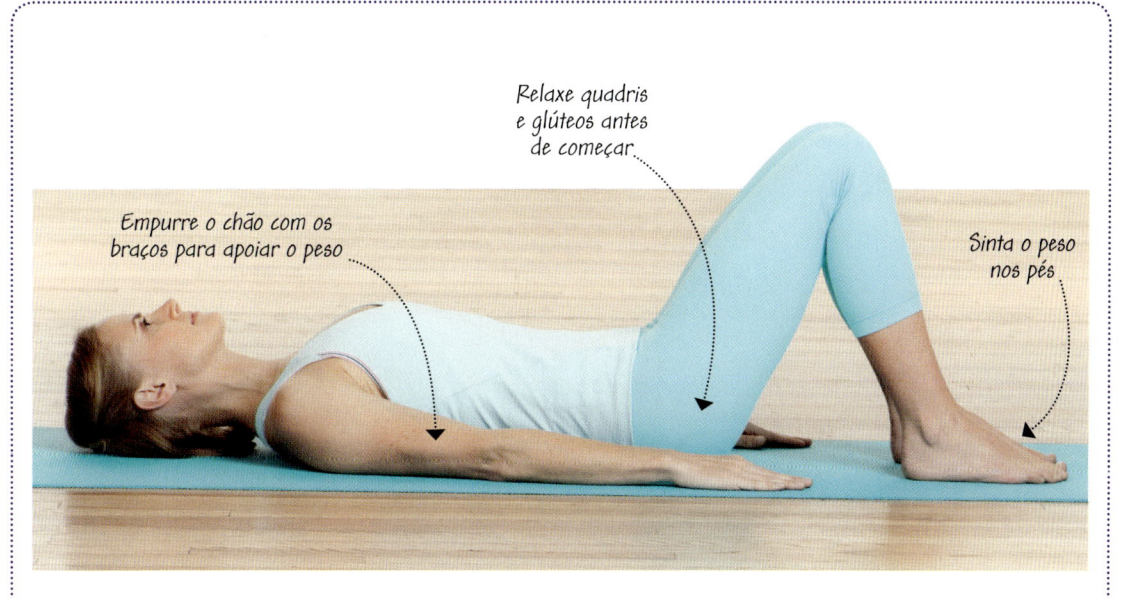

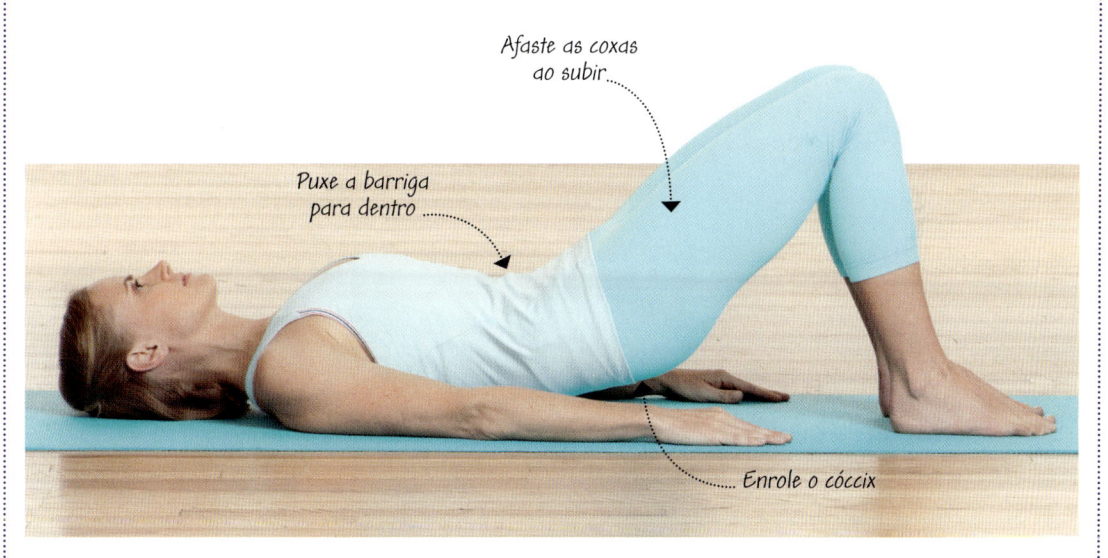

Rolamento dos quadris

O foco do exercício está no alinhamento e na mobilidade da coluna. Movimente-se uniformemente, vértebra por vértebra, como uma roda. Deite-se de costas com os pés apoiados no chão e afastados na largura do quadril. Relaxe a cabeça. Inspire para se preparar. Ao expirar, conecte-se ao seu centro de força e enrole o cóccix, soltando a lombar no mat. Em seguida, erga os glúteos para afastar ligeiramente a coluna do chão. Inspire ao descer, lentamente. Repita 5 vezes.

Centralização

Fortaleça o core • **Pratique** controle

Uma ótima maneira de fortalecer o core (os músculos que protegem a lombar, os abdominais e o assoalho pélvico, pp. 10, 19 e 33). Pratique regularmente para adquirir consciência corporal e fortalecer a conexão com o centro de força (p. 37).

1 Deite-se de costas, com joelhos flexionados e pés apoiados no chão. Respire e solte o corpo no chão. Relaxe os quadris. Relaxe os ombros e conecte-se com os abdominais. Inspire para se preparar.

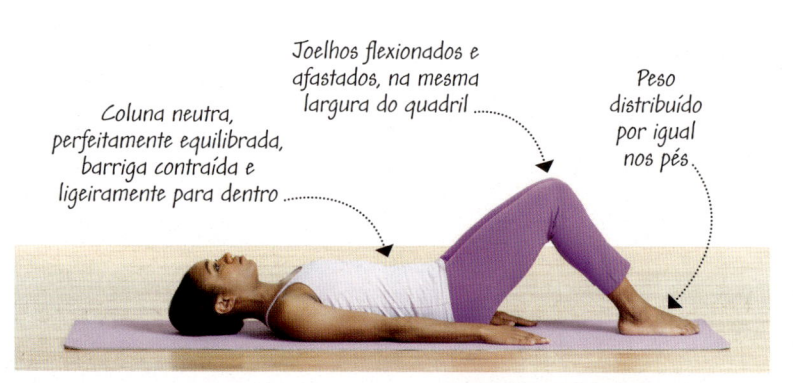

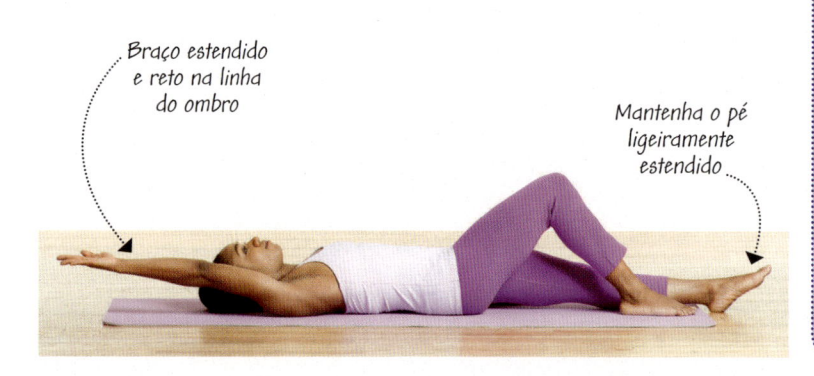

Coluna neutra, perfeitamente equilibrada, barriga contraída e ligeiramente para dentro

Joelhos flexionados e afastados, na mesma largura do quadril

Peso distribuído por igual nos pés

Braço estendido e reto na linha do ombro

Mantenha o pé ligeiramente estendido

2 Expire e estenda o braço direito para trás e a perna esquerda para a frente em linha com o corpo. Mantenha a coluna reta e parada. Volte o braço e a perna à posição inicial enquanto inspira. Troque os lados. Repita até 8 vezes de cada lado.

Desafio

Estenda os dois braços e pernas juntos. Mantenha a coluna estável, contraindo o abdome para ancorar o torso. Mantenha os braços na linha dos ouvidos.

Cuidado! Não deixe a coluna arquear ao esticar as pernas.

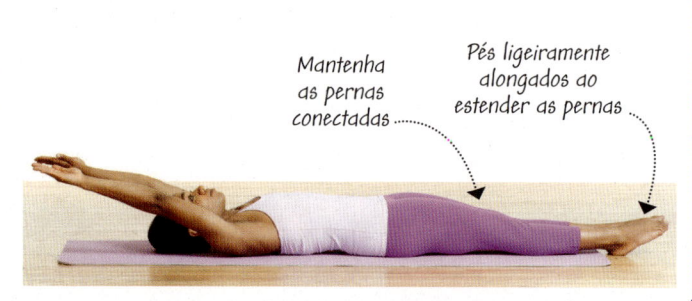

Mantenha as pernas conectadas

Pés ligeiramente alongados ao estender as pernas

Afastar o pescoço

Fortaleça o abdome • **Pratique** precisão

Tonifica os músculos abdominais sem tensionar o pescoço. Deixe que o peso da cabeça seja inteiramente sustentado pelos braços e pela faixa – não pelo pescoço.

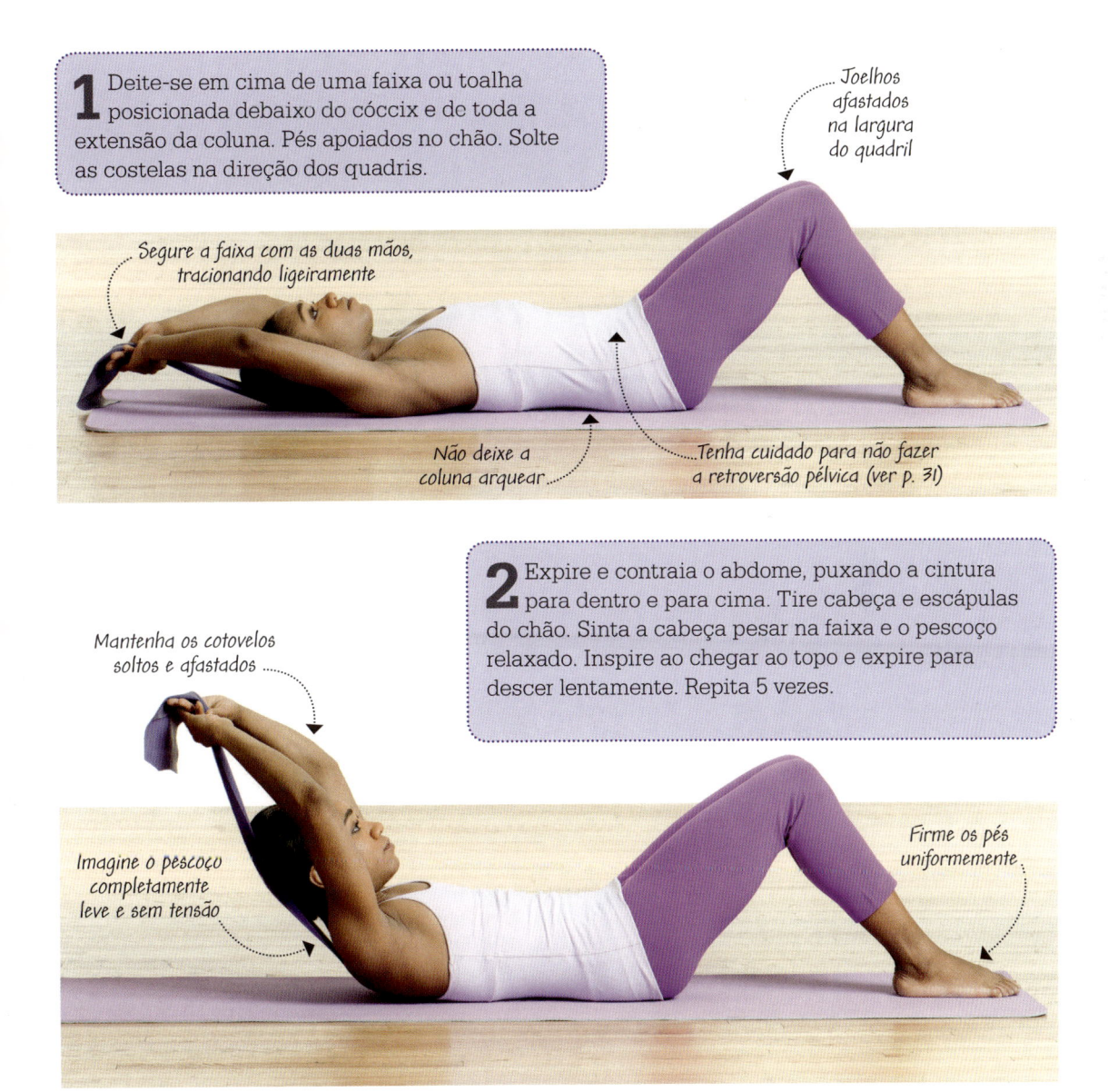

1 Deite-se em cima de uma faixa ou toalha posicionada debaixo do cóccix e de toda a extensão da coluna. Pés apoiados no chão. Solte as costelas na direção dos quadris.

Joelhos afastados na largura do quadril

Segure a faixa com as duas mãos, tracionando ligeiramente

Não deixe a coluna arquear

Tenha cuidado para não fazer a retroversão pélvica (ver p. 31)

2 Expire e contraia o abdome, puxando a cintura para dentro e para cima. Tire cabeça e escápulas do chão. Sinta a cabeça pesar na faixa e o pescoço relaxado. Inspire ao chegar ao topo e expire para descer lentamente. Repita 5 vezes.

Mantenha os cotovelos soltos e afastados

Imagine o pescoço completamente leve e sem tensão

Firme os pés uniformemente

1 2 3

Parede: rolamento para baixo

Fortaleça o abdome • **Pratique** fluidez de movimento

Os rolamentos desafiam os músculos abdominais, pois trabalham contra a gravidade para reconstruir a coluna sequencialmente. Contraia o abdome o tempo todo para aplicar resistência ao movimento de se curvar para a frente.

1 Contra a parede, com os pés em postura de pilates, ligeiramente à frente do corpo, e a coluna neutra: nem arqueada, nem sem sua curvatura natural.

Por quê? Os músculos do abdome são os que devem sustentar e mobilizar a coluna. É importante aprender a usá-los corretamente, trabalhando contra a gravidade.

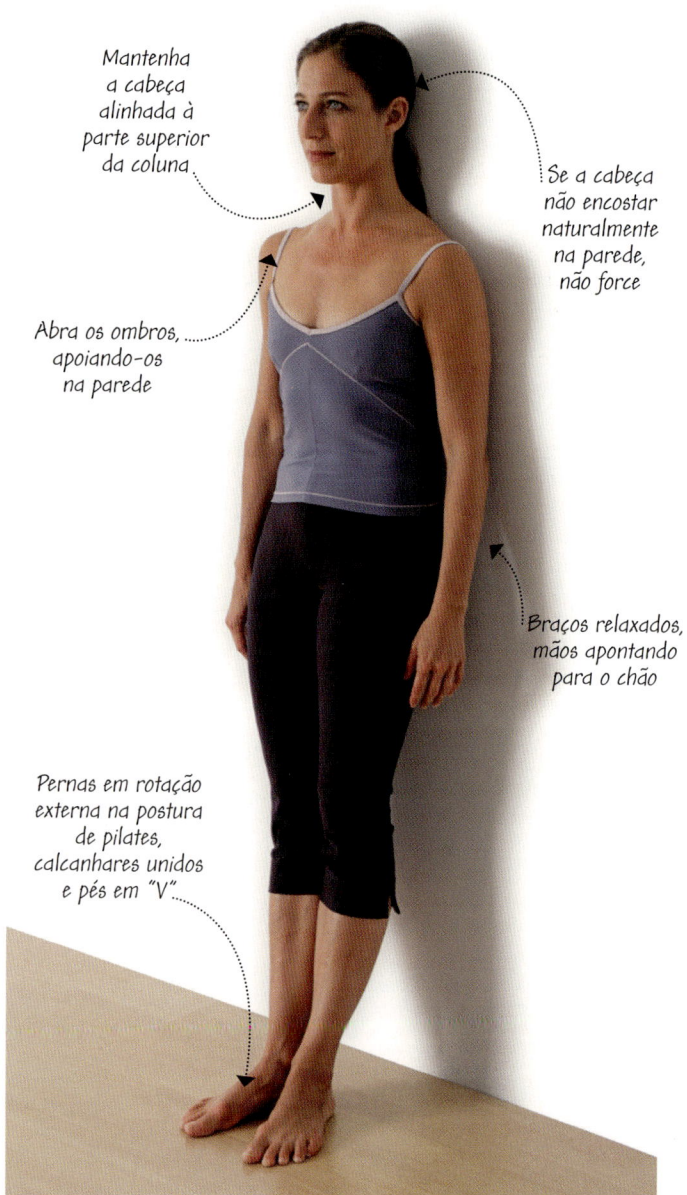

Mantenha a cabeça alinhada à parte superior da coluna.

Se a cabeça não encostar naturalmente na parede, não force

Abra os ombros, apoiando-os na parede

Braços relaxados, mãos apontando para o chão

Pernas em rotação externa na postura de pilates, calcanhares unidos e pés em "V".

Atenção

Se você sentir tensão no pescoço ou nos ombros, trabalhe no movimento aos poucos até soltar toda a tensão. Aprenda a relaxar braços e pescoço completamente.

Não deixe o cóccix subir pela parede. Tenha cuidado para não flexionar os quadris. Contraia o abdome e mantenha a pelve estendida.

Não deixe a barriga solta, caída para a frente. Sinta o movimento vindo do seu centro. Afaste a coluna da parede e depois volte suavemente.

PAREDE: ROLAMENTO PARA BAIXO   **1** 2 3

2 Ao expirar, contraia o abdome e afaste a coluna da parede, nariz apontando para o chão: primeiro a cabeça, depois os ombros.

Imagine que está soltando da parede a parte de cima da coluna, enquanto a outra parte permanece ancorada e erguida.

Lembre-se que "fazer a concha" é contrair o abdome para cima e para dentro (p. 32).

3 Role a coluna o máximo que puder sem permitir que o cóccix suba pela parede. Mantenha a pelve estendida. Inspire. Depois expire e volte, vértebra por vértebra, para a posição ereta. Repita até 10 vezes.

Imagine sua barriga sendo puxada em direção à parede.

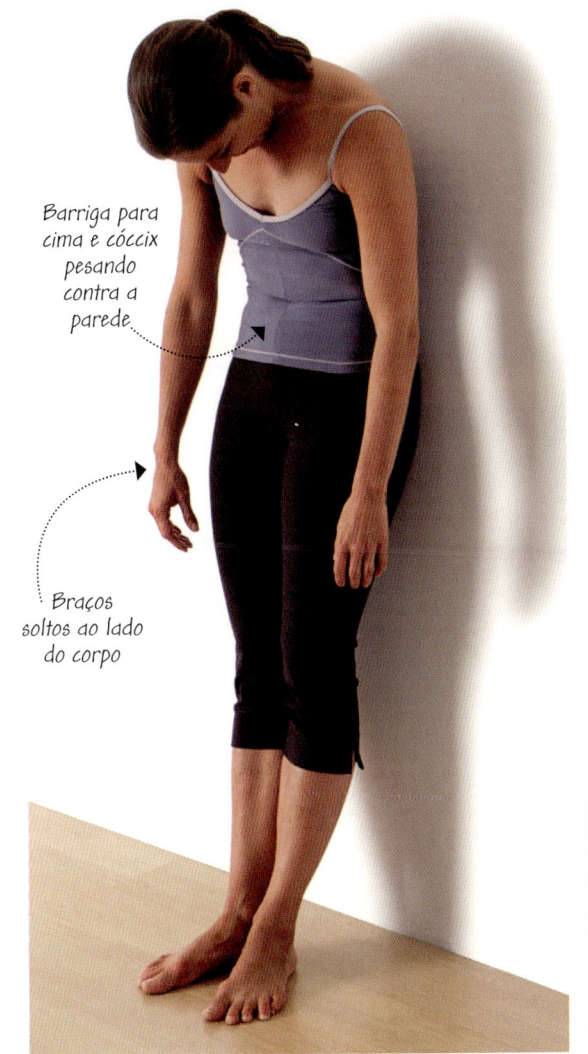

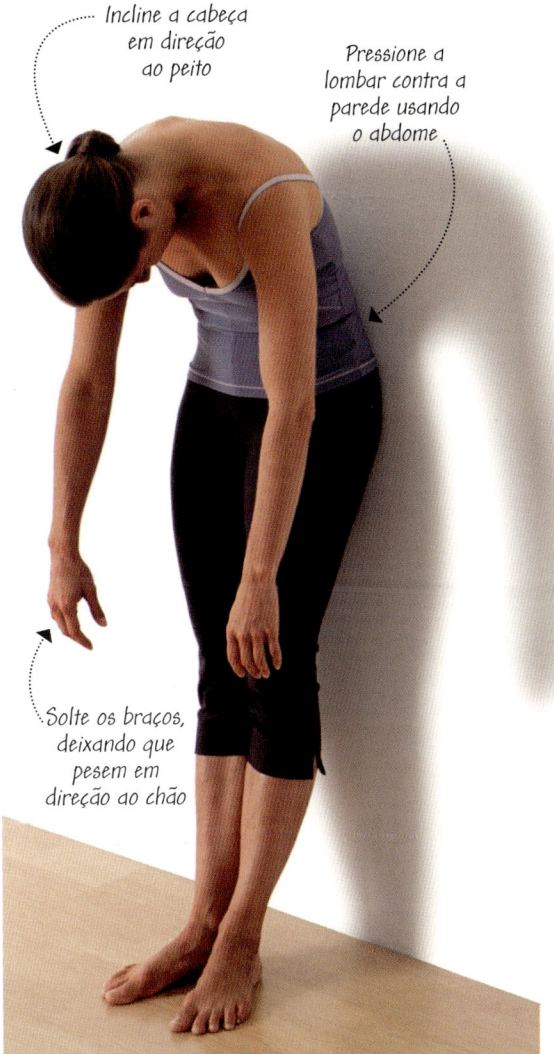

Barriga para cima e cóccix pesando contra a parede

Braços soltos ao lado do corpo

Incline a cabeça em direção ao peito

Pressione a lombar contra a parede usando o abdome

Solte os braços, deixando que pesem em direção ao chão

43

1 2 3

Parede: em pé

Fortaleça o core • **Pratique** centralização e respiração

Uma postura fantástica que pode ser feita em qualquer lugar, a qualquer hora. É uma maneira ótima de se conectar com o corpo.

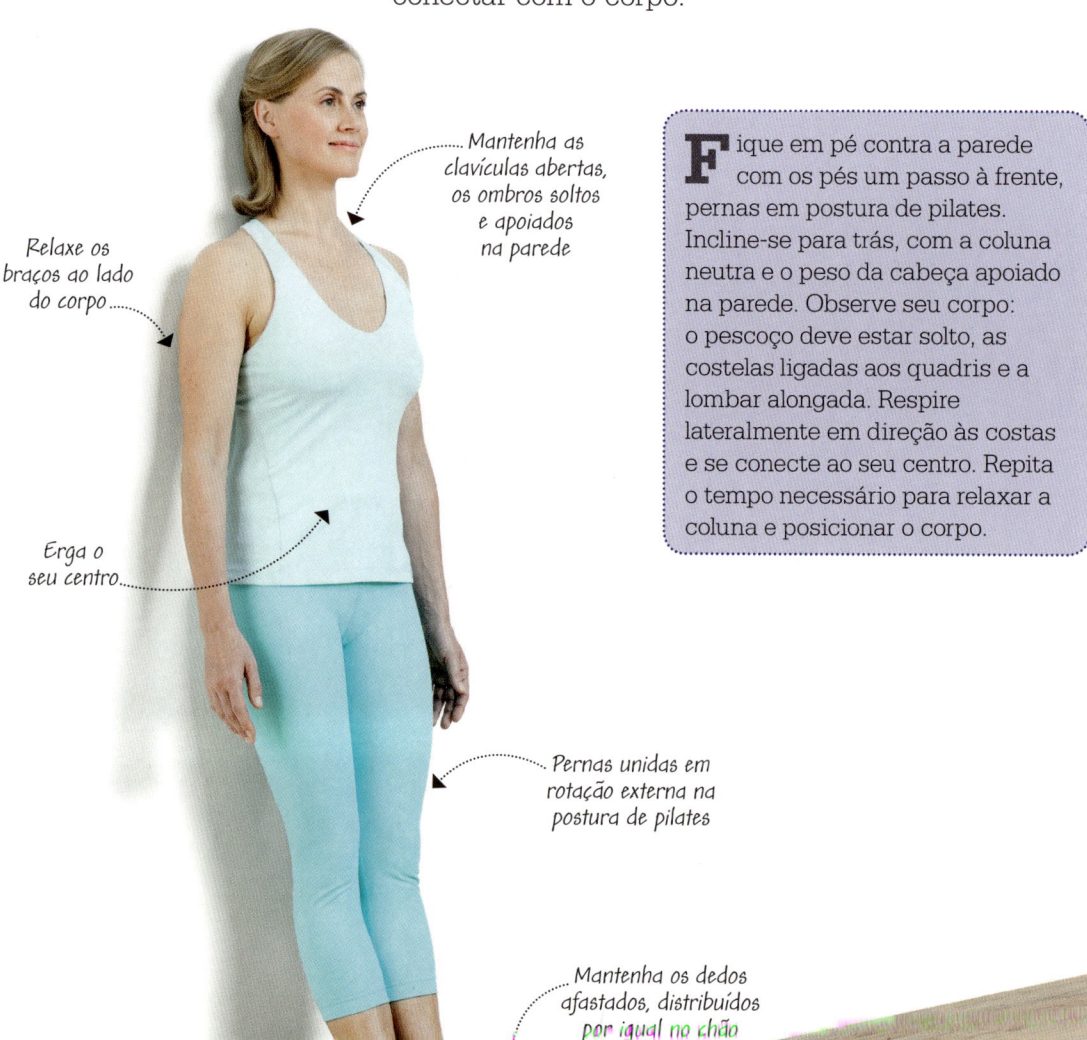

Mantenha as clavículas abertas, os ombros soltos e apoiados na parede

Relaxe os braços ao lado do corpo

Erga o seu centro

Pernas unidas em rotação externa na postura de pilates

Mantenha os dedos afastados, distribuídos por igual no chão

Fique em pé contra a parede com os pés um passo à frente, pernas em postura de pilates. Incline-se para trás, com a coluna neutra e o peso da cabeça apoiado na parede. Observe seu corpo: o pescoço deve estar solto, as costelas ligadas aos quadris e a lombar alongada. Respire lateralmente em direção às costas e se conecte ao seu centro. Repita o tempo necessário para relaxar a coluna e posicionar o corpo.

Parede: cadeira

Fortaleça os braços e as pernas • **Pratique** controle

Movimento que exige foco e força e usa halteres para tonificar os braços. As coxas vão "queimar"! Evite esse exercício se você tem problemas de joelho.

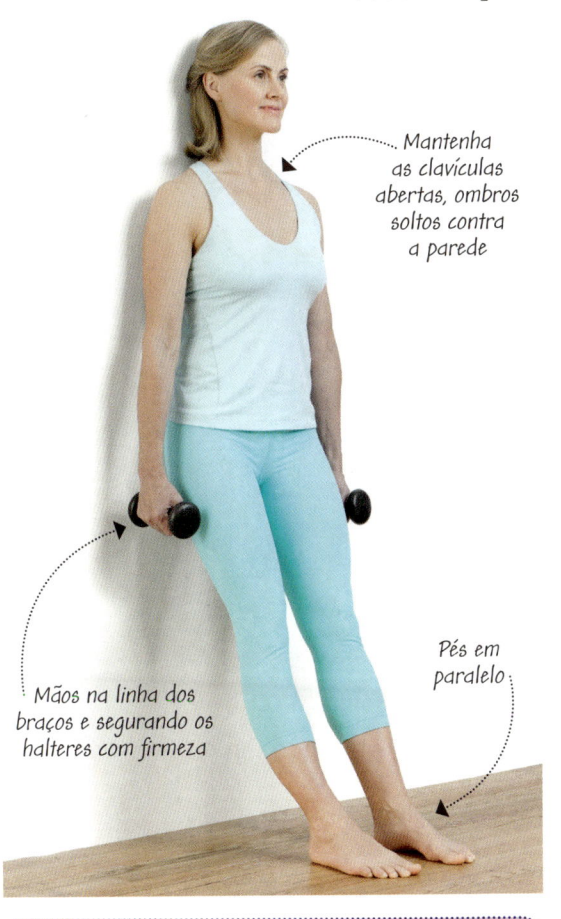

Mantenha as clavículas abertas, ombros soltos contra a parede

Mãos na linha dos braços e segurando os halteres com firmeza

Pés em paralelo

Cuidado para não tensionar o pescoço; deixe-o solto e alongado

Mantenha os punhos alinhados com os braços

Joelhos flexionados a 90°

1 Fique em pé de costas para a parede e afaste os pés na largura do quadril. Dê um passo à frente um pouco maior do que o do exercício Parede: em pé (p. 44). Segure os halteres e relaxe os braços ao lado do corpo.

2 Inspire. Ao expirar, deslize a coluna descendo pela parede como se fosse "sentar". Os joelhos devem estar alinhados com os tornozelos. Eleve os braços na altura dos ombros, palmas para baixo. Segure por 5 respirações. Repita, aumentando o número de respirações, até chegar a 10. Expire e volte à posição inicial.

1 2 3

Parede: círculos

Fortaleça os ombros • **Pratique** fluidez de movimento

Mova os braços livremente, mas com controle, mantendo o centro forte. Pode também usar halteres para tonificar os braços.

1 Fique em pé contra a parede com os pés um passo à frente, ombros abertos. Erga os braços para a frente e para cima até a altura dos ombros. Contraia o abdome para apoiar a lombar suavemente na parede. Coluna neutra.

Imagine Ao ficar em pé, imagine o pescoço sendo esticado para cima, afastando-se do resto da coluna.

Mãos estendidas e soltas na linha dos ombros

Mantenha a caixa torácica ligada ao corpo e pesando contra a parede

Pernas em postura de pilates, contraindo glúteos e parte interna das coxas

Abra os pés e os dedos

Atenção

Se o pescoço estiver tenso, imagine o movimento vindo do centro das escápulas e os braços flutuando a partir da caixa torácica e não do pescoço.

Não deixe a coluna arquear ou perder a curvatura natural – ela deve ficar neutra. Mantenha a barriga contraída, ligeiramente para dentro.

Não deixe que os braços se movam em ritmos diferentes um do outro. Concentre-se na coordenação e no controle do movimento.

PAREDE: CÍRCULOS

1 2 3

2 Abra os braços para os lados, mantendo-os em sua visão periférica. Os ombros devem seguir integrados ao corpo. Contraia mais os abdominais para cima e para dentro.

Cuidado! Não abra muito os braços para não arquear a coluna.

3 Desça os braços em direção aos quadris mais uma vez. Mantenha o pescoço estendido em direção ao teto e a coluna alongada e relaxada. Abaixe os braços até ficarem na frente dos quadris. Repita o círculo 3 vezes em cada direção, respirando normalmente.

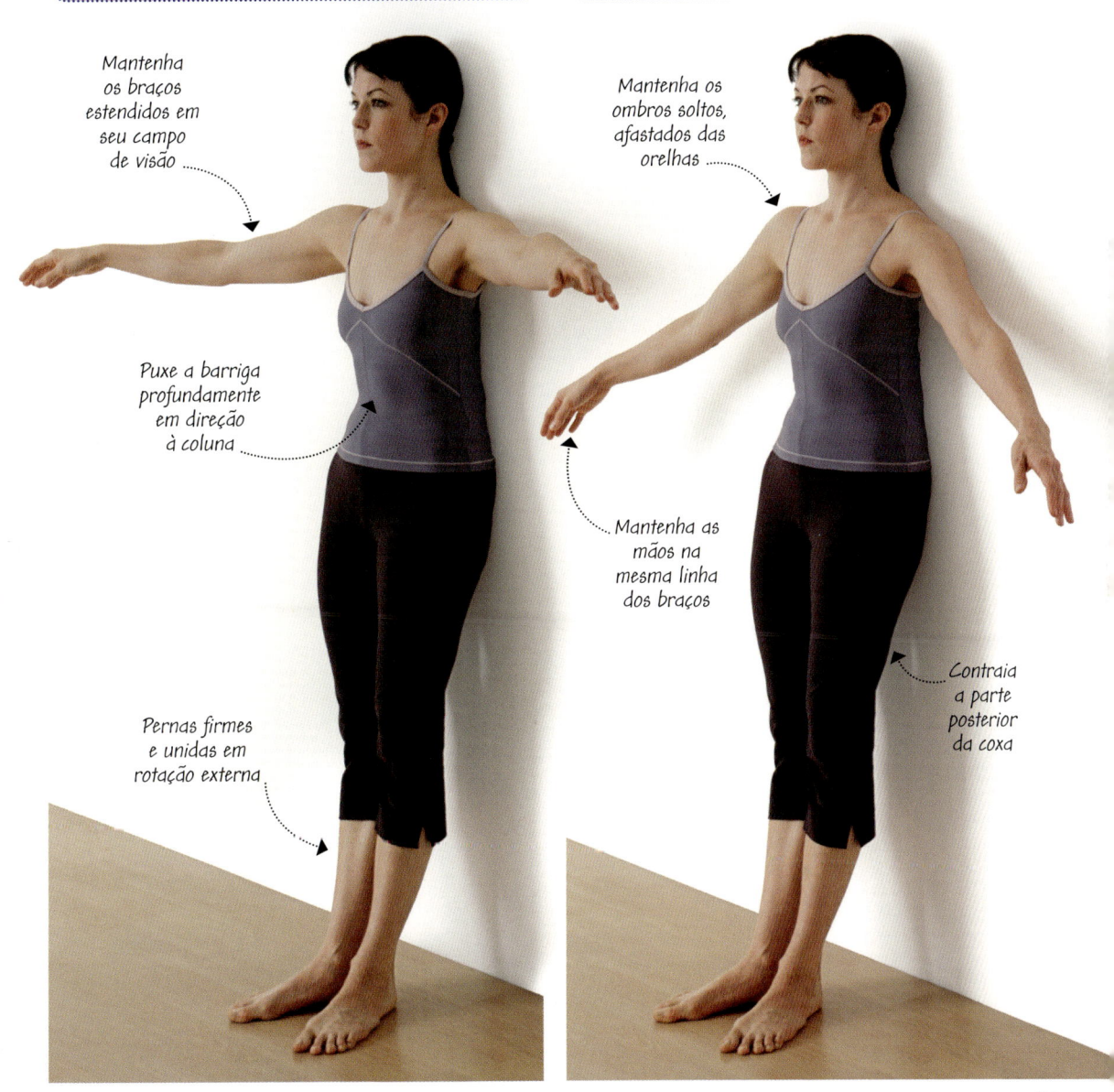

Mantenha os braços estendidos em seu campo de visão

Puxe a barriga profundamente em direção à coluna

Pernas firmes e unidas em rotação externa

Mantenha os ombros soltos, afastados das orelhas

Mantenha as mãos na mesma linha dos braços

Contraia a parte posterior da coxa

① ② ③

Bíceps: flexão para a frente

Fortaleça os braços • **Pratique** precisão

Ótimo exercício para tonificar os braços. Conecte-se ao centro de força e faça deste um exercício para o corpo todo. Imagine estar se exercitando na água para oferecer mais resistência aos músculos.

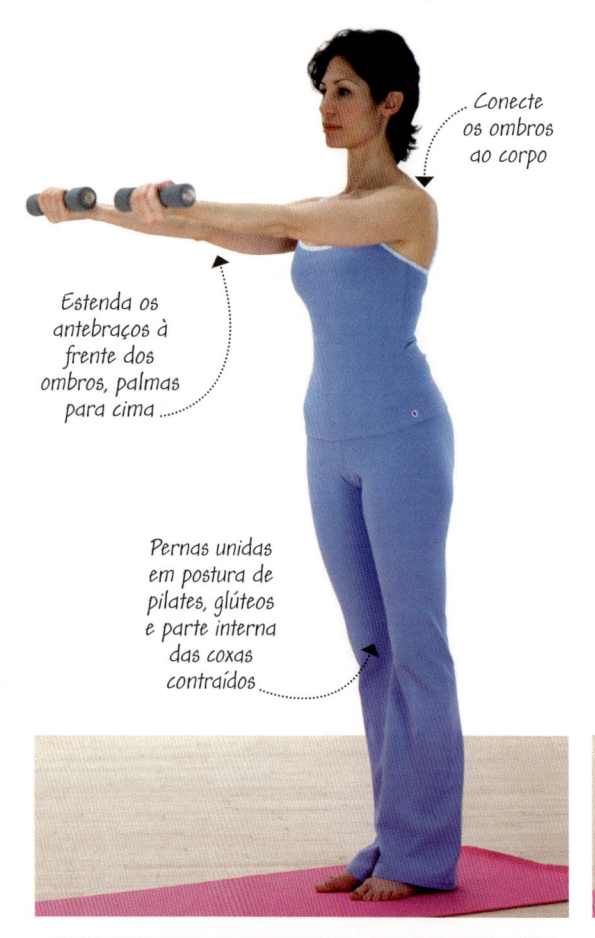

Conecte os ombros ao corpo

Estenda os antebraços à frente dos ombros, palmas para cima

Pernas unidas em postura de pilates, glúteos e parte interna das coxas contraídos

Traga os halteres em sua direção

Flexione os cotovelos a 90°

Mantenha a coluna alongada, sem arquear

Barriga para dentro e para cima

Dedos distribuídos por igual

1 Em pé, em postura de pilates, segure um halter em cada mão. Conecte seu corpo, dos calcanhares à parte interna das coxas e aos glúteos. Contraia o abdome. Estenda os braços para a frente na altura dos ombros com as palmas voltadas para cima. Mantenha os cotovelos destravados.

2 Puxe os braços em direção ao tronco. Mantenha os cotovelos nivelados. Inspire para flexioná-los, expire para estendê-los. Repita 5 vezes, avançando até 10.

Cuidado! Não tencione o pescoço nem incline a coluna: ombros longe das orelhas.

Bíceps: flexão para o lado

Fortaleça os braços • **Pratique** centralização

Sustentar os braços para os lados usa músculos ligeiramente diferentes. Esse exercício tonifica os deltoides (músculos dos ombros) e os bíceps. Permaneça centrado ao longo da atividade.

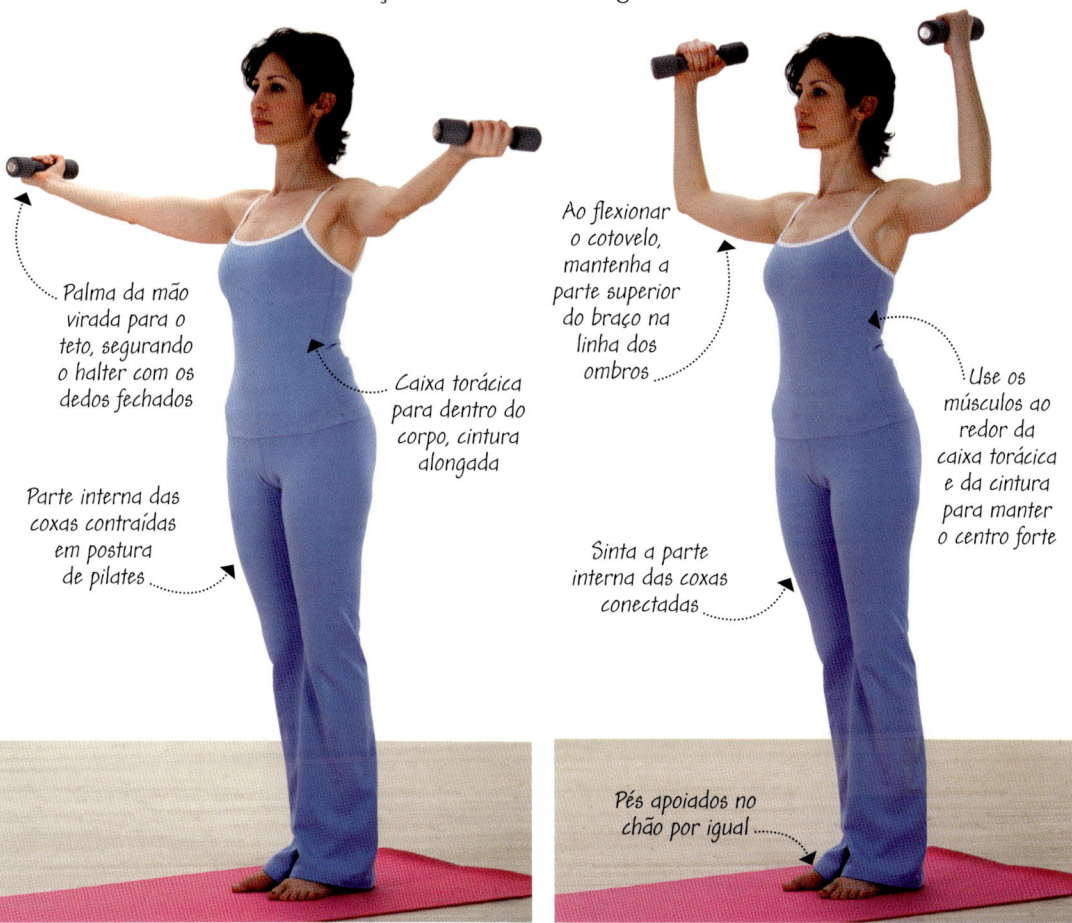

Palma da mão virada para o teto, segurando o halter com os dedos fechados

Caixa torácica para dentro do corpo, cintura alongada

Ao flexionar o cotovelo, mantenha a parte superior do braço na linha dos ombros

Use os músculos ao redor da caixa torácica e da cintura para manter o centro forte

Parte interna das coxas contraídas em postura de pilates

Sinta a parte interna das coxas conectadas

Pés apoiados no chão por igual

1 Abra os braços para os lados com as palmas para cima, dentro de sua visão periférica. Ombros soltos, costelas ligadas ao tronco e abdome contraído.

Imagine o topo da cabeça sendo puxado para o teto durante o movimento.

2 Puxe os braços para cima, flexionando os cotovelos em aproximadamente 90°. Relaxe os ombros e mantenha os cotovelos na mesma altura. Abdome bem contraído. Repita 5 vezes, avançando até 10. Inspire ao flexionar os cotovelos, expire ao estendê-los.

Balanço de braços

Fortaleça os braços • **Pratique** controle

Exercício para tonificar e esculpir os braços e ombros que exige muita força do core (pp. 10, 19 e 33). Controle bem os movimentos e os resultados surgirão em pouco tempo.

1 Em pé, pés paralelos, na largura dos quadris. Flexione os joelhos, alinhando-os com os pés. Contraia o abdome e incline-se para a frente, coluna estendida. Traga as mãos para perto dos ombros, flexionando os cotovelos para cima. Mantenha os cotovelos em direção à cintura e sinta as escápulas contraídas. Inspire.

Lembre-se de manter o pescoço solto e esticado e o peso distribuído por igual nos pés.

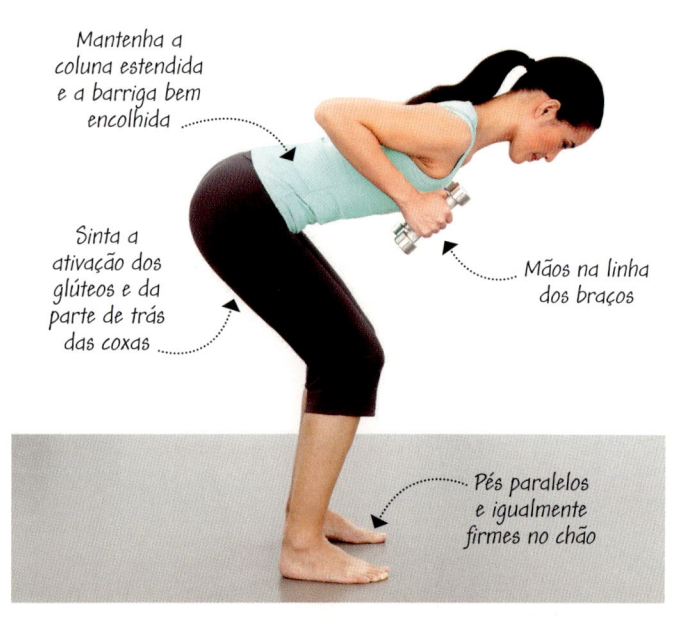

Mantenha a coluna estendida e a barriga bem encolhida

Sinta a ativação dos glúteos e da parte de trás das coxas

Mãos na linha dos braços

Pés paralelos e igualmente firmes no chão

Contraia o abdome para cima e para dentro

Mantenha o rosto paralelo ao chão, olhe para baixo

Estenda o braço na linha da orelha

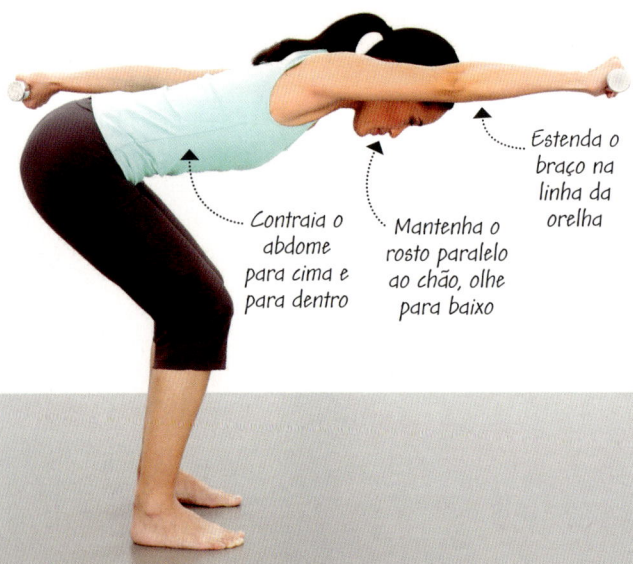

2 Ao expirar, estique o braço direito para a frente e o esquerdo para trás, forçando os punhos para longe. Inspire para trazê-los de volta ao centro. Repita 3 vezes de cada lado. Role a coluna para baixo e deixe os braços se soltarem para o chão. Expire e desenrole vértebra por vértebra, de volta à posição vertical.

Cuidado! Tente não deixar os braços caírem. Mantenha o abdome contraído e as escápulas conectadas às costas.

Alongamento lateral em pé

Fortaleça a cintura • **Pratique** fluidez de movimento

Ótimo exercício para tonificar os músculos oblíquos da cintura e também os ombros. Faça movimentos suaves e controlados e os resultados logo aparecerão.

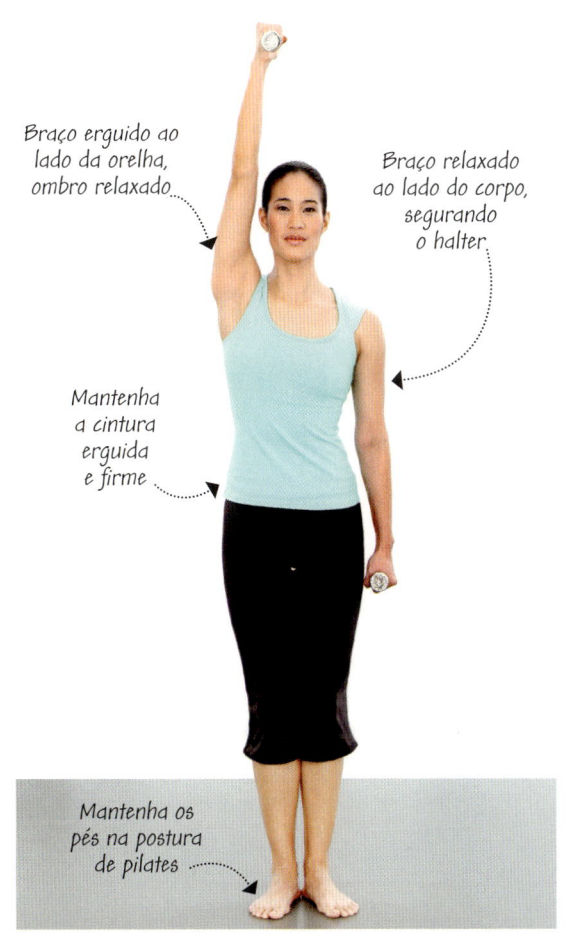

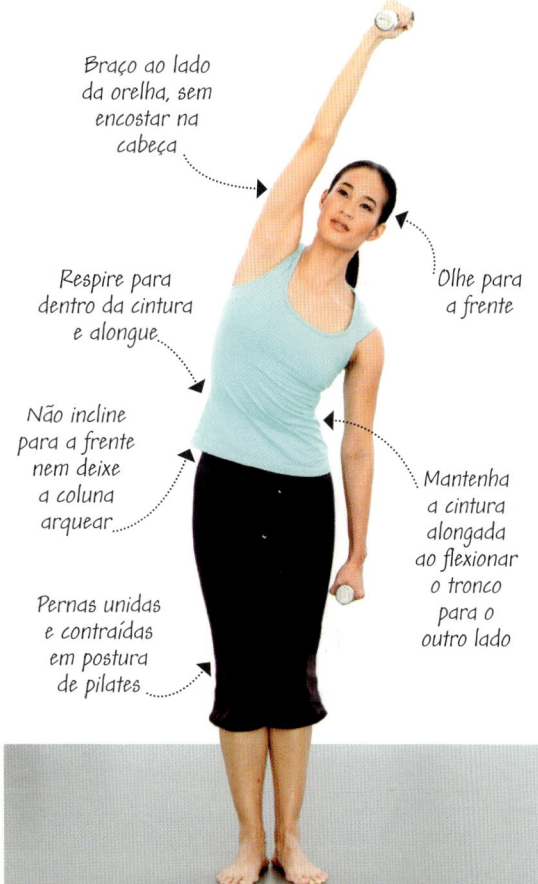

Braço erguido ao lado da orelha, ombro relaxado

Braço relaxado ao lado do corpo, segurando o halter

Mantenha a cintura erguida e firme

Mantenha os pés na postura de pilates

Braço ao lado da orelha, sem encostar na cabeça

Respire para dentro da cintura e alongue

Não incline para a frente nem deixe a coluna arquear

Pernas unidas e contraídas em postura de pilates

Olhe para a frente

Mantenha a cintura alongada ao flexionar o tronco para o outro lado

1 Em pé na postura de pilates, inspire para estender o braço direito para cima ao lado da orelha. Puxe a barriga para dentro e relaxe o pescoço. Mantenha o ombro solto e afastado da orelha. Erga o topo da cabeça em direção ao teto. Firme os pés no chão.

2 Expire, mova o braço direito para cima e para o lado esquerdo, deixando o braço deste lado pender. Inspire e sinta um alongamento no lado direito. Expire, volte ao centro e abaixe o braço direito. Repita do outro lado. Faça 6 repetições.

Expansão de peito

Fortaleça os braços e a parte superior das costas • **Pratique** respiração

Ótima técnica de expansão do peito que trabalha os músculos da parte superior das costas entre as escápulas. Pratique diariamente para compensar uma postura caída.

1 Fique de pé na postura de pilates com a parte interna das coxas e os glúteos firmes e fortes. Eleve os braços à frente do corpo, palmas para baixo, ombros relaxados.

Imagine o topo da cabeça e o pescoço se elevando até o teto durante o exercício. Direcione o olhar para o chão, inclinando o queixo ligeiramente na direção do peito.

Ombros relaxados e para baixo

Mantenha os dedos estendidos

Glúteos e parte interna das coxas ativados

Pés afastados em postura de pilates

Atenção

Não deixe a coluna arquear. Mantenha-a alongada e estável durante o movimento dos braços. Ao levá-los para trás, contraia mais o abdome para resistir ao arqueamento da coluna.

Mantenha o equilíbrio distribuindo o peso por igual sobre os pés durante o movimento de braços. Conecte-se às pernas e distribua o peso nos calcanhares e nos dedos.

O corpo não deve se mover junto com a cabeça. Faça o movimento apenas no pescoço, sem mover o tronco.

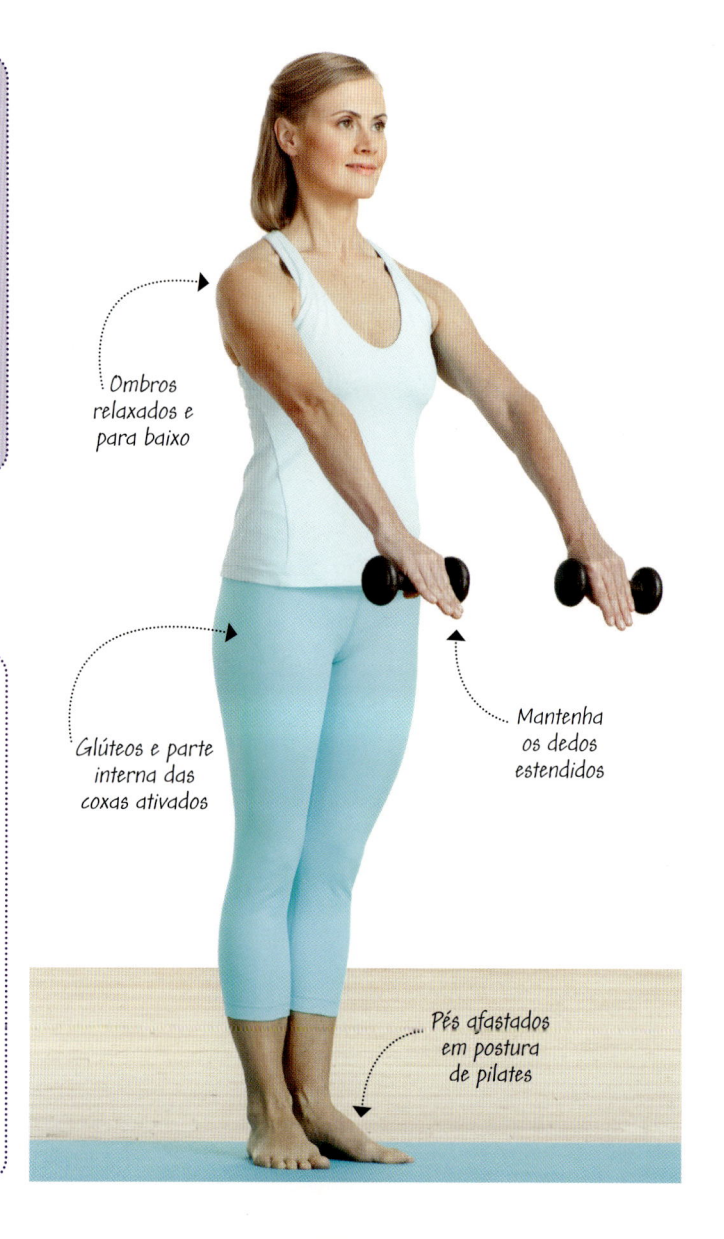

EXPANSÃO DE PEITO

2 Inspire e leve os braços para trás, sentindo o tríceps trabalhar nesse movimento. Aproxime as escápulas atrás das costas.

Cuidado! Evite arquear as costas. Mantenha a cintura alongada e o abdome contraído.

3 Olhe sobre o ombro direito, depois o esquerdo. Volte ao centro. Expire para trazer os braços de volta para a frente do corpo. Repita, alternando os lados, virando a cabeça da esquerda para a direita, da direita para a esquerda. Repita 3 vezes de cada lado, tentando abrir o peito cada vez mais.

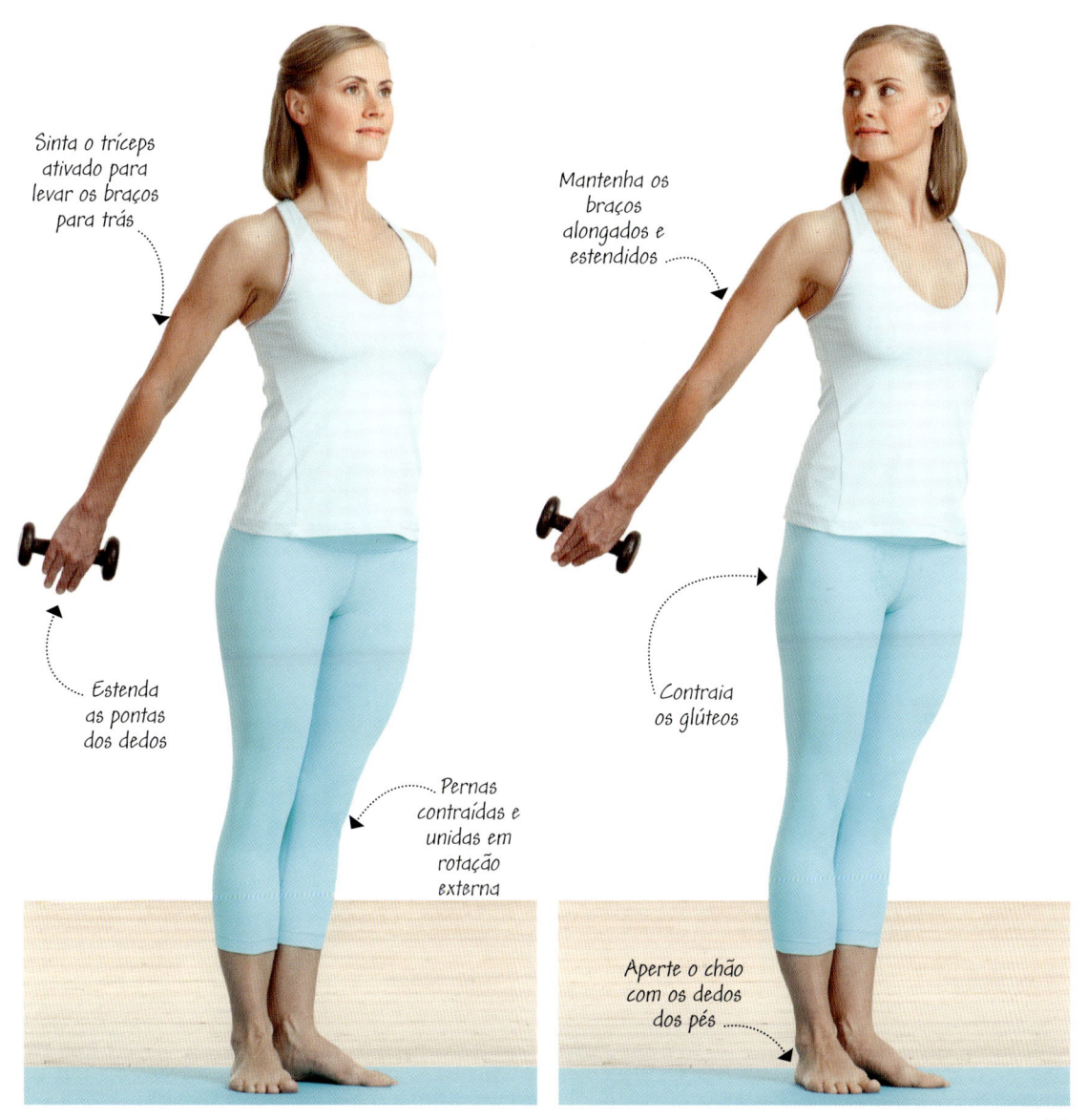

Sinta o tríceps ativado para levar os braços para trás

Mantenha os braços alongados e estendidos

Estenda as pontas dos dedos

Contraia os glúteos

Pernas contraídas e unidas em rotação externa

Aperte o chão com os dedos dos pés

Preparação para o cem

Fortaleça o abdome • **Pratique** respiração

Exercício de respiração tradicional do pilates que visa o trabalho dos músculos abdominais profundos. É difícil, mas muito eficaz.

1 Sente-se ereto com os pés afastados na largura do quadril. Mãos atrás dos joelhos. Puxe os abdominais para dentro e para cima. Ao expirar, comece a curvar o corpo para trás na região do cóccix.

Por quê? Respirar na parte de trás da caixa torácica é a maneira correta de fazer esse exercício.

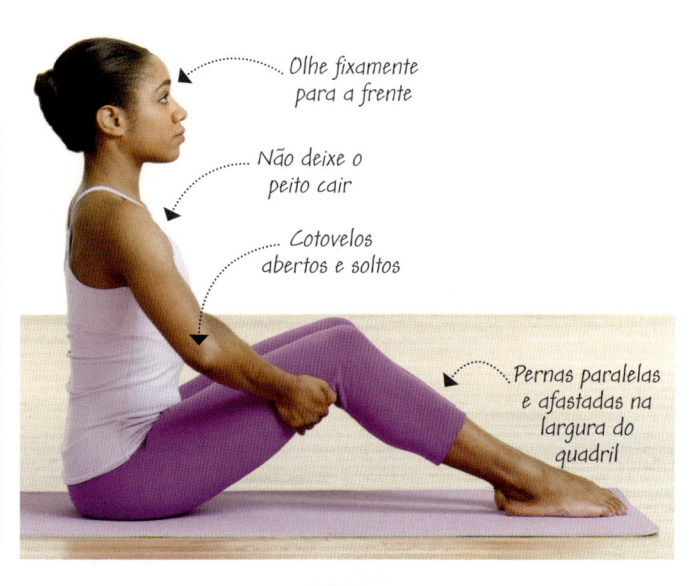

Olhe fixamente para a frente

Não deixe o peito cair

Cotovelos abertos e soltos

Pernas paralelas e afastadas na largura do quadril

Olhos voltados para as coxas e pescoço relaxado

Ombros conectados ao corpo

Mantenha a parte superior do corpo fora do mat

Solte o cóccix para baixo; não levante a pelve

Atenção

Não deixe os pés levantarem. Manter os pés pesados e fixos no chão auxilia a conexão com o abdome.

Seu corpo não deve se mover durante a pulsão dos braços. Mantenha o abdome contraído e preste atenção para a coluna não sair do lugar.

Tente não inclinar a cabeça para trás. Olhe para o umbigo e mantenha o pescoço alongado.

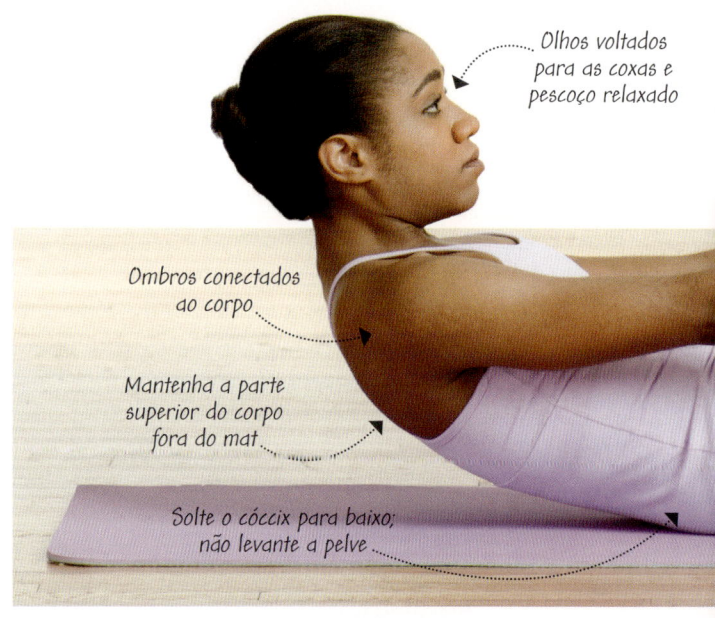

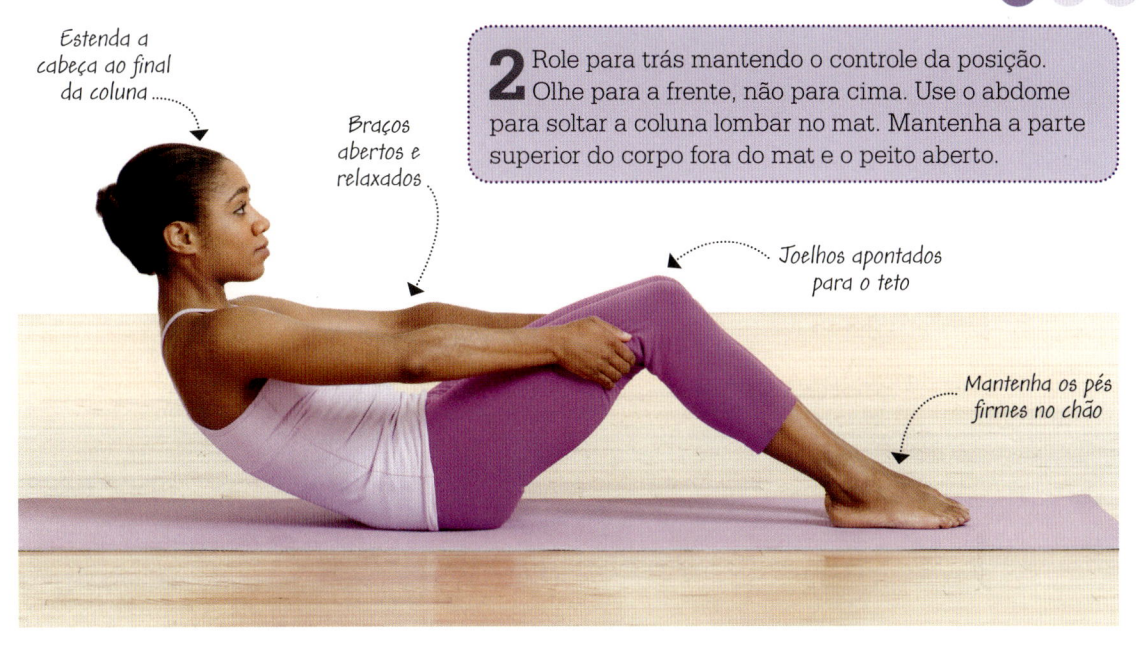

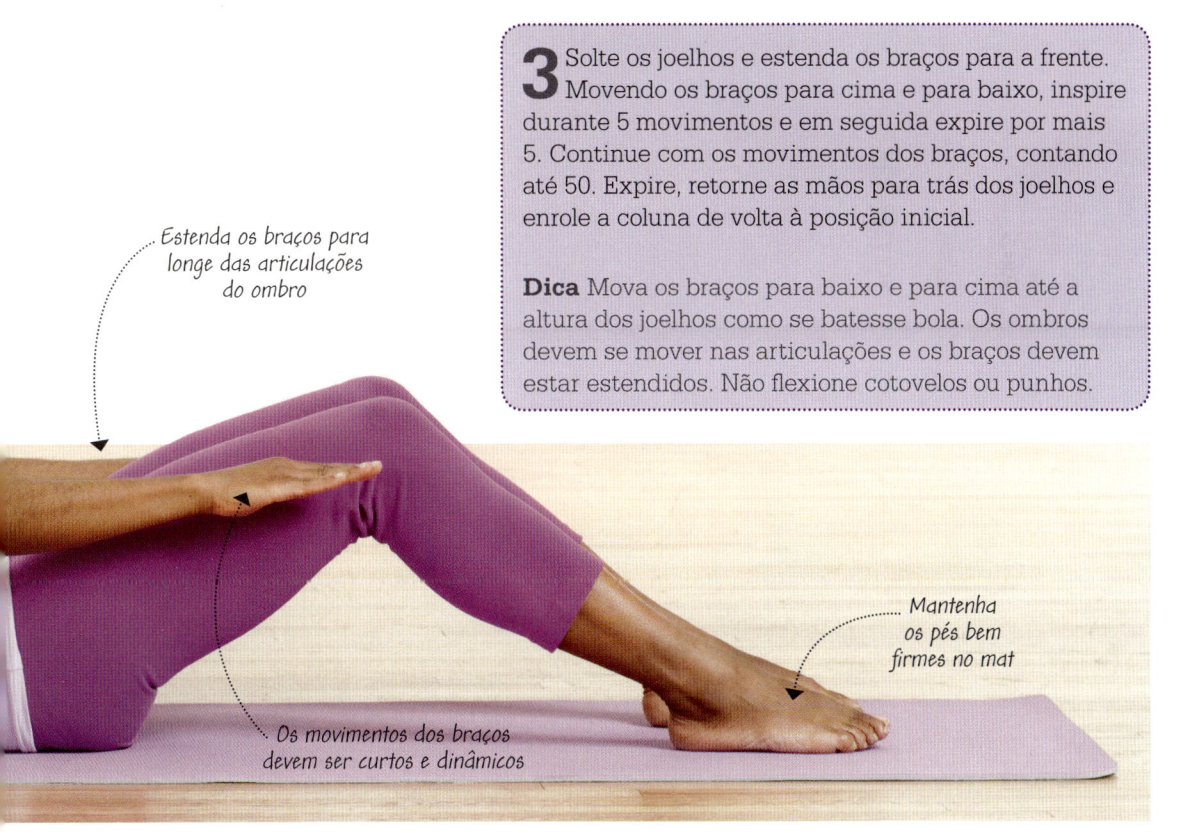

PREPARAÇÃO PARA O CEM

1 2 3

Estenda a cabeça ao final da coluna

Braços abertos e relaxados

2 Role para trás mantendo o controle da posição. Olhe para a frente, não para cima. Use o abdome para soltar a coluna lombar no mat. Mantenha a parte superior do corpo fora do mat e o peito aberto.

Joelhos apontados para o teto

Mantenha os pés firmes no chão

3 Solte os joelhos e estenda os braços para a frente. Movendo os braços para cima e para baixo, inspire durante 5 movimentos e em seguida expire por mais 5. Continue com os movimentos dos braços, contando até 50. Expire, retorne as mãos para trás dos joelhos e enrole a coluna de volta à posição inicial.

Dica Mova os braços para baixo e para cima até a altura dos joelhos como se batesse bola. Os ombros devem se mover nas articulações e os braços devem estar estendidos. Não flexione cotovelos ou punhos.

Estenda os braços para longe das articulações do ombro

Os movimentos dos braços devem ser curtos e dinâmicos

Mantenha os pés bem firmes no mat

1 2 3

Rolamento para trás

Fortaleça o abdome • **Pratique** controle

Exercício que exige total concentração do centro de força. É excelente para avançar aos demais níveis. Mantenha a concentração durante todo o movimento.

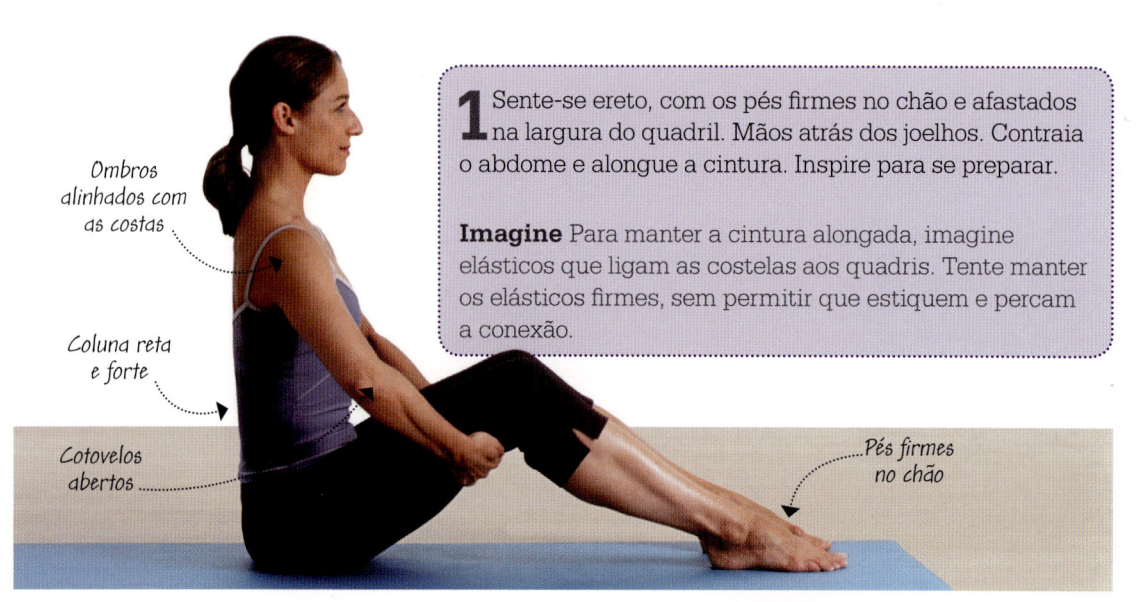

Ombros alinhados com as costas

Coluna reta e forte

Cotovelos abertos

1 Sente-se ereto, com os pés firmes no chão e afastados na largura do quadril. Mãos atrás dos joelhos. Contraia o abdome e alongue a cintura. Inspire para se preparar.

Imagine Para manter a cintura alongada, imagine elásticos que ligam as costelas aos quadris. Tente manter os elásticos firmes, sem permitir que estiquem e percam a conexão.

Pés firmes no chão

Atenção

Não permita a flexão do quadril. O movimento deve ser o da curvatura "C", rolando a partir do cóccix e não da parte superior das costas.

Evite arquear as costas, fazendo com que as costelas pulem para a frente. Mantenha os abdominais firmes.

Não olhe para o teto. Mantenha o pescoço estendido e os olhos voltados para o centro.

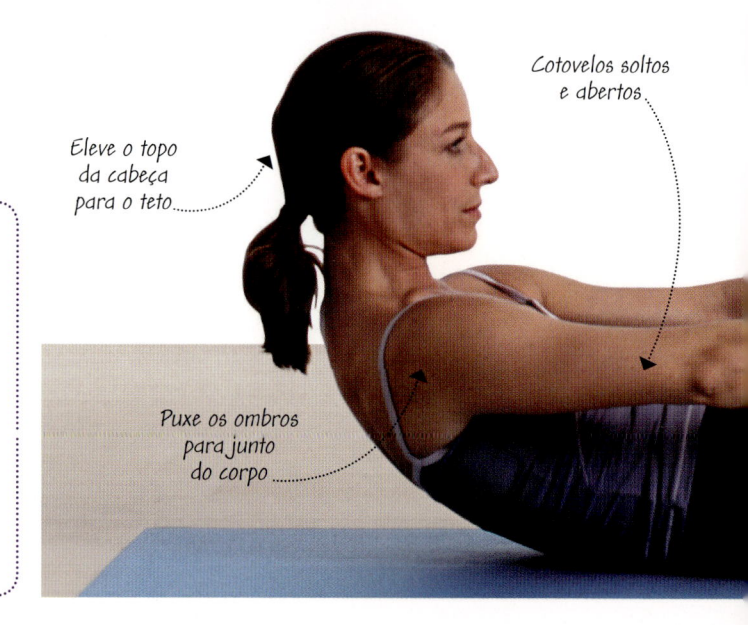

Eleve o topo da cabeça para o teto

Cotovelos soltos e abertos

Puxe os ombros para junto do corpo

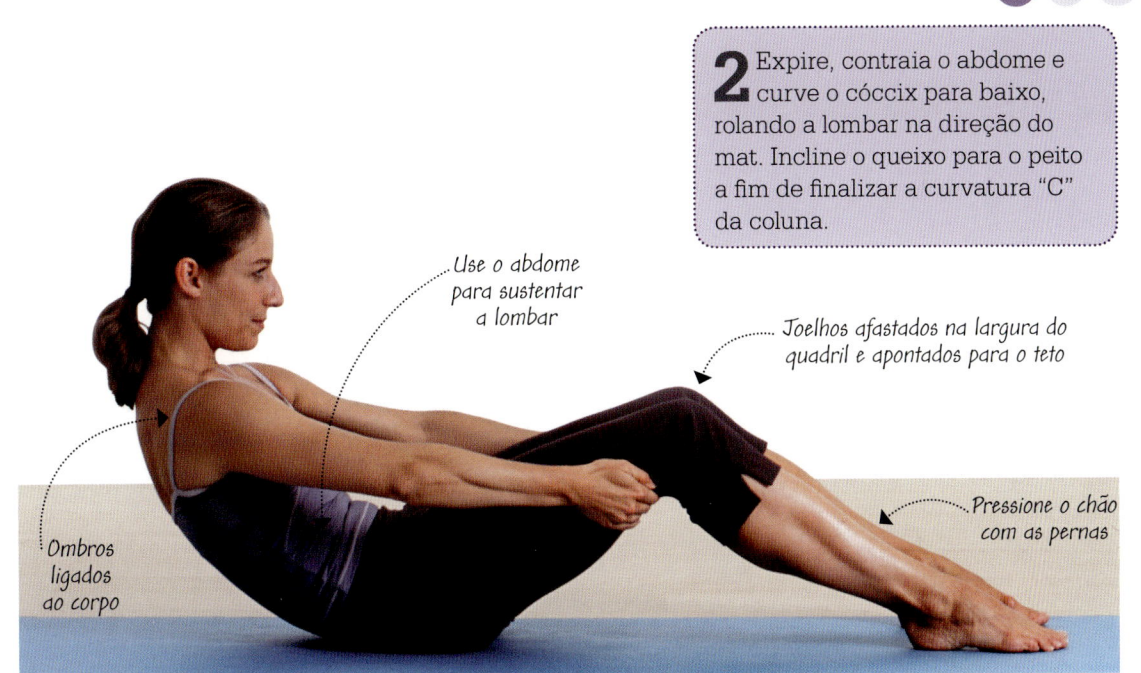

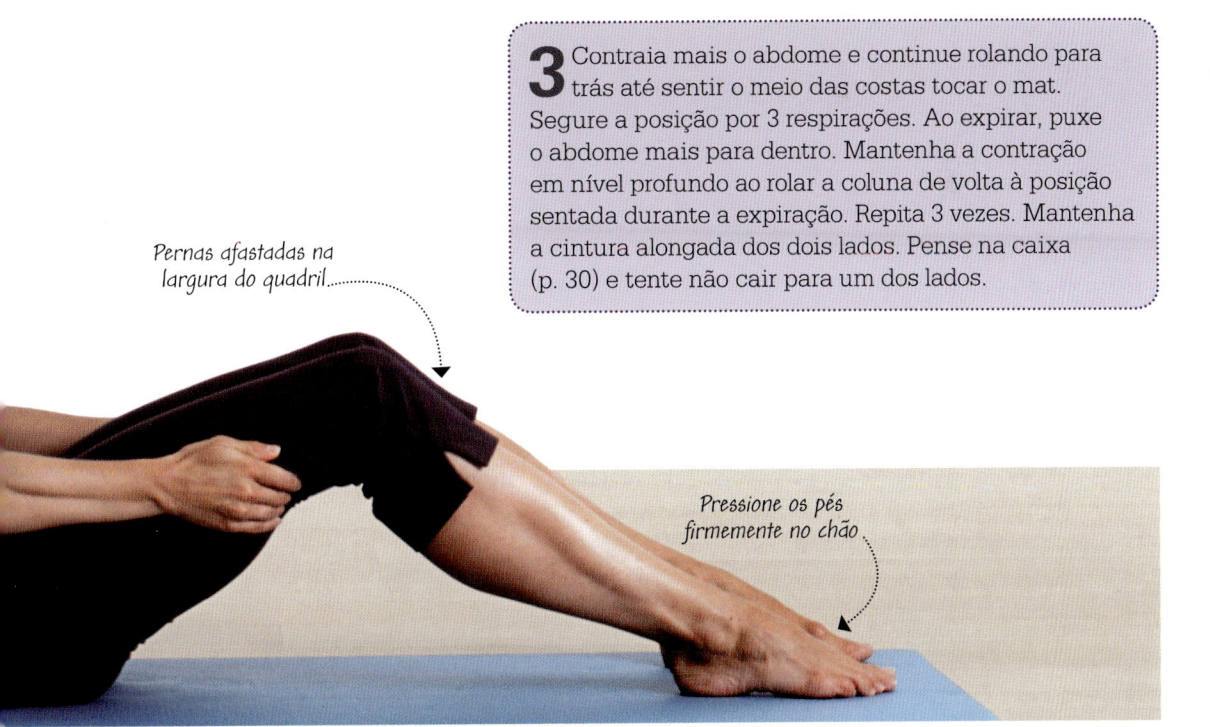

ROLAMENTO PARA TRÁS

1 2 3

2 Expire, contraia o abdome e curve o cóccix para baixo, rolando a lombar na direção do mat. Incline o queixo para o peito a fim de finalizar a curvatura "C" da coluna.

Use o abdome para sustentar a lombar

Joelhos afastados na largura do quadril e apontados para o teto

Pressione o chão com as pernas

Ombros ligados ao corpo

3 Contraia mais o abdome e continue rolando para trás até sentir o meio das costas tocar o mat. Segure a posição por 3 respirações. Ao expirar, puxe o abdome mais para dentro. Mantenha a contração em nível profundo ao rolar a coluna de volta à posição sentada durante a expiração. Repita 3 vezes. Mantenha a cintura alongada dos dois lados. Pense na caixa (p. 30) e tente não cair para um dos lados.

Pernas afastadas na largura do quadril

Pressione os pés firmemente no chão

Rolamento para cima

Fortaleça o abdome • **Pratique** controle e respiração

Excelente exercício que trabalha força, flexibilidade e controle. O movimento na coluna é sequencial, rolando cada parte por igual como uma roda e fazendo uso máximo dos abdominais.

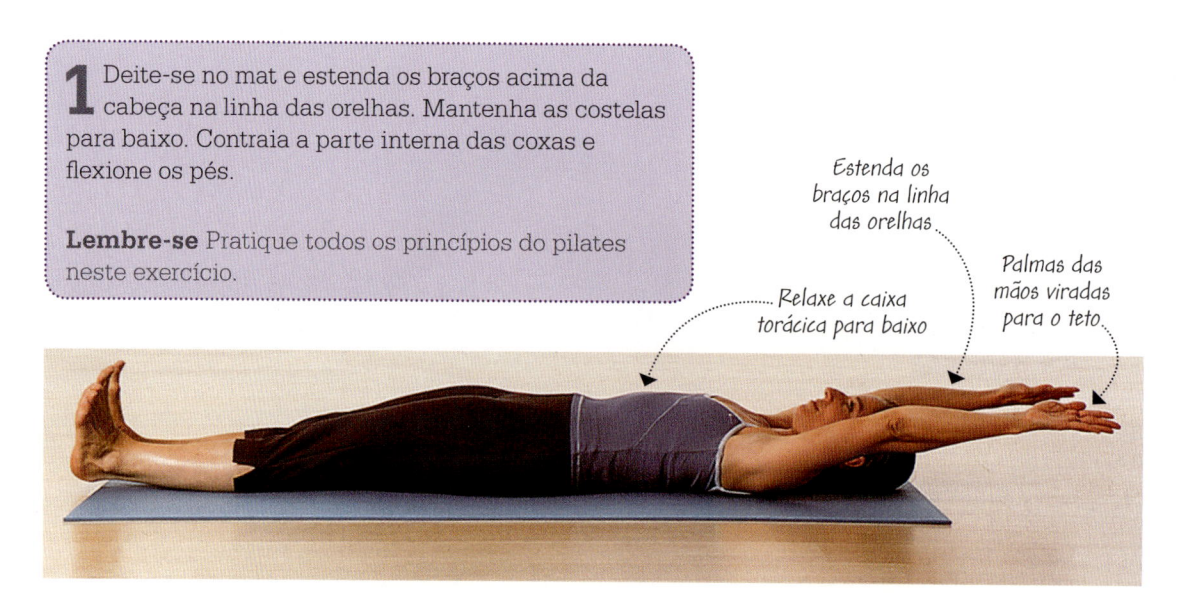

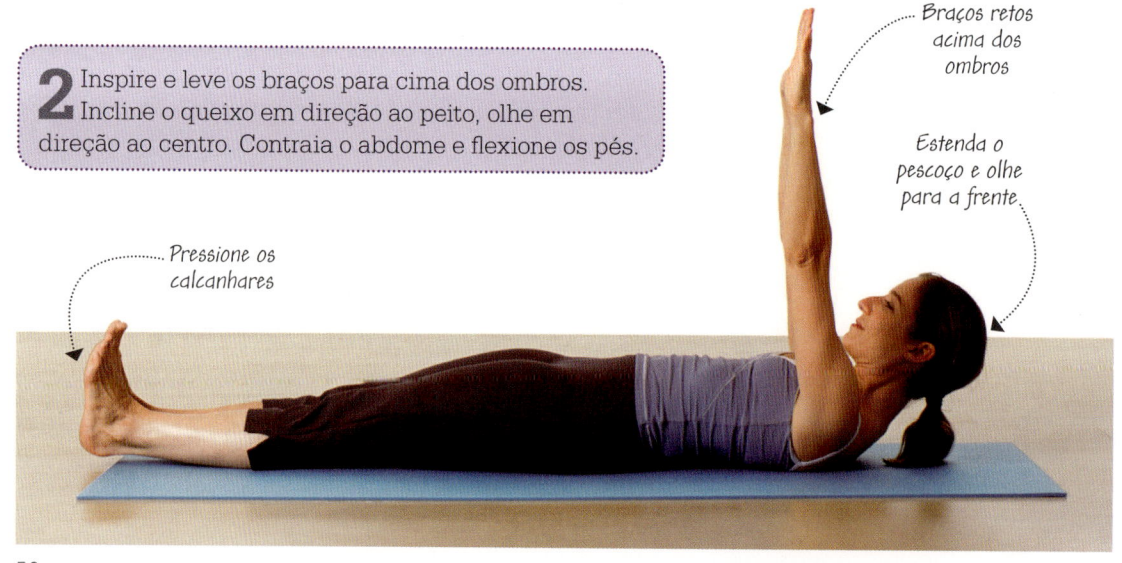

1 Deite-se no mat e estenda os braços acima da cabeça na linha das orelhas. Mantenha as costelas para baixo. Contraia a parte interna das coxas e flexione os pés.

Lembre-se Pratique todos os princípios do pilates neste exercício.

Estenda os braços na linha das orelhas

Palmas das mãos viradas para o teto

Relaxe a caixa torácica para baixo

2 Inspire e leve os braços para cima dos ombros. Incline o queixo em direção ao peito, olhe em direção ao centro. Contraia o abdome e flexione os pés.

Braços retos acima dos ombros

Estenda o pescoço e olhe para a frente

Pressione os calcanhares

ROLAMENTO PARA CIMA

1 2 3

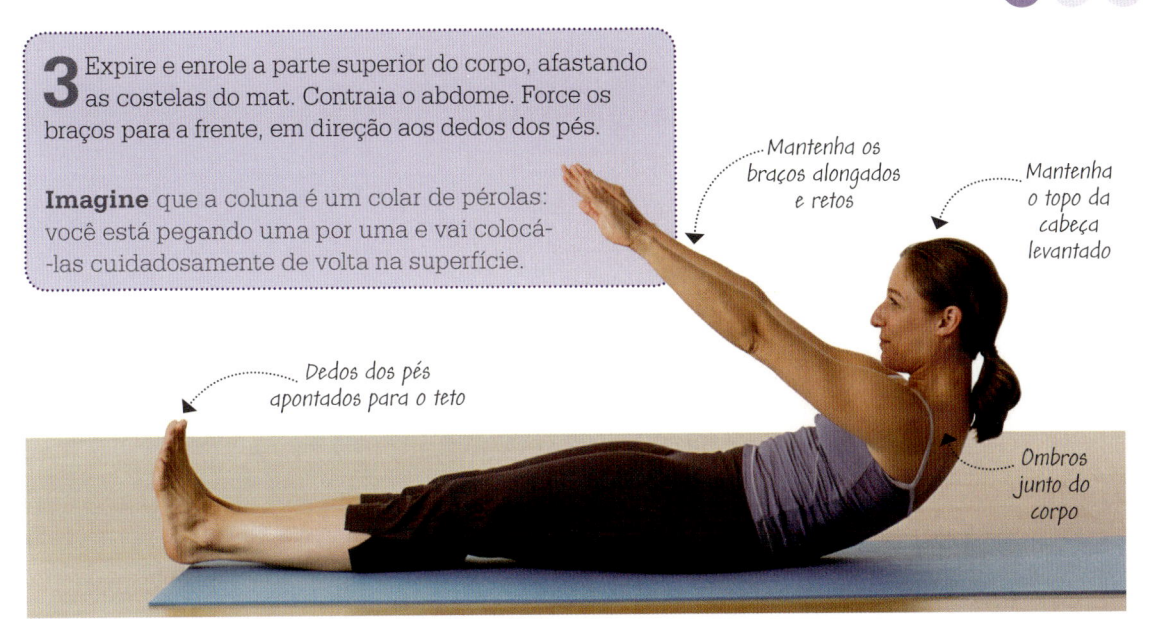

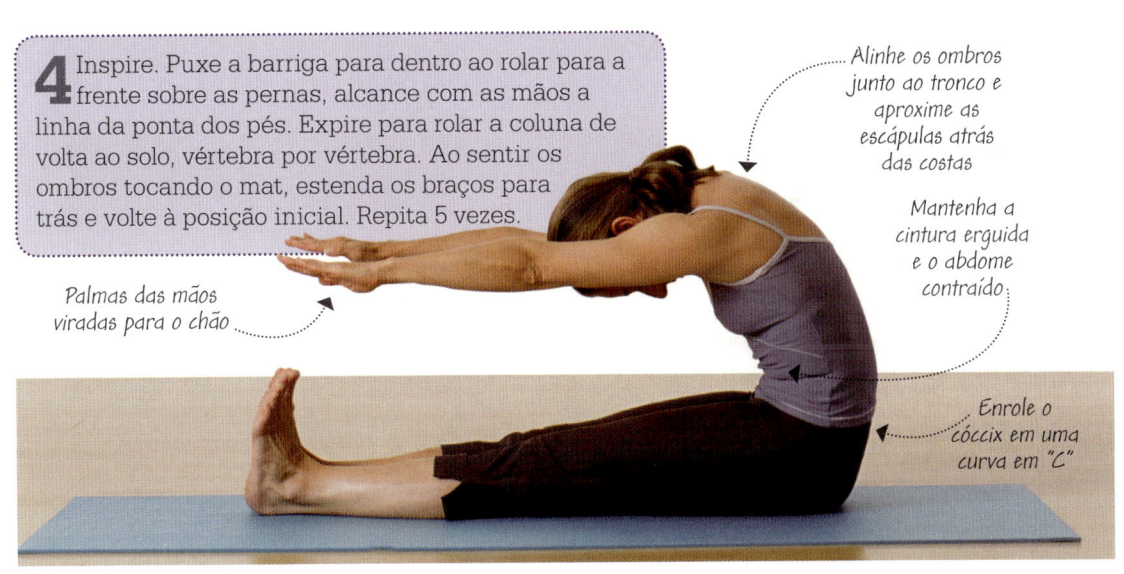

3 Expire e enrole a parte superior do corpo, afastando as costelas do mat. Contraia o abdome. Force os braços para a frente, em direção aos dedos dos pés.

Imagine que a coluna é um colar de pérolas: você está pegando uma por uma e vai colocá-las cuidadosamente de volta na superfície.

- Mantenha os braços alongados e retos
- Mantenha o topo da cabeça levantado
- Dedos dos pés apontados para o teto
- Ombros junto do corpo

4 Inspire. Puxe a barriga para dentro ao rolar para a frente sobre as pernas, alcance com as mãos a linha da ponta dos pés. Expire para rolar a coluna de volta ao solo, vértebra por vértebra. Ao sentir os ombros tocando o mat, estenda os braços para trás e volte à posição inicial. Repita 5 vezes.

- Alinhe os ombros junto ao tronco e aproxime as escápulas atrás das costas
- Mantenha a cintura erguida e o abdome contraído
- Palmas das mãos viradas para o chão
- Enrole o cóccix em uma curva em "C"

Facilite

Se você não consegue controlar o movimento, flexione os joelhos ligeiramente e coloque as mãos sob as coxas. Isso ajuda a sustentar o peso até você adquirir a força necessária. Mova cada parte da coluna lentamente.

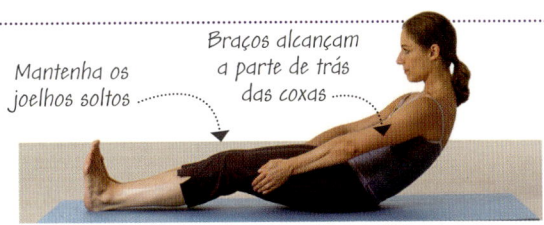

- Mantenha os joelhos soltos
- Braços alcançam a parte de trás das coxas

Círculos com a perna

Fortaleça as coxas e os glúteos • **Pratique** concentração e precisão

É preciso muito controle para não fazer movimentos indesejados durante esse exercício. Use o centro de força (p. 37) para ancorar o tronco e mover apenas as pernas.

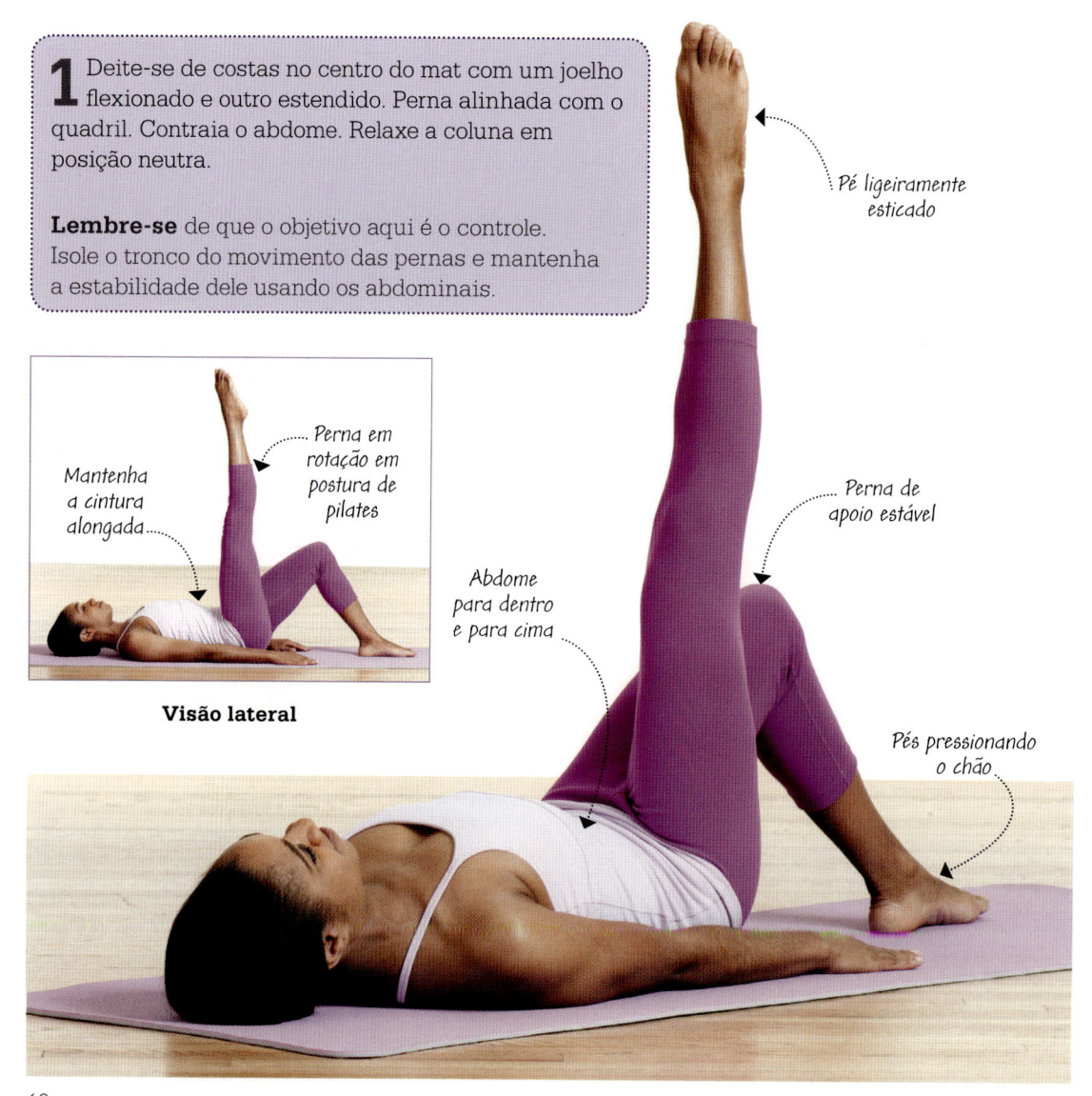

1 Deite-se de costas no centro do mat com um joelho flexionado e outro estendido. Perna alinhada com o quadril. Contraia o abdome. Relaxe a coluna em posição neutra.

Lembre-se de que o objetivo aqui é o controle. Isole o tronco do movimento das pernas e mantenha a estabilidade dele usando os abdominais.

Pé ligeiramente esticado

Perna de apoio estável

Pés pressionando o chão

Abdome para dentro e para cima

Mantenha a cintura alongada

Perna em rotação em postura de pilates

Visão lateral

2 Concentre-se no centro e desenhe círculos imaginários com a ponta do pé. Ao iniciar o desenho, aponte o dedão do pé em direção ao ombro oposto.

Gire a perna para fora e mantenha esse alinhamento ao fazer os círculos

Joelho apontado para o teto

Cabeça alinhada ao final da coluna

3 Faça círculos amplos com a perna e volte à posição perpendicular. Inspire na primeira metade do círculo, expire na segunda. Repita 8 vezes em cada sentido. Desenhe círculos precisos e uniformes.

Por quê? Círculos com a perna incentivam a liberdade de movimento sem afetar um core forte (pp. 10 e 19). Em pilates, isolar certas partes do corpo – como coxas e glúteos – assegura que os músculos estejam equilibrados e que não haja tensão em nenhuma parte.

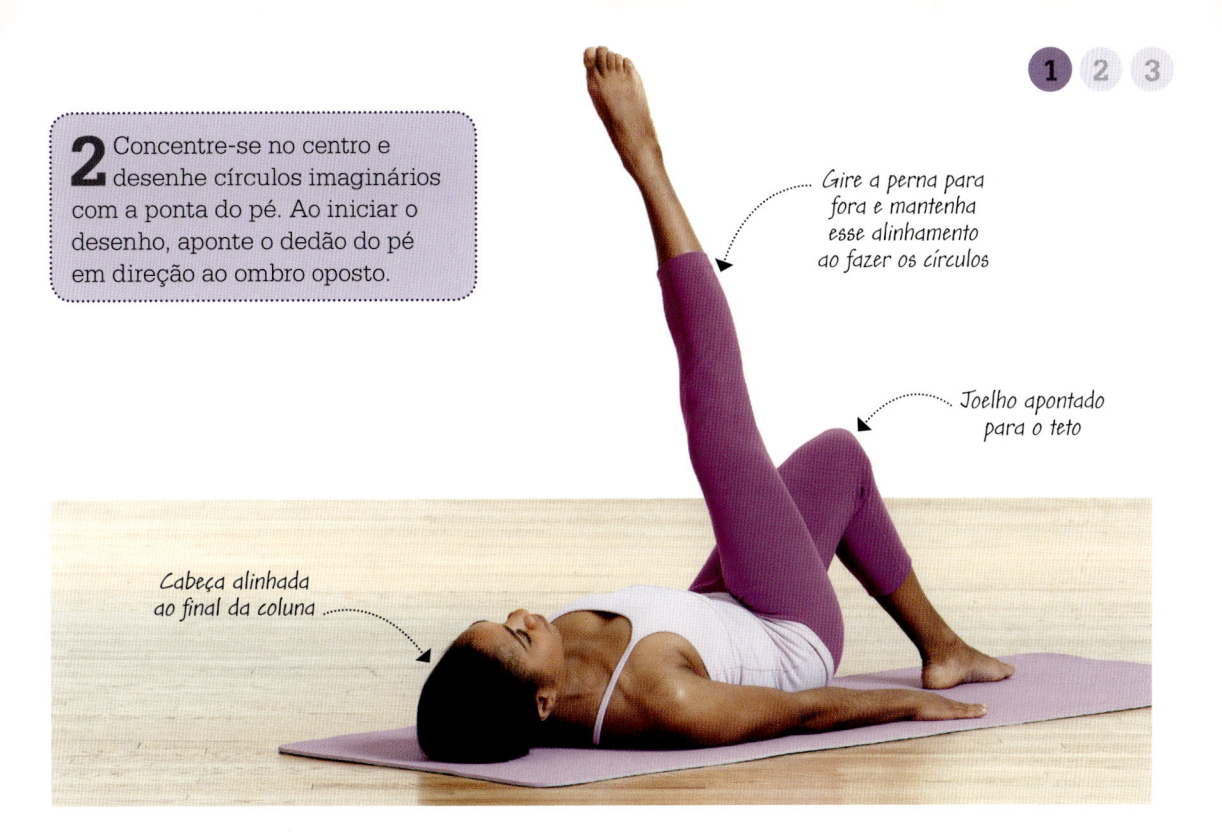

Pé se estende para longe

Gire a perna para fora e mantenha esse alinhamento durante o movimento

Sinta o tronco ancorado no solo, sem mexer

Pé de apoio firme ao chão

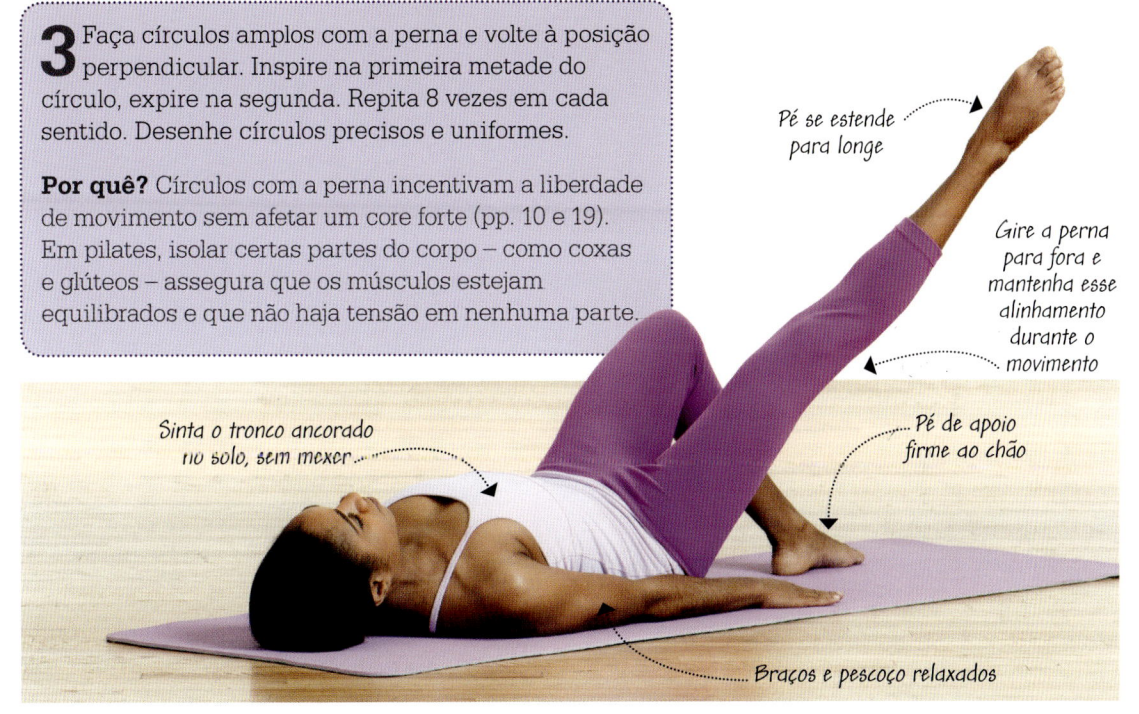

Braços e pescoço relaxados

Rolar como uma bola I

Fortaleça o abdome • **Pratique** fluidez de movimento

Exercício divertido e surpreendentemente intenso para o core (pp. 10, 19 e 33). Mantenha a curvatura "C" para obter um movimento fluido e regular. Praticado com rapidez, exercita a fluidez de movimento; lentamente, desenvolve concentração e controle.

1 Sente-se ereto no mat. Segure levemente atrás do joelho. Use os abdominais para levar as pernas para cima, canelas paralelas ao chão, inclinando para trás os ísquios (os dois ossos pontudos da parte inferior da bacia). Encontre o ponto de equilíbrio e segure a posição em curvatura "C" (p. 36) para se preparar. Imagine uma bola em torno do corpo.

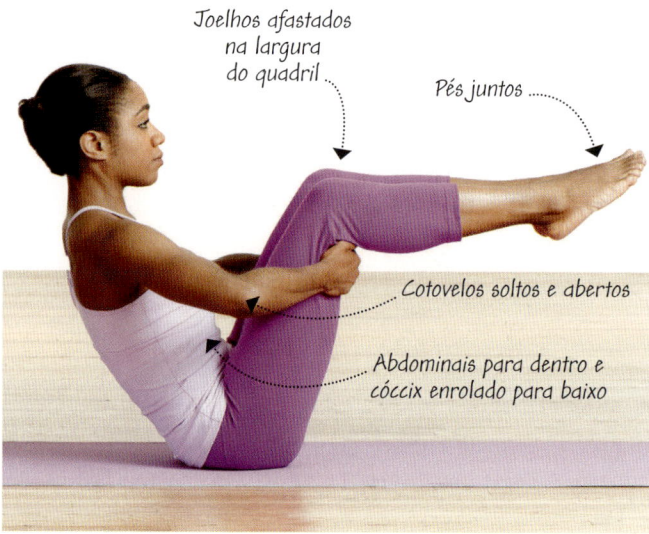

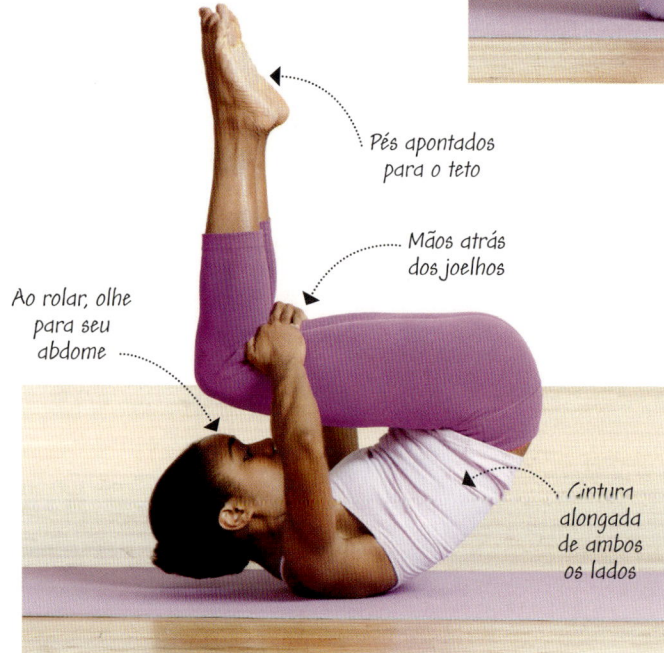

Joelhos afastados na largura do quadril
Pés juntos
Cotovelos soltos e abertos
Abdominais para dentro e cóccix enrolado para baixo

Pés apontados para o teto
Mãos atrás dos joelhos
Ao rolar, olhe para seu abdome
Cintura alongada de ambos os lados

2 Inspire e role para trás com suavidade, até que as escápulas toquem o chão. Mantenha a forma da posição inicial e alongue o cóccix em direção ao teto. Deixe o pescoço estendido, ombros relaxados e barriga para dentro para evitar que a coluna perca a curvatura.

Cuidado! Role apenas até os ombros – não vá muito para trás. A cabeça não deve tocar o chão.

ROLAR COMO UMA BOLA I

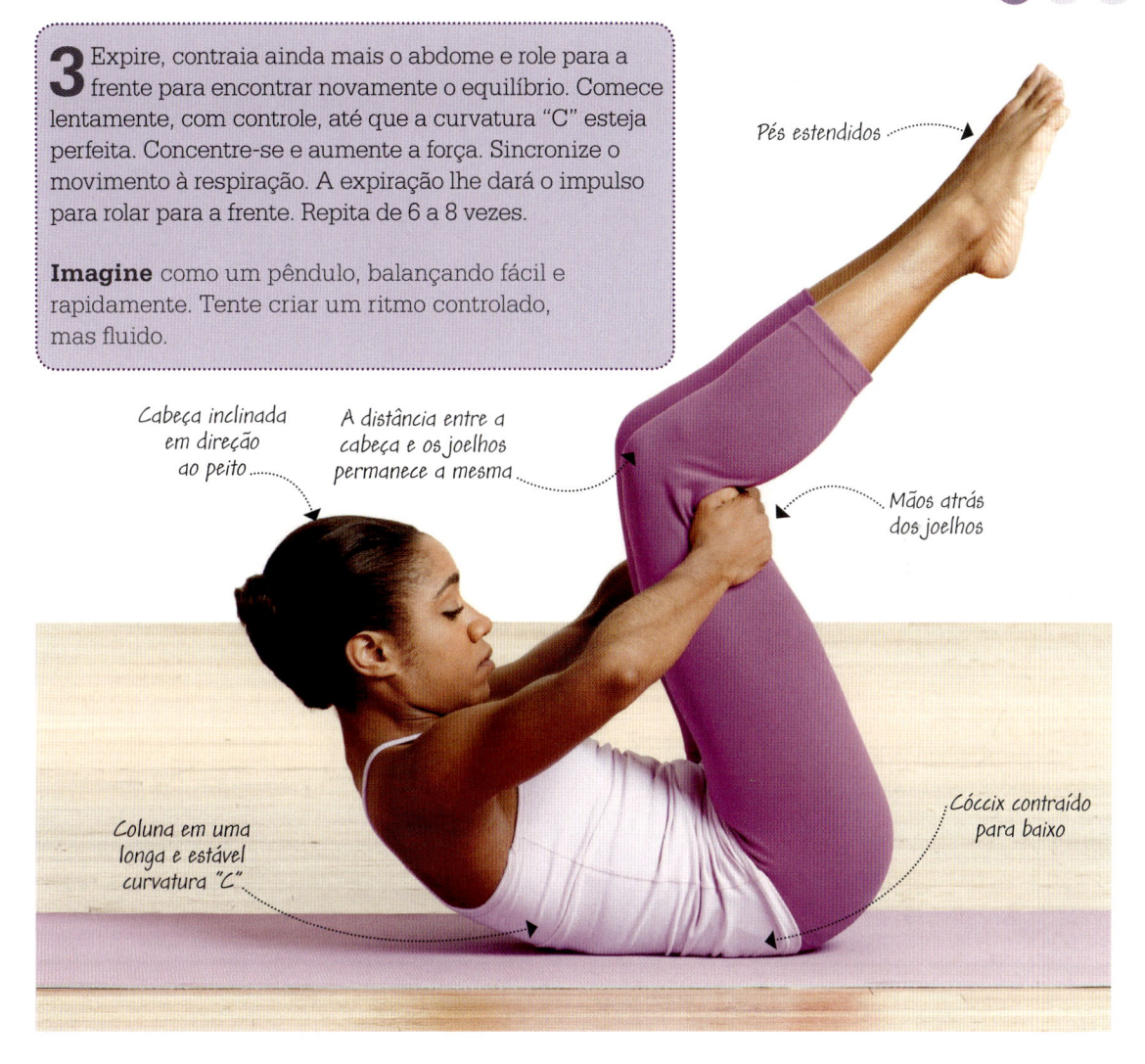

3 Expire, contraia ainda mais o abdome e role para a frente para encontrar novamente o equilíbrio. Comece lentamente, com controle, até que a curvatura "C" esteja perfeita. Concentre-se e aumente a força. Sincronize o movimento à respiração. A expiração lhe dará o impulso para rolar para a frente. Repita de 6 a 8 vezes.

Imagine como um pêndulo, balançando fácil e rapidamente. Tente criar um ritmo controlado, mas fluido.

Pés estendidos

Cabeça inclinada em direção ao peito

A distância entre a cabeça e os joelhos permanece a mesma

Mãos atrás dos joelhos

Coluna em uma longa e estável curvatura "C"

Cóccix contraído para baixo

Atenção

Não deixe a cabeça pender para trás – isso pode ocorrer se você olhar para o teto. Mantenha o olhar focado no umbigo e o queixo apontado para o peito.

Não perca a curvatura "C". Mantenha os abdominais contraídos o tempo todo para fortalecer a curva ao longo de todo o movimento.

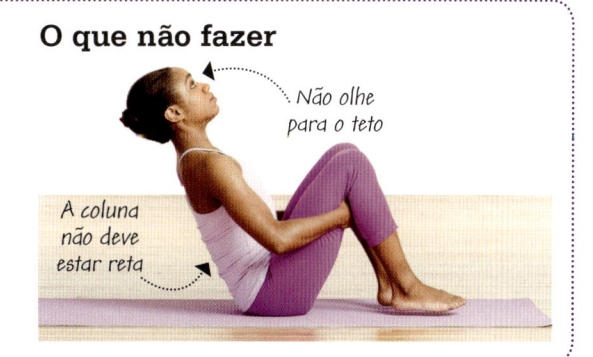

O que não fazer

Não olhe para o teto

A coluna não deve estar reta

Alongamento de uma perna I

Fortaleça o abdome e as coxas
Pratique fluidez de movimento e concentração

Esse é um dos exercícios mais eficazes para tonificar o abdome. Concentre-se no alinhamento e no controle e faça o movimento fluir a partir de um centro forte.

Estenda a perna em linha reta com firmeza

Traga o joelho em direção à testa

1 Deite-se no centro do mat. Leve os joelhos até o peito e segure o direito. Inspire e levante a cabeça e os ombros do mat enquanto estende a perna esquerda.

Dica Para manter a elevação, fixe o olhar em um ponto no meio das coxas e contraia bem o abdome. Não perca a sustentação.

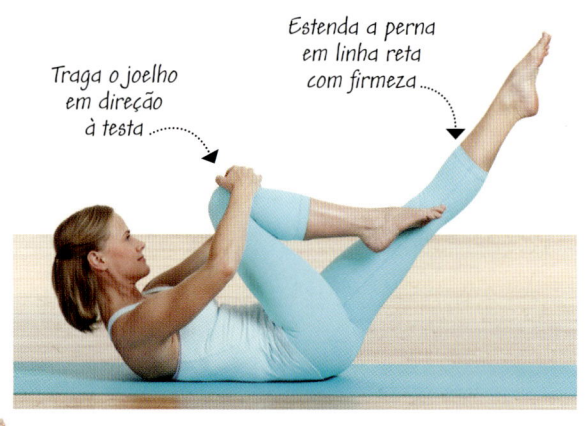

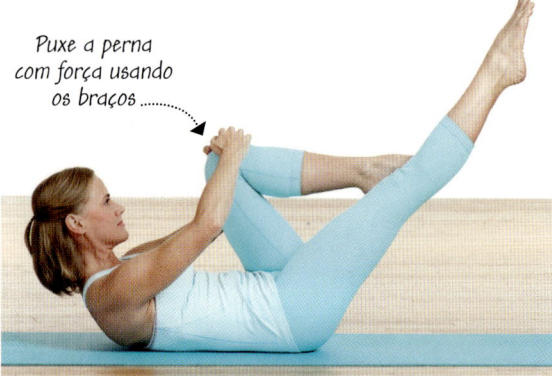

Puxe a perna com força usando os braços

2 Ao expirar, puxe o joelho para o peito e troque as posições do braço e da perna. Inspire para estender a perna esquerda, expire para estender a direita. Repita até 8 vezes com cada perna

Cuidado! Fique centrado e mantenha o tronco controlado. Pense na caixa (p. 30).

Atenção

Não olhe para cima nem deixe a cabeça cair para trás, pois isso tensiona o pescoço. Mantenha o olhar em direção à pelve.

Certifique-se de que a cabeça esteja centrada na coluna enquanto braços e pernas se movimentam. A cabeça deve permanecer parada: pense na caixa na forma de um quadrado perfeito.

Mantenha o joelho firme para que não caia no peito.

O que não fazer

Não deixe a cabeça pender para trás

Alongamento das duas pernas I

Fortaleça o abdome e os glúteos • **Pratique** centralização

Estender os membros para longe do centro do corpo é um verdadeiro teste de força e controle. Tenha em mente todos os princípios do pilates – esse exercício é um grande desafio.

1 Deite-se de costas e abrace os joelhos na altura do peito. Expire e erga a cabeça em direção aos joelhos.

Dica Puxe a barriga para dentro. Mantenha os ombros relaxados.

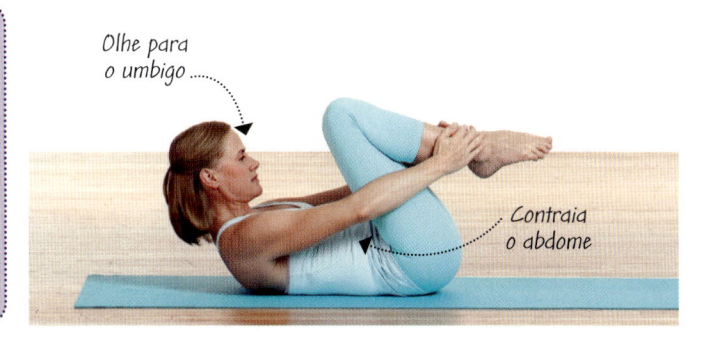

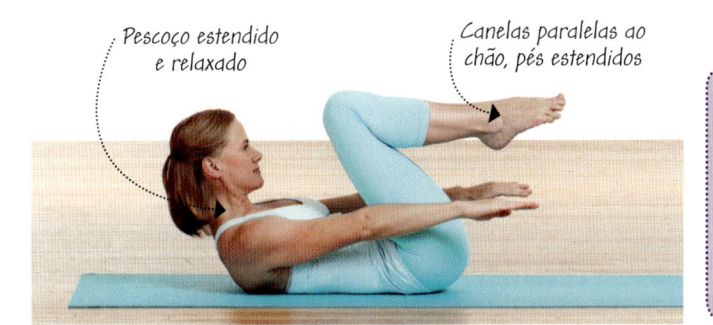

Olhe para o umbigo

Contraia o abdome

Pescoço estendido e relaxado

Canelas paralelas ao chão, pés estendidos

2 Inspire e estenda os braços para a frente. Confira se o abdome permanece bem contraído e a lombar, ancorada no mat.

Ajuda Se sentir o pescoço tenso, leve uma mão para trás da cabeça.

3 Estenda as pernas. Contraia a parte interna das coxas e o abdome ainda mais. Expire, abrace os joelhos e depois repita sem rolar as costas para baixo, por 6-8 vezes.

Cuidado! Não deixe a coluna arquear. Estenda as pernas apenas até onde conseguir manter as costas apoiadas no mat.

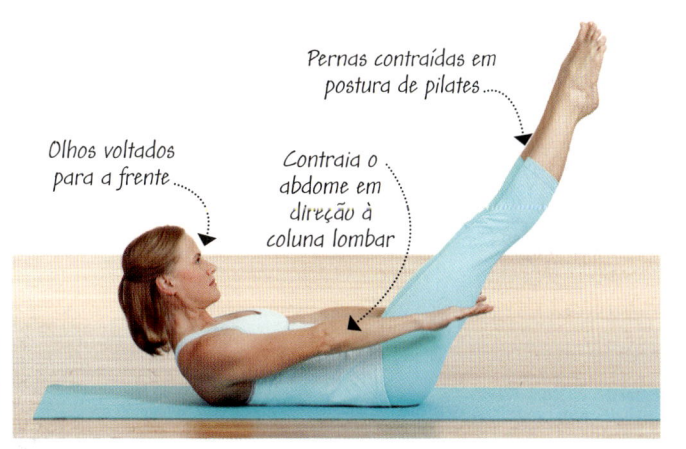

Pernas contraídas em postura de pilates

Olhos voltados para a frente

Contraia o abdome em direção à coluna lombar

Alongamento da coluna para a frente I

Fortaleça a coluna e o abdome • **Pratique** respiração

Exercício para testar a curvatura "C" (p. 36) e fortalecer os abdominais e as costas. Também é uma forma excelente de alongar a coluna e os isquiotibiais, produzindo consciência postural.

1 Sente-se ereto com as pernas estendidas e afastadas um pouco além da largura do quadril. Pressione as mãos no mat bem no meio das pernas. Sinta as escápulas soltas. Estenda a caixa torácica para cima, afaste os quadris.

Dica Verifique se todo o corpo está ativo e você sentirá o exercício de forma mais eficaz. Pressione o chão com os pés e sinta o topo da cabeça sendo puxado para cima. Imagine que a coluna seja uma mola que se estica e alonga.

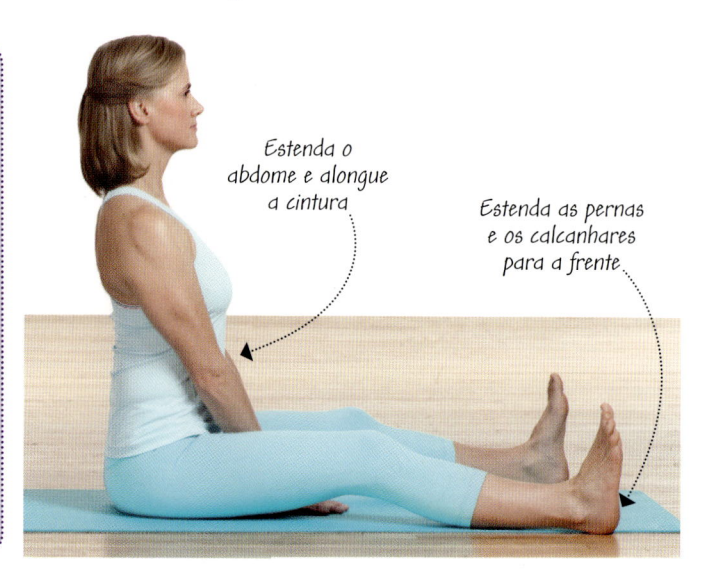

Estenda o abdome e alongue a cintura

Estenda as pernas e os calcanhares para a frente

2 Ao expirar, leve o queixo ao peito e enrole a coluna em curvatura "C". Incline o topo da cabeça para a frente. Segure os arcos dos pés. Inspire e estenda a coluna e as pernas. Ao expirar, desenrole a coluna, usando os abdominais. Pressione as palmas das mãos no chão outra vez. Repita até 5 vezes. Mantenha o corpo erguido na região dos abdominais e da cintura. Sente-se ereto ao desenrolar a coluna para a vertical.

Imagine um cinto puxando a cintura para trás enquanto alcança os pés.

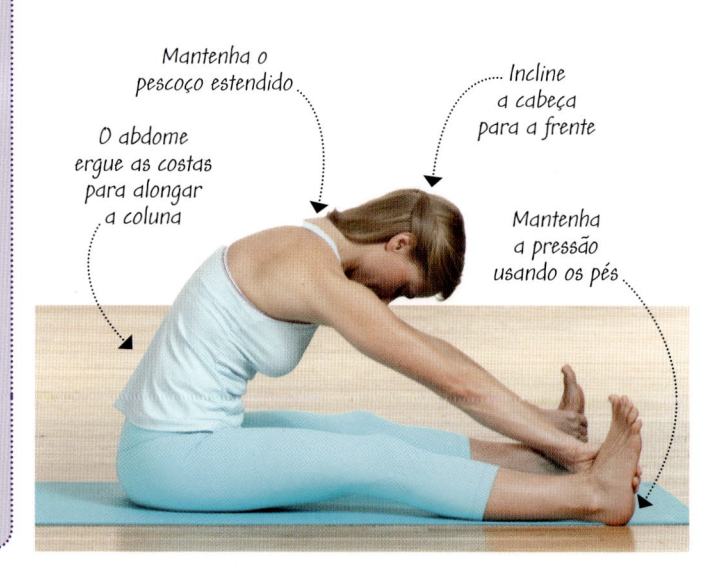

Mantenha o pescoço estendido

O abdome ergue as costas para alongar a coluna

Incline a cabeça para a frente

Mantenha a pressão usando os pés

Torção de coluna

Fortaleça a cintura e a coluna • **Pratique** precisão

Os músculos laterais do tronco são igualmente desafiados para produzir o movimento de torção que tonifica a cintura nesse exercício de precisão e controle.

1 Sente-se ereto, pernas unidas, mãos cruzadas atrás da cabeça. Pressione os calcanhares no chão e puxe o abdome para cima e para dentro. Inspire e estenda a coluna.

Imagine estar sentado com a coluna apoiada em um poste.

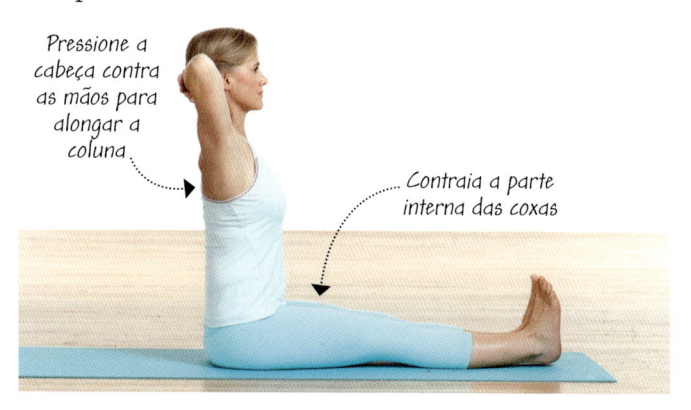

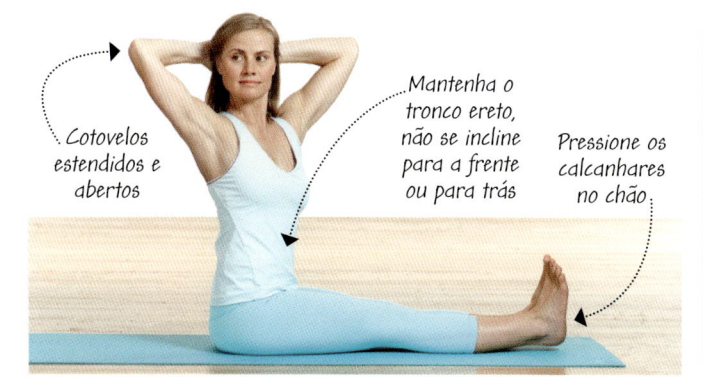

Pressione a cabeça contra as mãos para alongar a coluna

Contraia a parte interna das coxas

Cotovelos estendidos e abertos

Mantenha o tronco ereto, não se incline para a frente ou para trás

Pressione os calcanhares no chão

2 Expire e torça a coluna para a direita, mantendo a pelve imóvel. Erga-se a partir do topo da cabeça. Estenda o cotovelo esquerdo para a frente e o direito para trás mantendo o peito aberto.

Imagine a caixa torácica fazendo uma espiral em torno da coluna e cresça a cada torção.

3 Inspire para retornar ao centro, depois expire para torcer para o outro lado. Repita 6 vezes de cada lado.

Dica Mantenha a coluna ereta ao se torcer, pois os músculos terão que trabalhar mais. Imagine-se empurrando a caixa torácica para trás e abra os cotovelos.

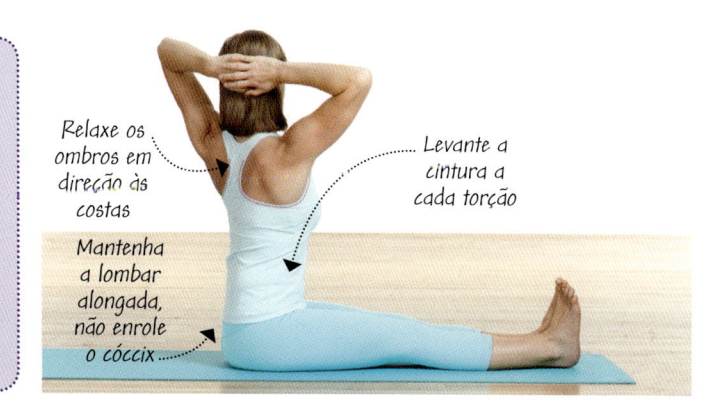

Relaxe os ombros em direção às costas

Levante a cintura a cada torção

Mantenha a lombar alongada, não enrole o cóccix

Tique-taque

Fortaleça a cintura e a parte interna das coxas
Pratique controle e concentração

Comece com movimentos lentos e aumente o alcance das pernas aos poucos, sem perder o controle. O resultado será um abdome definido.

1 Deite-se, flexione os joelhos e estenda as pernas para o alto em ângulo reto com os quadris. Pernas em postura de pilates. Estenda os braços para os lados, pressionando-os no chão para ajudar a ancorar o tronco. Inspire.

Ajuda Flexione ligeiramente os joelhos caso sinta cãibras com as pernas a 90°.

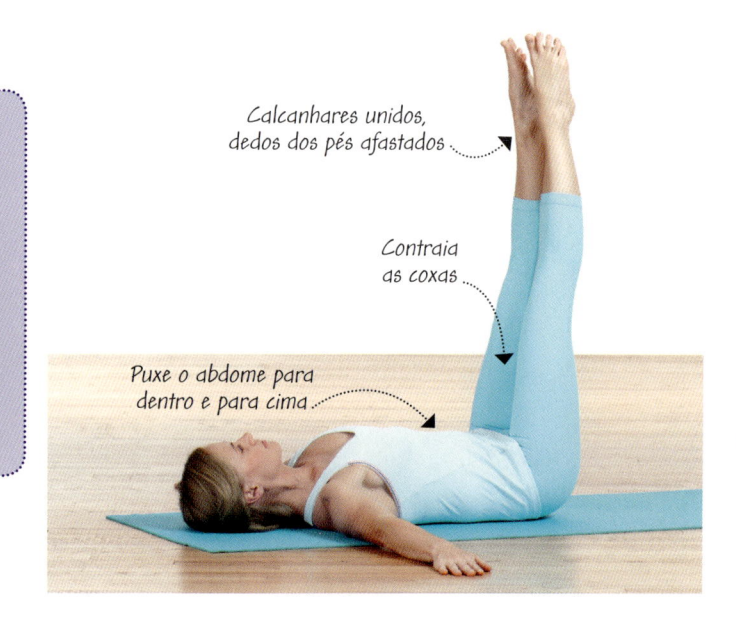

Calcanhares unidos, dedos dos pés afastados

Contraia as coxas

Puxe o abdome para dentro e para cima

2 Expire e incline as pernas para a direita, mantendo-as coladas. Sinta o lado esquerdo da caixa torácica ancorar no chão enquanto os quadris torcem para a direita. Expire para trazer as pernas de volta ao centro. Inspire para fazer o pêndulo para a esquerda. Repita até 5 vezes de cada lado.

Dica Sinta a torção vir do umbigo e não do quadril. Não incline além do que for possível controlar com os músculos abdominais.

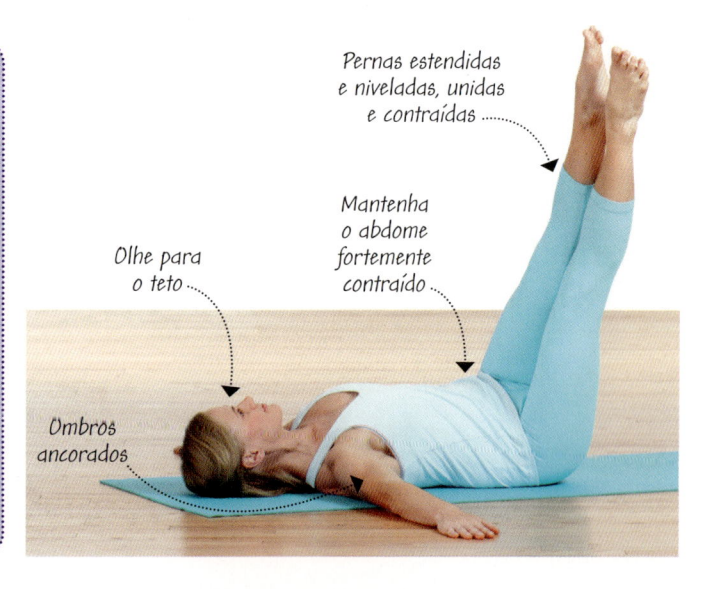

Pernas estendidas e niveladas, unidas e contraídas

Mantenha o abdome fortemente contraído

Olhe para o teto

Ombros ancorados

Preparação para o cisne

Fortaleça a coluna • **Pratique** precisão

Esse é um excelente exercício para neutralizar a má postura. Expande o peito e fortalece os músculos do meio das costas e da parte superior dos braços.

1 Deite-se de bruços com as pernas unidas e paralelas. Coloque as mãos diretamente abaixo dos ombros e traga os cotovelos para junto da cintura, apontando-os para trás como se você fosse um crocodilo.

Cuidado! Tente não afundar e comprimir a coluna lombar. Mantenha os abdominais firmes o tempo todo.

Braços junto ao corpo

Pernas unidas e firmes

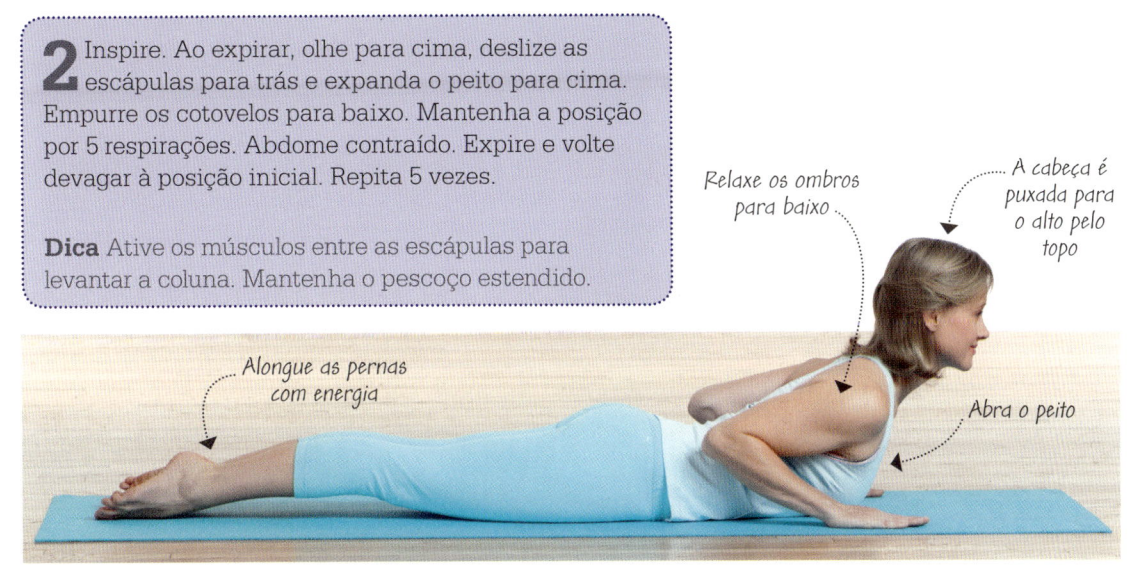

2 Inspire. Ao expirar, olhe para cima, deslize as escápulas para trás e expanda o peito para cima. Empurre os cotovelos para baixo. Mantenha a posição por 5 respirações. Abdome contraído. Expire e volte devagar à posição inicial. Repita 5 vezes.

Dica Ative os músculos entre as escápulas para levantar a coluna. Mantenha o pescoço estendido.

Relaxe os ombros para baixo

A cabeça é puxada para o alto pelo topo

Alongue as pernas com energia

Abra o peito

69

Alongamento do joelho

Fortaleça o abdome e os glúteos
Pratique controle e fluidez de movimento

Exercício excelente para a coordenação e o controle que combina a fluidez do movimento da coluna com o alongamento dos membros a partir de um centro forte. Ótima maneira de focar a mente no corpo.

1 Fique de quatro no centro do mat. Pense na caixa de pilates (p. 30), com a cintura alongada por igual dos dois lados. Puxe a barriga para cima e para longe do chão. Estenda a coluna na posição neutra. Distribua o peso do corpo nas mãos por igual. Inspire.

Imagine que você é uma mesa forte e resistente cujo peso é sustentado igualmente por cada membro.

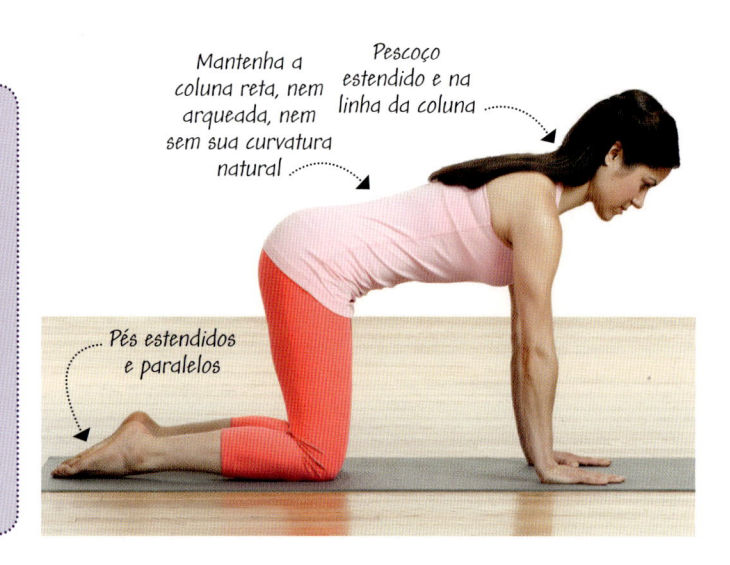

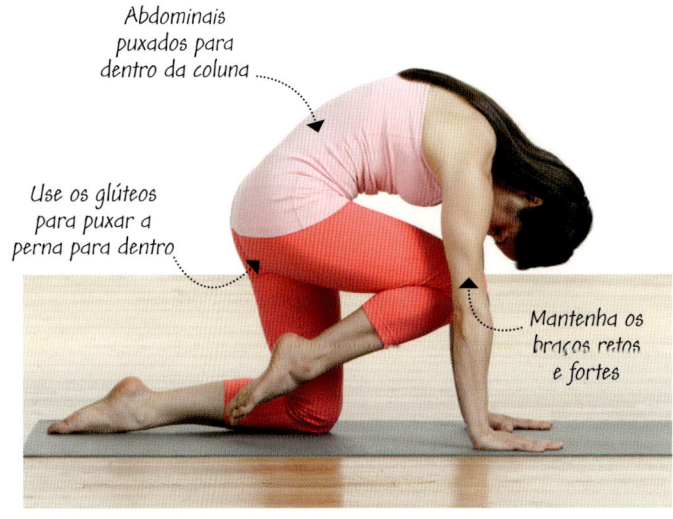

Mantenha a coluna reta, nem arqueada, nem sem sua curvatura natural

Pescoço estendido e na linha da coluna

Pés estendidos e paralelos

Abdominais puxados para dentro da coluna

Use os glúteos para puxar a perna para dentro

Mantenha os braços retos e fortes

2 Ao expirar, enrole o cóccix para baixo e role a coluna para cima, fazendo uma curvatura "C". Ao mesmo tempo, erga o joelho na direção da testa. Mantenha o abdome contraído.

Cuidado! Tente permanecer no centro do mat. Ao mover a perna, não permita que o corpo se incline e balance. Permaneça forte e centrado.

ALONGAMENTO DO JOELHO

3 Inspire e estenda a perna direita para trás, mantendo os quadris enquadrados. Alongue a coluna e olhe para cima. Aumente o ritmo e repita de 6 a 8 vezes no lado direito. Faça o mesmo número de repetições com a perna esquerda.

Lembre-se de que o alinhamento é fundamental. Tente impedir que o corpo balance de um lado para o outro. Mantenha a caixa imóvel ao estender a perna para longe.

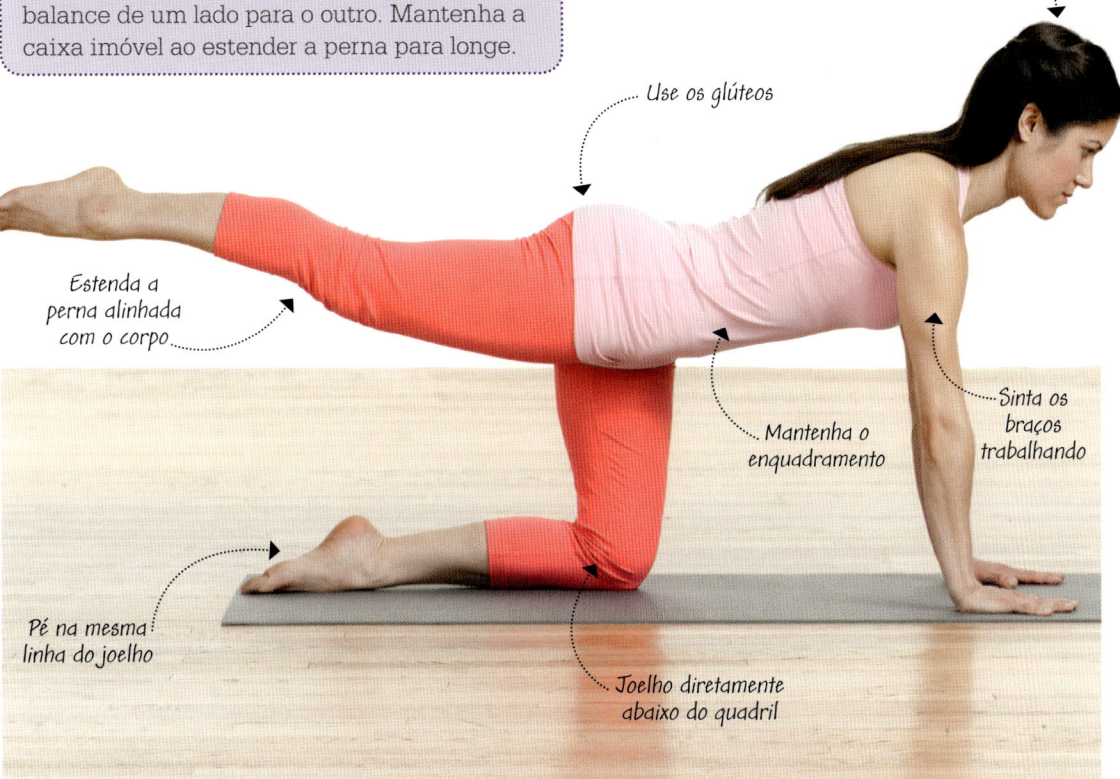

Mantenha a cabeça na linha da coluna

Use os glúteos

Estenda a perna alinhada com o corpo

Sinta os braços trabalhando

Mantenha o enquadramento

Pé na mesma linha do joelho

Joelho diretamente abaixo do quadril

Atenção

Não levante muito a perna. Controle o movimento e mantenha a perna em linha com o quadril. Acima dessa linha as costas ficarão arqueadas.

Não balance o corpo de um lado ao outro. Mantenha-se estável no centro do mat, com o core forte (pp. 10, 19 e 33).

O quadril oposto não deve cair ao puxar a perna para dentro. Use o centro de força para manter os quadris nivelados.

Aumente o ritmo gradualmente, cada vez com mais precisão. Evite que o corpo todo balance junto com a perna. Mantenha os abdominais firmes para controlar o movimento.

Chutes laterais: frente I

Fortaleça a cintura e os glúteos • **Pratique** centralização

Exercício que desafia o equilíbrio e o controle. Ao realizar a série de Chutes laterais (pp. 72-5), faça todos os movimentos primeiro de um lado e depois do outro.

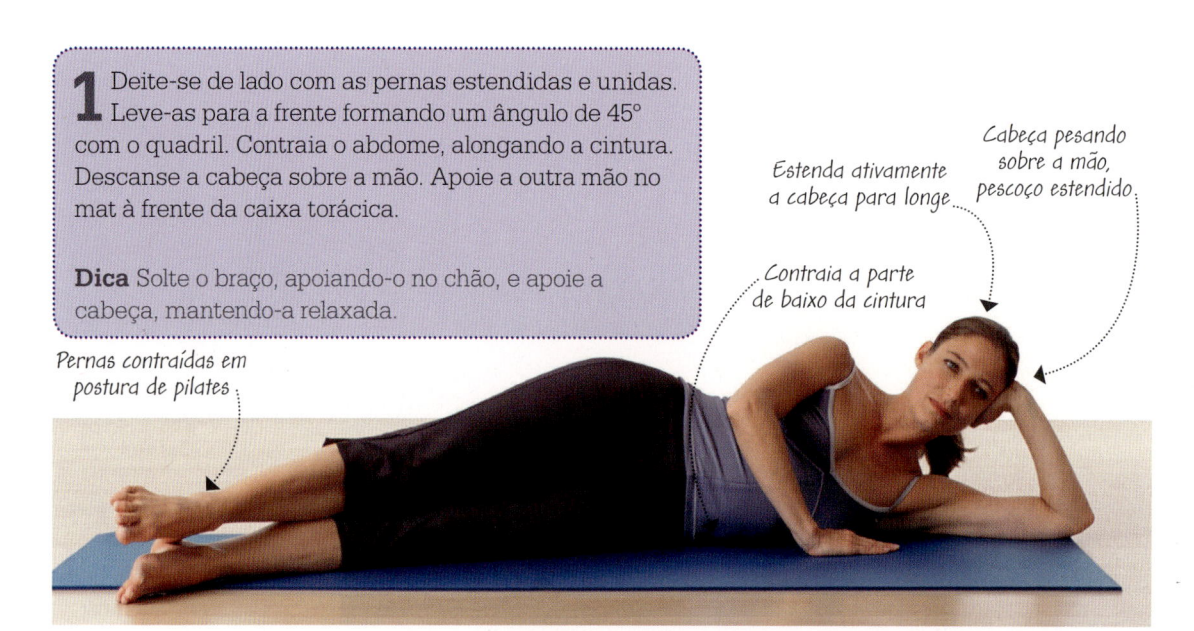

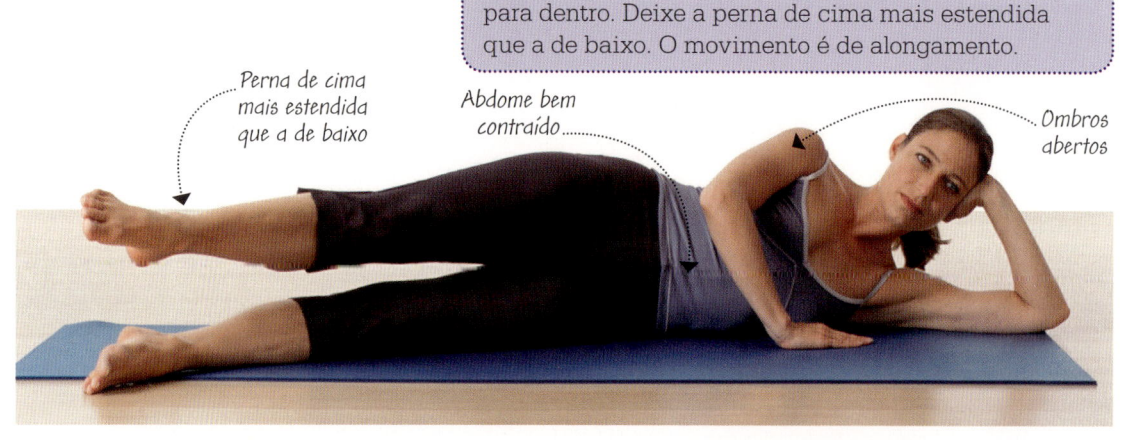

1 Deite-se de lado com as pernas estendidas e unidas. Leve-as para a frente formando um ângulo de 45° com o quadril. Contraia o abdome, alongando a cintura. Descanse a cabeça sobre a mão. Apoie a outra mão no mat à frente da caixa torácica.

Dica Solte o braço, apoiando-o no chão, e apoie a cabeça, mantendo-a relaxada.

Estenda ativamente a cabeça para longe

Cabeça pesando sobre a mão, pescoço estendido

Contraia a parte de baixo da cintura

Pernas contraídas em postura de pilates

2 Expire e levante a perna de cima na linha do quadril. Mantenha a cintura alongada e a barriga para dentro. Deixe a perna de cima mais estendida que a de baixo. O movimento é de alongamento.

Perna de cima mais estendida que a de baixo

Abdome bem contraído

Ombros abertos

CHUTES LATERAIS: FRENTE I

3 Inspire e leve a perna para a frente. Em seguida, chute duas vezes com a ponta do pé em movimentos pequenos e cadenciados. Não deixe o cóccix se curvar para a frente com o peso do fêmur. Mantenha a perna levantada, estendida e paralela ao chão.

Imagine deslizar a perna ao longo de uma mesa, ficando exatamente no mesmo nível o tempo todo.

Atenção

Não balance a coluna. O quadril não deve cair com o movimento. Mantenha o core forte para que a coluna fique estável.

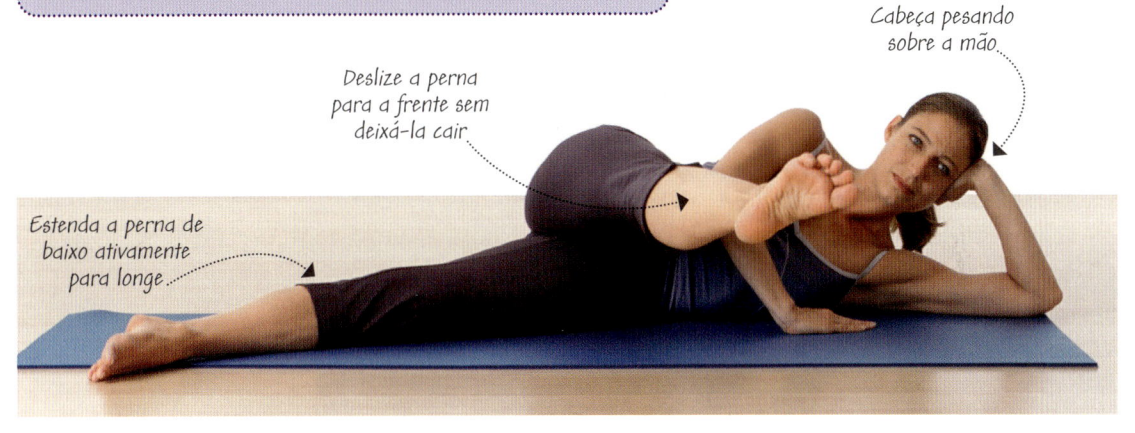

Cabeça pesando sobre a mão.

Deslize a perna para a frente sem deixá-la cair.

Estenda a perna de baixo ativamente para longe.

4 Expire e deslize a perna de cima de volta para trás, abrindo a parte anterior do quadril sem flexionar o joelho. Repita de 6 a 8 vezes desse lado e então vire-se para repetir do outro.

Cuidado! A coluna não pode balançar. Mantenha o centro de força firme e trabalhando.

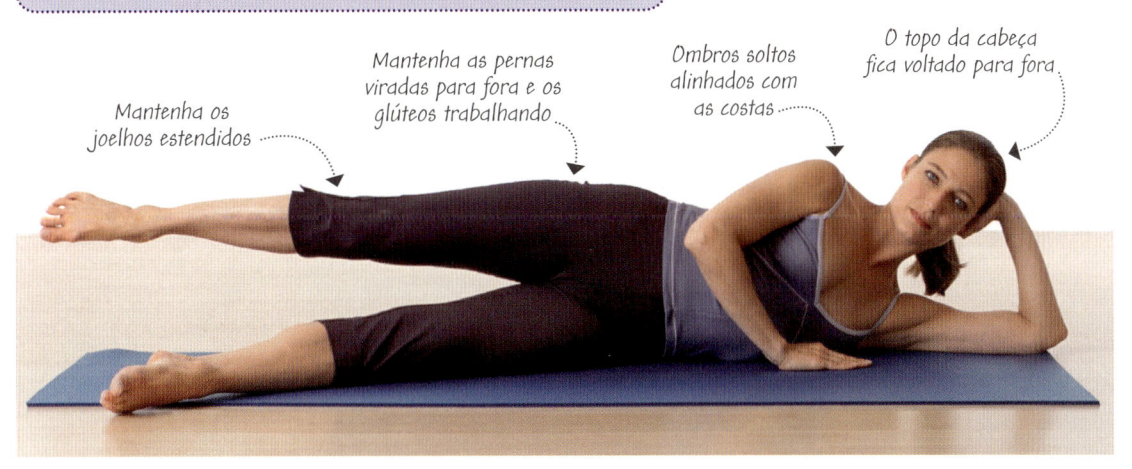

Mantenha os joelhos estendidos

Mantenha as pernas viradas para fora e os glúteos trabalhando

Ombros soltos alinhados com as costas

O topo da cabeça fica voltado para fora

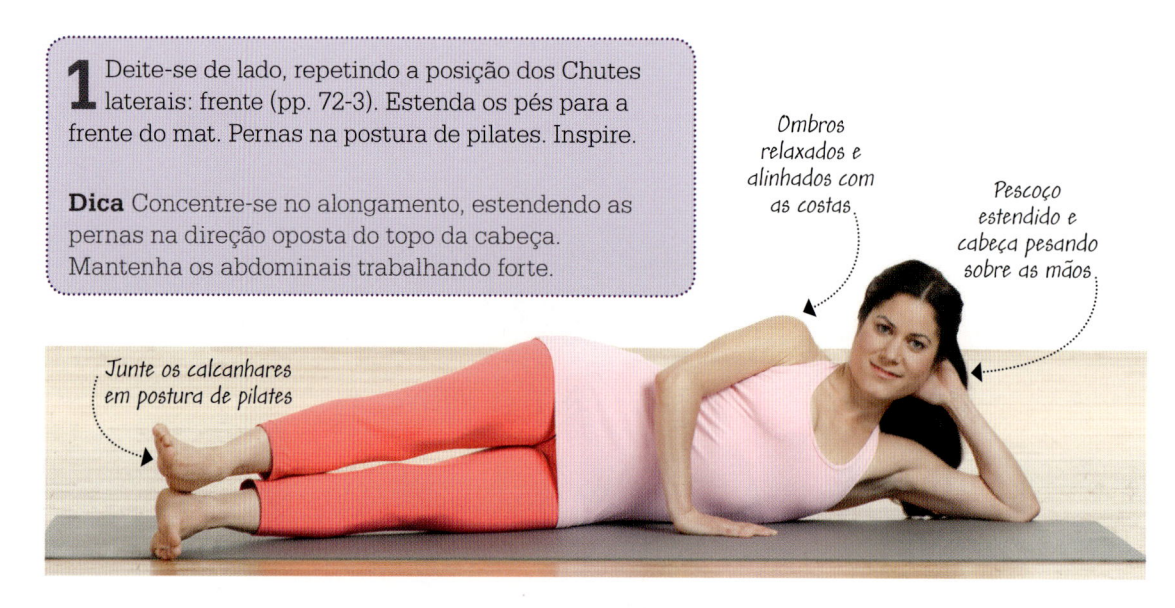

Chutes laterais: elevação dupla das pernas

Fortaleça as coxas, os glúteos e a cintura • **Pratique** precisão

Esse exercício acrescenta intensidade à série de chutes laterais. Ao executá-lo, pense no equilíbrio e no controle, e também na precisão e cadência do movimento.

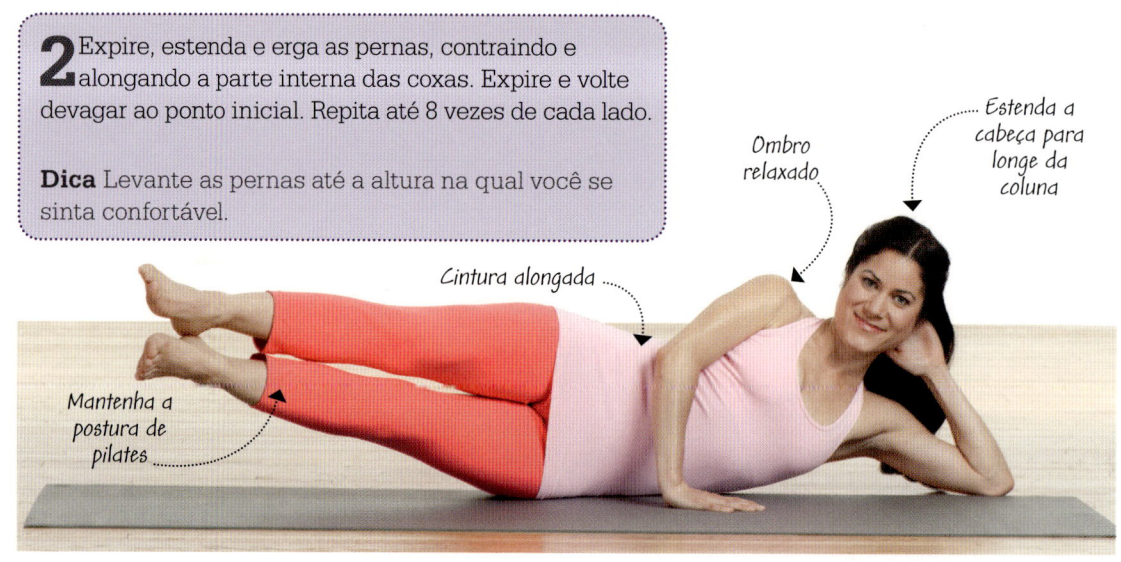

1 Deite-se de lado, repetindo a posição dos Chutes laterais: frente (pp. 72-3). Estenda os pés para a frente do mat. Pernas na postura de pilates. Inspire.

Dica Concentre-se no alongamento, estendendo as pernas na direção oposta do topo da cabeça. Mantenha os abdominais trabalhando forte.

Ombros relaxados e alinhados com as costas

Pescoço estendido e cabeça pesando sobre as mãos

Junte os calcanhares em postura de pilates

2 Expire, estenda e erga as pernas, contraindo e alongando a parte interna das coxas. Expire e volte devagar ao ponto inicial. Repita até 8 vezes de cada lado.

Dica Levante as pernas até a altura na qual você se sinta confortável.

Estenda a cabeça para longe da coluna

Ombro relaxado

Cintura alongada

Mantenha a postura de pilates

Chutes laterais: elevação mais baixa

Fortaleça o core • **Pratique** concentração

Concentre-se no alinhamento e na coordenação para fazer este exercício, trabalhando as áreas específicas e ao mesmo tempo mantendo o resto do corpo alongado e sem tensão.

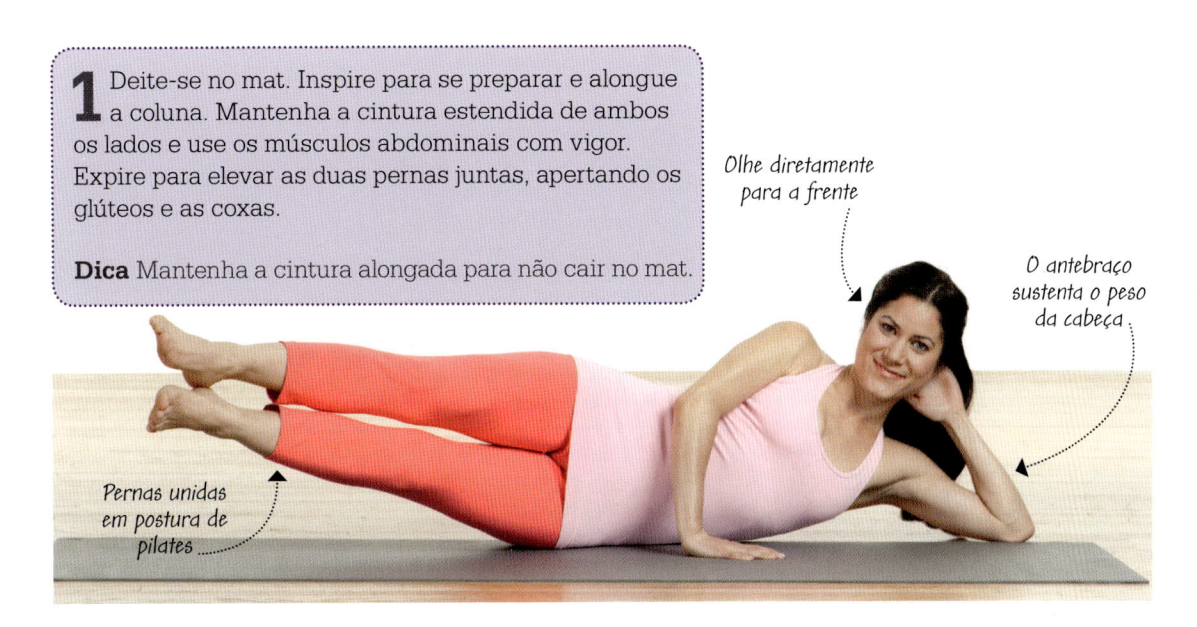

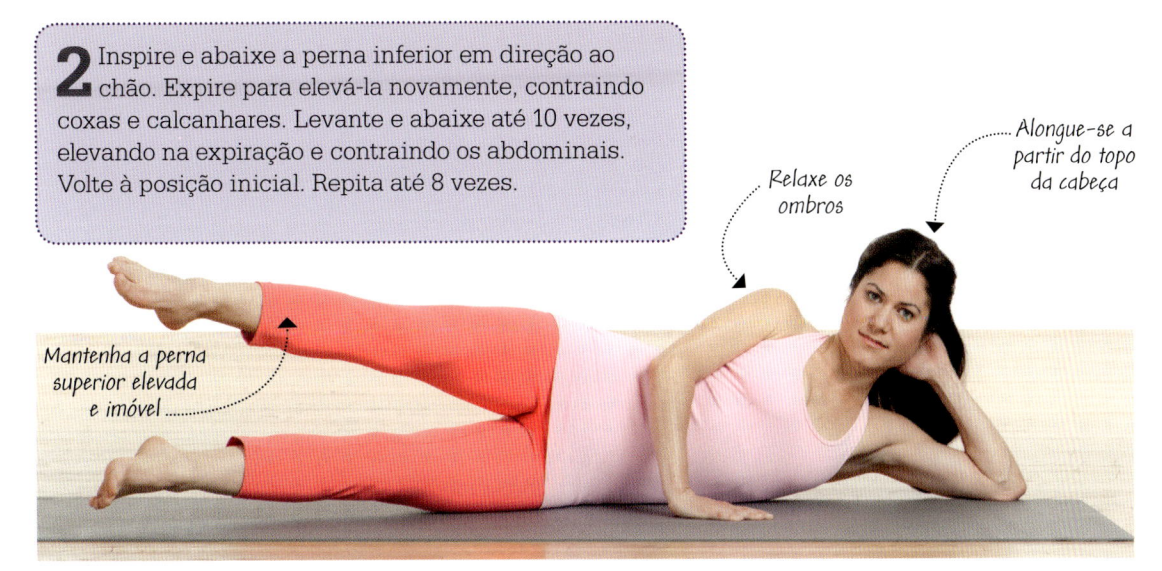

1 Deite-se no mat. Inspire para se preparar e alongue a coluna. Mantenha a cintura estendida de ambos os lados e use os músculos abdominais com vigor. Expire para elevar as duas pernas juntas, apertando os glúteos e as coxas.

Dica Mantenha a cintura alongada para não cair no mat.

Olhe diretamente para a frente

O antebraço sustenta o peso da cabeça

Pernas unidas em postura de pilates

2 Inspire e abaixe a perna inferior em direção ao chão. Expire para elevá-la novamente, contraindo coxas e calcanhares. Levante e abaixe até 10 vezes, elevando na expiração e contraindo os abdominais. Volte à posição inicial. Repita até 8 vezes.

Relaxe os ombros

Alongue-se a partir do topo da cabeça

Mantenha a perna superior elevada e imóvel

Sereia

Fortaleça a cintura e o centro
Pratique centralização e fluidez de movimento

Esse é um alongamento perfeito para fazer depois da série de chutes laterais. Cria espaço na coluna e trabalha a fluidez.

1 Sente-se ereto com os joelhos flexionados e nivelados, pernas para um dos lados, peso distribuído uniformemente sobre os ísquios e erguido pela cintura. Inspire e leve um braço para cima na linha da orelha. O outro deve segurar as canelas. Durante todo o exercício, concentre-se em erguer a caixa torácica para cima e para longe dos quadris. Permaneça enquadrado.

Cuidado! Evite esse exercício se você tem problemas de joelho, porque pode gerar pressão nessa articulação.

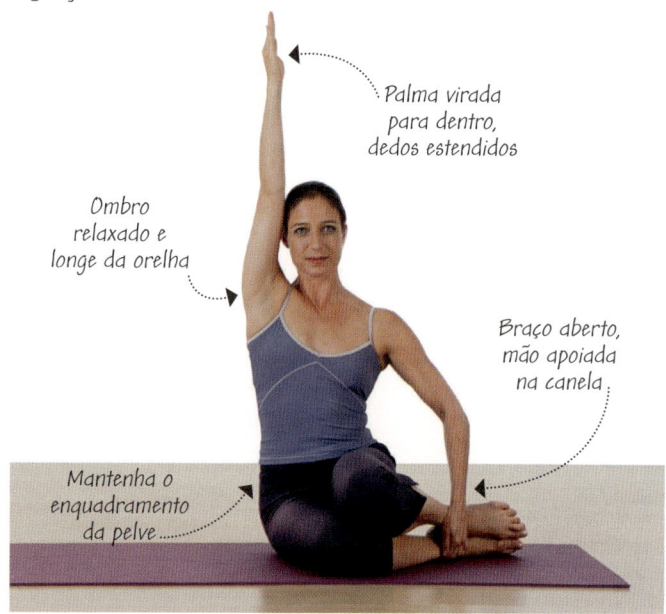

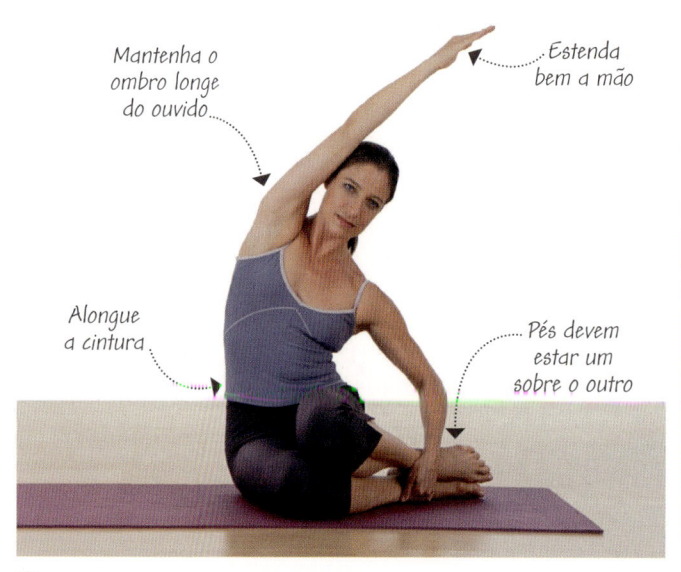

Palma virada para dentro, dedos estendidos

Ombro relaxado e longe da orelha

Braço aberto, mão apoiada na canela

Mantenha o enquadramento da pelve

Mantenha o ombro longe do ouvido

Estenda bem a mão

Alongue a cintura

Pés devem estar um sobre o outro

2 Expire. Estique o braço para cima e sobre o corpo, alongando os dois lados da cintura. Inspire para usar o centro de força.

Imagine, ao estender o braço para cima, que está pintando uma linha no teto com as pontas dos dedos.

Cuidado! Não deixe a parte inferior da cintura cair. Os oblíquos devem erguer a caixa torácica o tempo todo.

SEREIA 1 2 3

3 Volte ao centro durante a expiração. Estenda a coluna e relaxe os ombros. Mantenha o olhar à frente para que a cabeça permaneça na linha da coluna. Não a incline para baixo.

Dica Sinta a coluna levantando antes de se curvar. Crie um espaço entre cada vértebra.

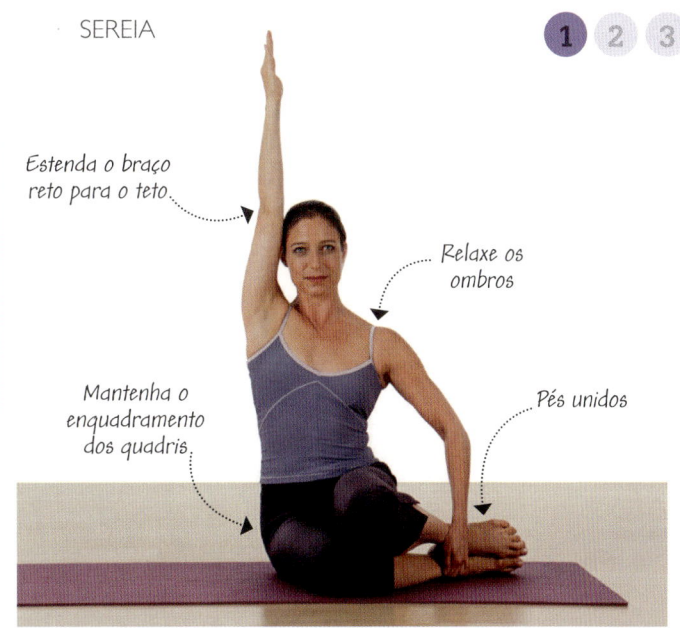

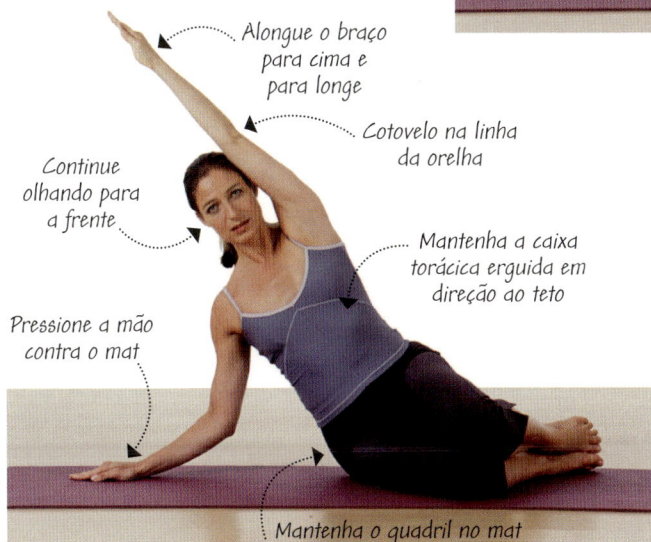

Estenda o braço reto para o teto.

Relaxe os ombros

Mantenha o enquadramento dos quadris

Pés unidos

Alongue o braço para cima e para longe

Cotovelo na linha da orelha

Continue olhando para a frente

Mantenha a caixa torácica erguida em direção ao teto

Pressione a mão contra o mat

Mantenha o quadril no mat

4 Expire para apoiar a mão sobre o mat, flexionando o cotovelo. Alongue o braço oposto para cima e transversalmente. Repita 3 vezes de cada lado. As pernas ficam imóveis e ancoradas, à medida que o corpo flutua elegantemente, como se estivesse debaixo d'água. Mantenha a cintura erguida o tempo todo.

Atenção

Não deixe o peito cair. Mantenha os ombros abertos, como se estivesse deslizando entre duas placas de vidro.

Não olhe para baixo. Olhe para a frente durante todo o movimento e mantenha o pescoço na mesma linha da coluna.

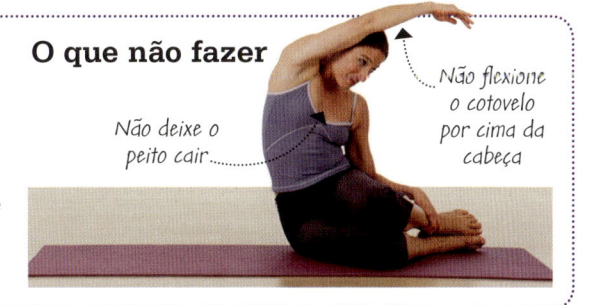

O que não fazer

Não deixe o peito cair

Não flexione o cotovelo por cima da cabeça

77

Ponte com os ombros

Fortaleça os glúteos e o core • **Pratique** controle

Exercício que tonifica os glúteos e desenvolve força e estâmina. Imagine que está debaixo d'água, usando a resistência para fazer os movimentos com precisão. Mantenha a pelve erguida e estável ao controlar o movimento das pernas.

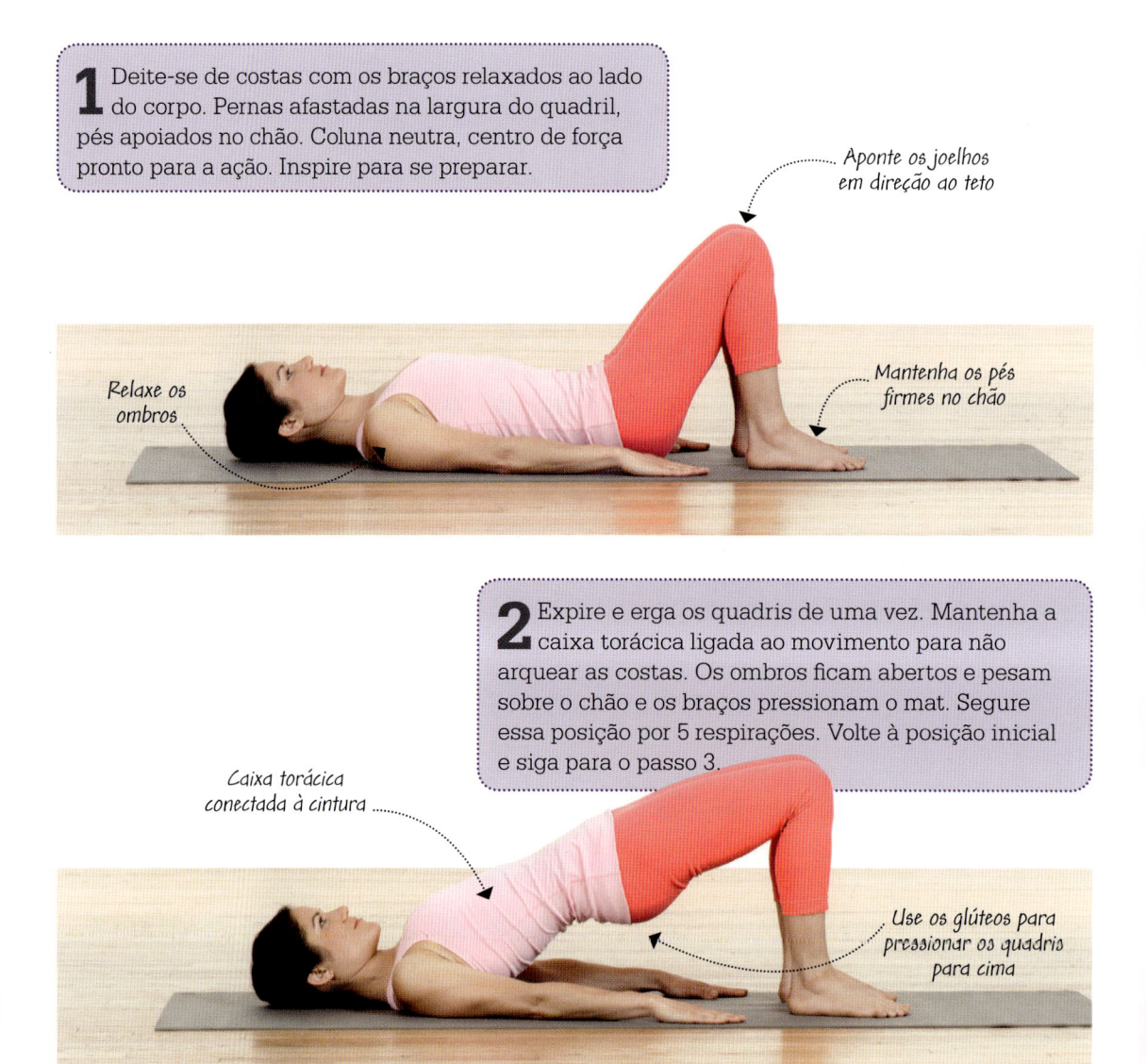

1 Deite-se de costas com os braços relaxados ao lado do corpo. Pernas afastadas na largura do quadril, pés apoiados no chão. Coluna neutra, centro de força pronto para a ação. Inspire para se preparar.

Aponte os joelhos em direção ao teto

Relaxe os ombros

Mantenha os pés firmes no chão

2 Expire e erga os quadris de uma vez. Mantenha a caixa torácica ligada ao movimento para não arquear as costas. Os ombros ficam abertos e pesam sobre o chão e os braços pressionam o mat. Segure essa posição por 5 respirações. Volte à posição inicial e siga para o passo 3.

Caixa torácica conectada à cintura

Use os glúteos para pressionar os quadris para cima

1 2 3

3 Erga os quadris novamente. Levante a perna direita para o teto, com o pé ligeiramente estendido. Os quadris devem ficar nivelados e elevados, e a caixa, forte (p. 30). Use o pé de apoio para sentir-se ancorado e firme.

Perna estendida para o teto

Mantenha os glúteos elevados

Pressione o pé de apoio para baixo

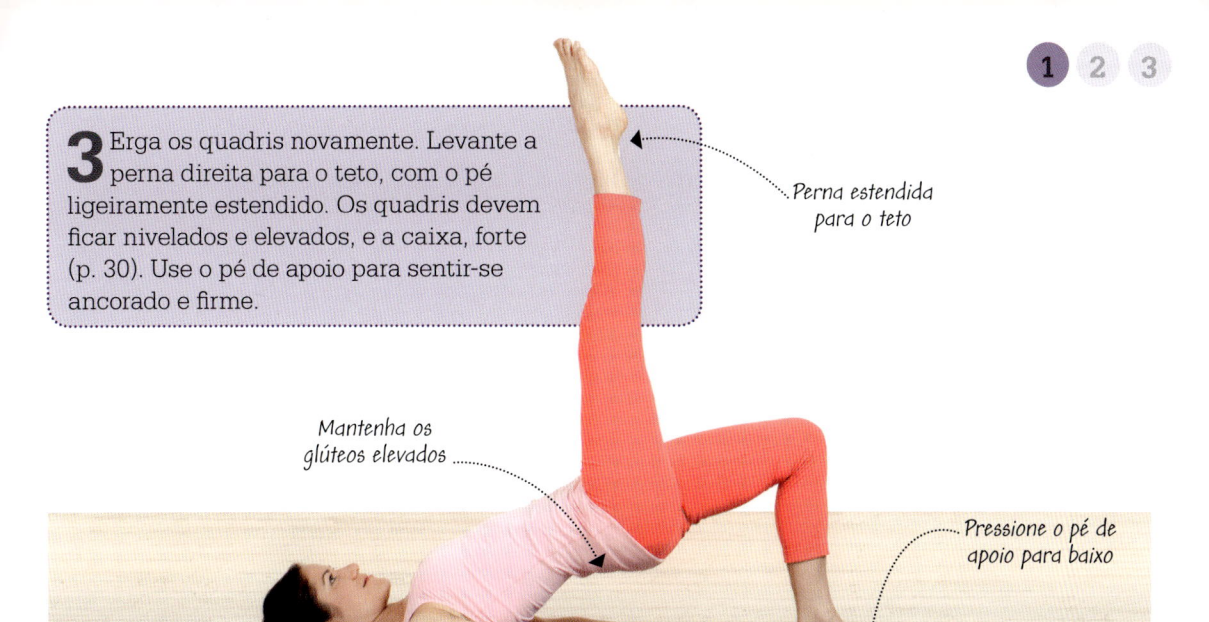

4 Inspire e desça a perna, flexionando o pé. Repita 5 vezes os passos 3 e 4. Expire para elevar a perna, inspire para abaixar, fazendo o pé "flutuar" em direção ao chão. Quadris erguidos. Repita com a outra perna.

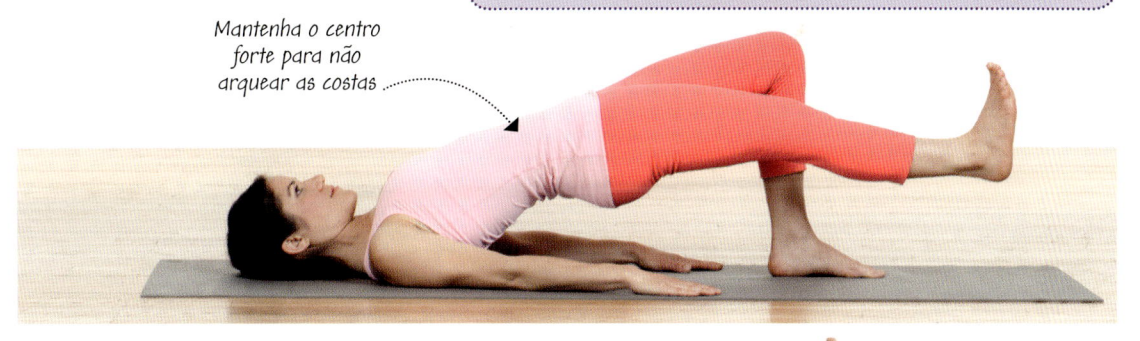

Mantenha o centro forte para não arquear as costas

Atenção

Não deixe que os quadris caiam para um lado. Mantenha a caixa quadrada e contraída.

Não levante os ombros. Mantenha-os soltos e pesados no chão.

Verifique se o pé está muito perto dos glúteos. Deve ficar na linha do joelho para que a coluna alongue.

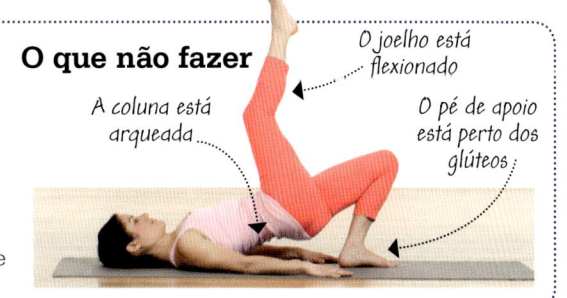

O que não fazer

A coluna está arqueada

O joelho está flexionado

O pé de apoio está perto dos glúteos

79

PARA COMEÇAR

Sequência de 15 minutos

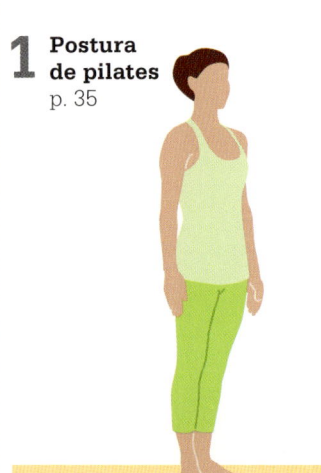

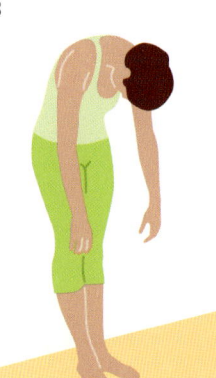

1 Postura de pilates
p. 35

2 Parede: rolamento para baixo
pp. 42-3

3 Alongamento lateral em pé
p. 51

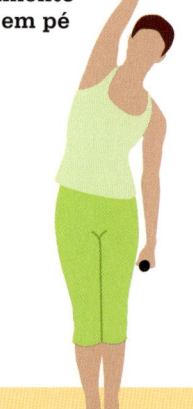

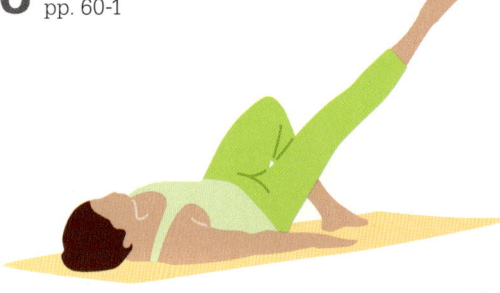

6 Círculos com a perna
pp. 60-1

7 Rolar como uma bola I
pp. 62-3

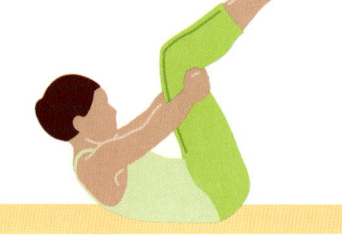

10 Alongamento da coluna para a frente I
p. 66

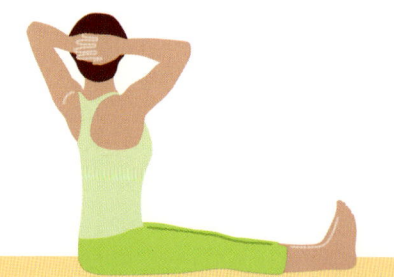

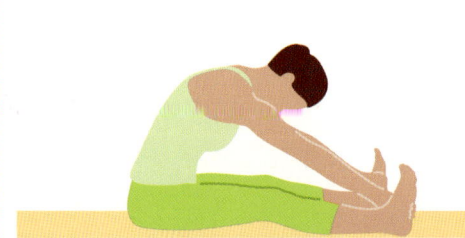

11 Torção de coluna
p. 67

SEQUÊNCIA DE 15 MINUTOS

4 Preparação para o cem
pp. 54-5

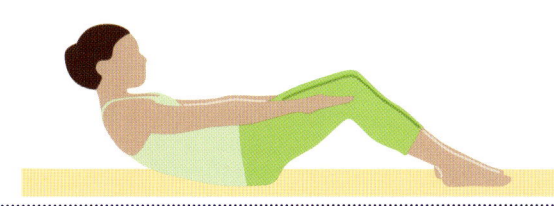

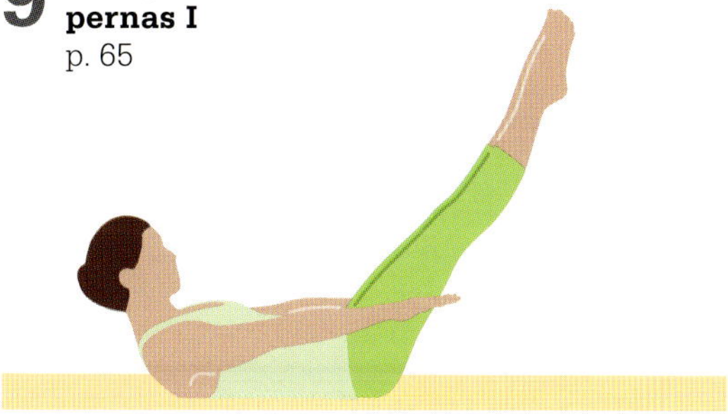

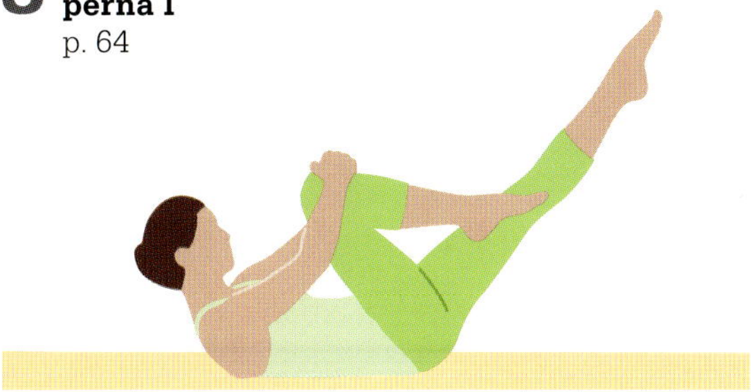

5 Rolamento para trás
pp. 56-7

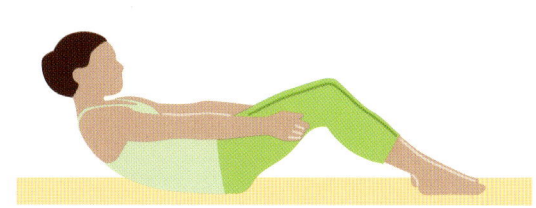

8 Alongamento de uma perna I
p. 64

9 Alongamento das duas pernas I
p. 65

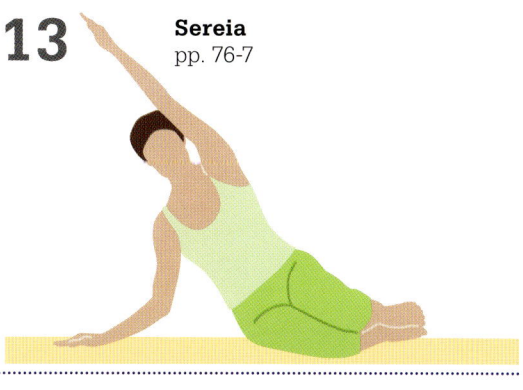

12 Preparação para o cisne
p. 69

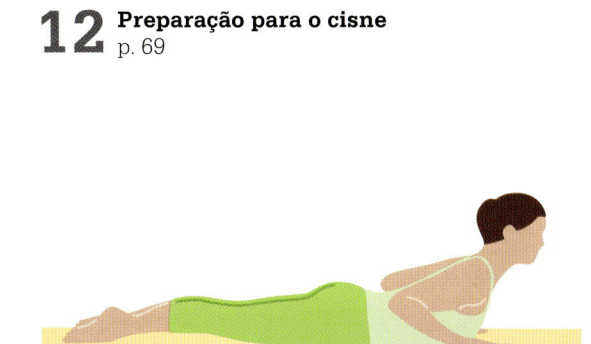

13 Sereia
pp. 76-7

Sequência de 30 minutos

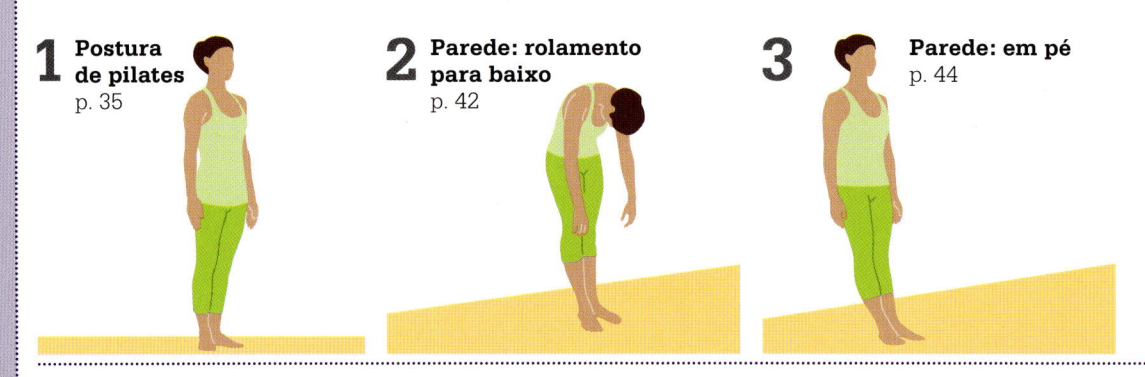

1 Postura de pilates
p. 35

2 Parede: rolamento para baixo
p. 42

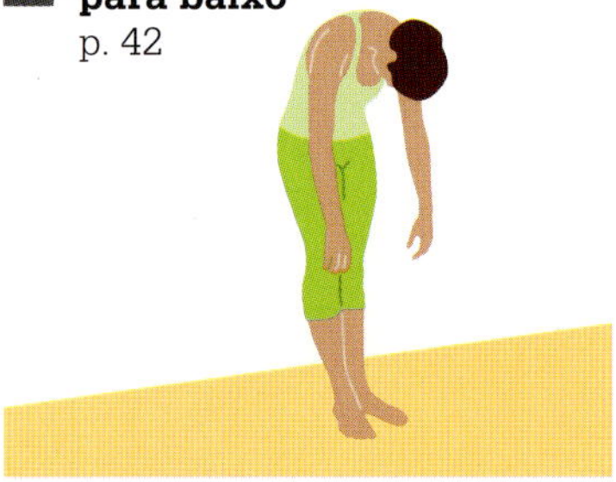

3 Parede: em pé
p. 44

7 Rolamento dos quadris
p. 39

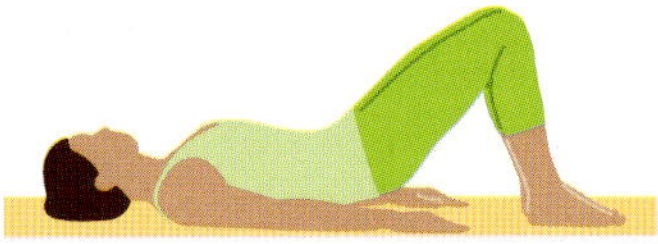

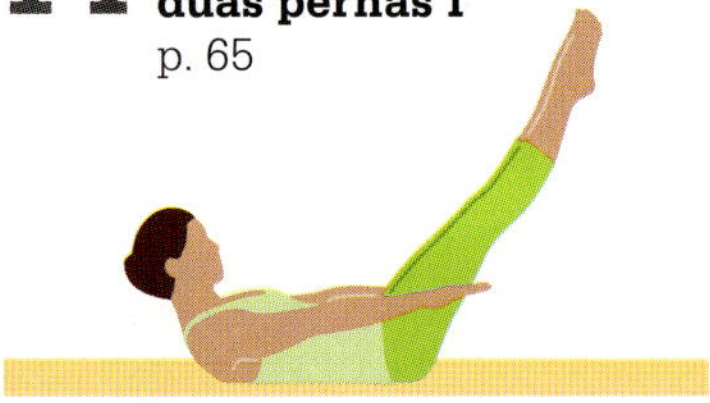

8 Preparação para o cem
pp. 54-5

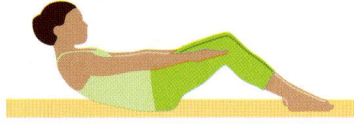

9 Rolamento para trás
pp. 56-7

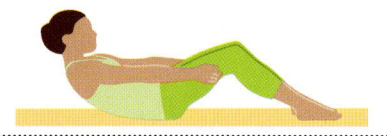

13 Alongamento de uma perna I
p. 64

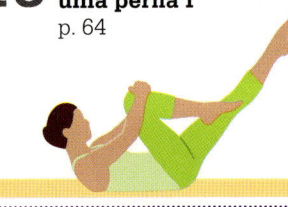

14 Alongamento das duas pernas I
p. 65

15 Alongamento da coluna para a frente I
p. 66

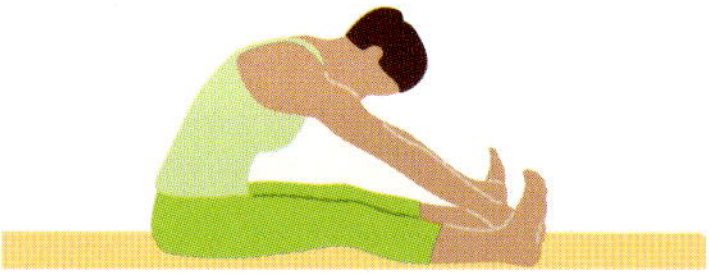

19 Preparação para o cisne
p. 69

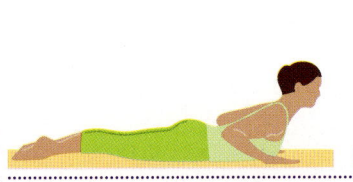

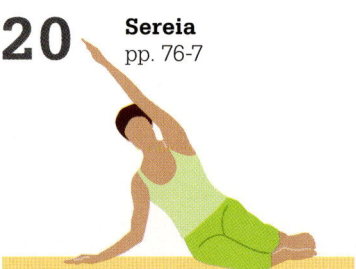

20 Sereia
pp. 76-7

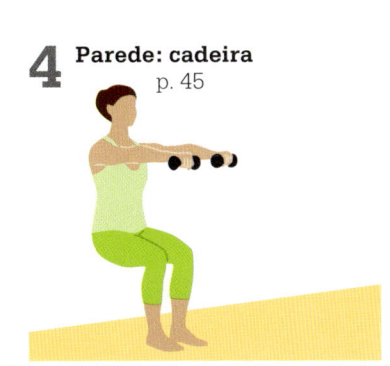

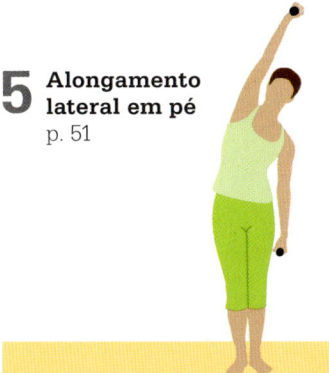

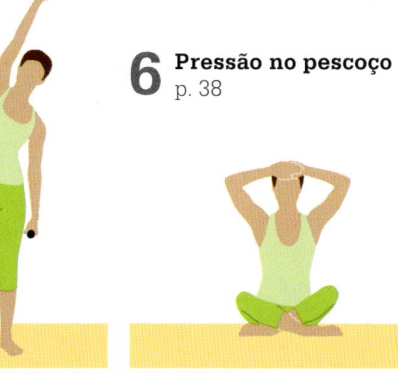

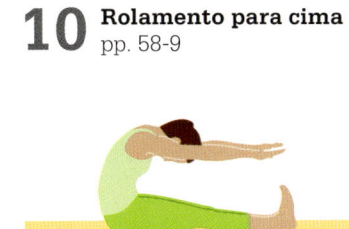

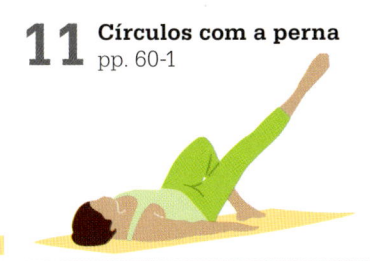

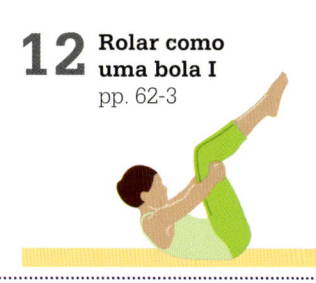

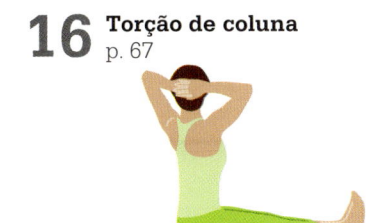

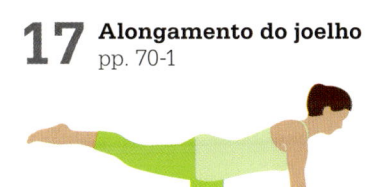

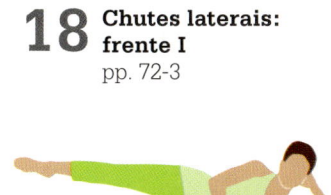

SEQUÊNCIA DE 30 MINUTOS

1 2 3

4 Parede: cadeira
p. 45

5 Alongamento lateral em pé
p. 51

6 Pressão no pescoço
p. 38

10 Rolamento para cima
pp. 58-9

11 Círculos com a perna
pp. 60-1

12 Rolar como uma bola I
pp. 62-3

16 Torção de coluna
p. 67

17 Alongamento do joelho
pp. 70-1

18 Chutes laterais: frente I
pp. 72-3

Sequência de 45 minutos

1 **Postura de pilates**
p. 35

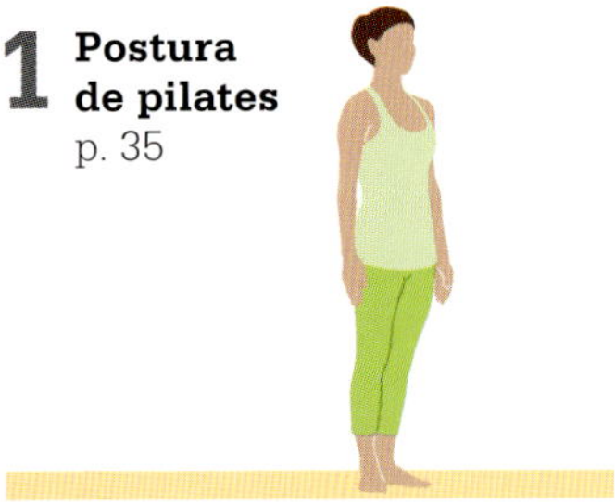

2 **Parede: rolamento para baixo**
p. 42

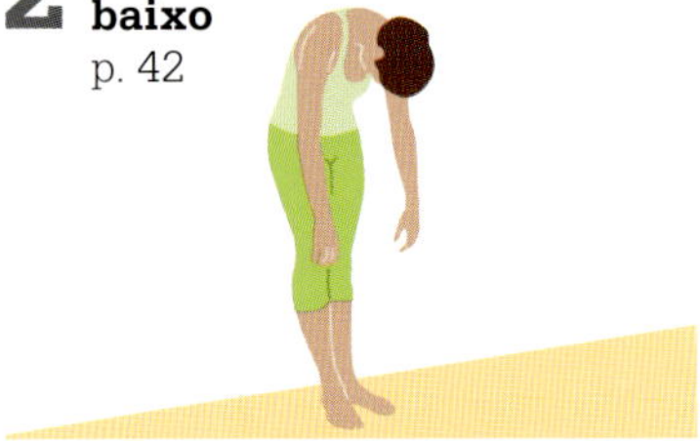

3 **Parede: em pé**
p. 44

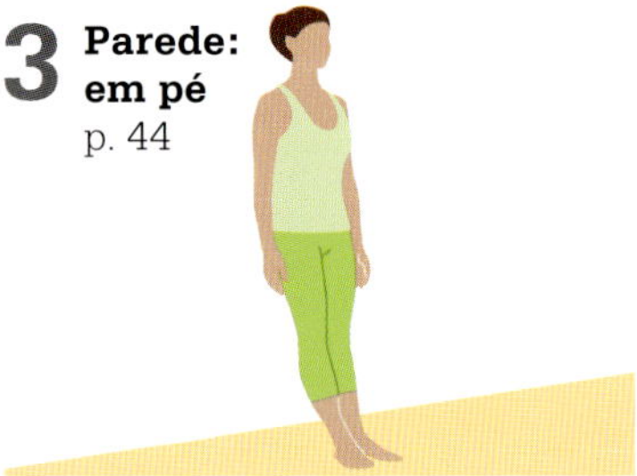

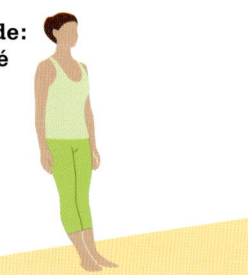

7 **Pressão no pescoço**
p. 38

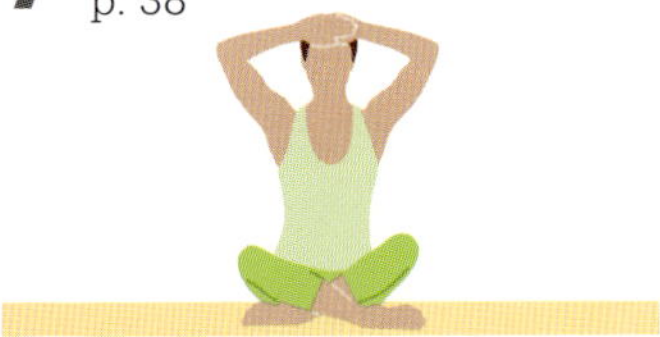

8 **Rolamento dos quadris**
p. 39

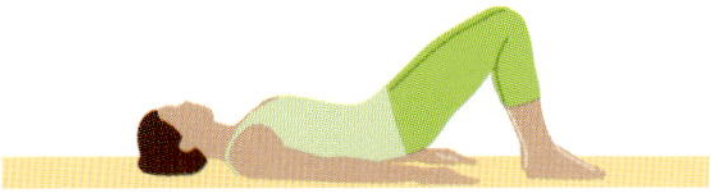

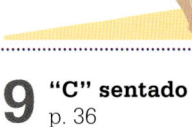

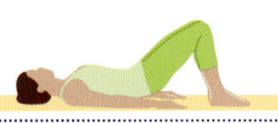

9 **"C" sentado**
p. 36

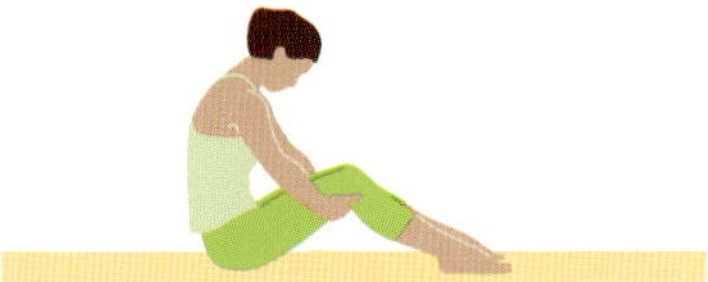

13 **Círculos com a perna**
pp. 60-1

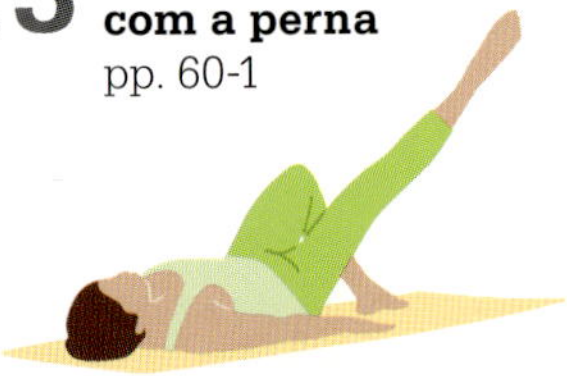

14 **Rolar como uma bola I**
pp. 62-3

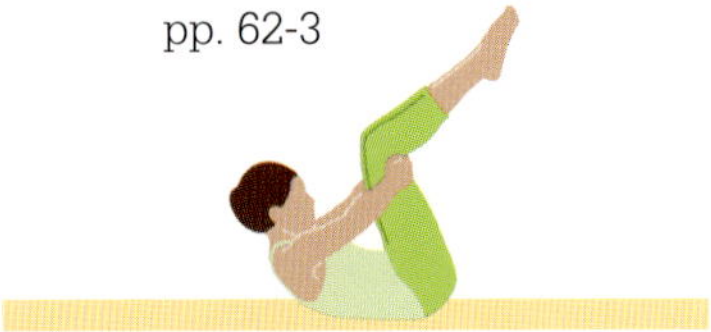

15 **Alongamento de uma perna I**
p. 64

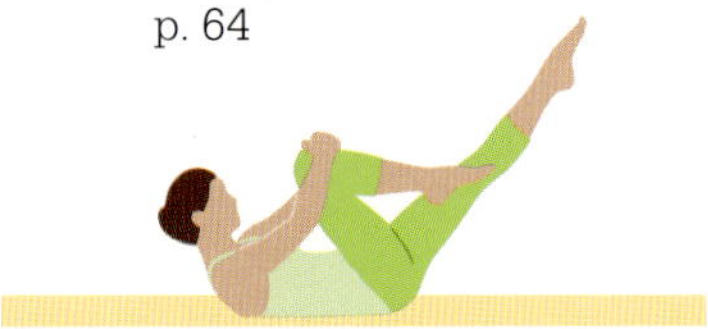

19 **Alongamento do joelho**
pp. 70-1

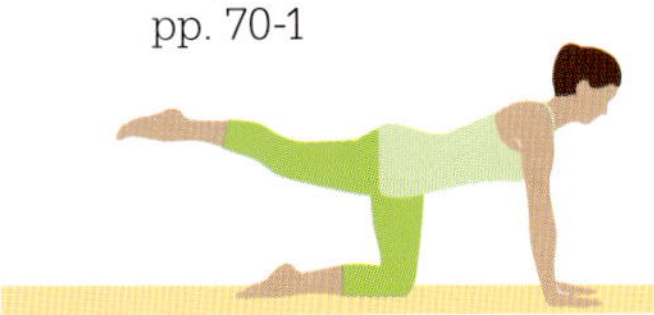

20 **Chutes laterais: frente I**
pp. 72-3

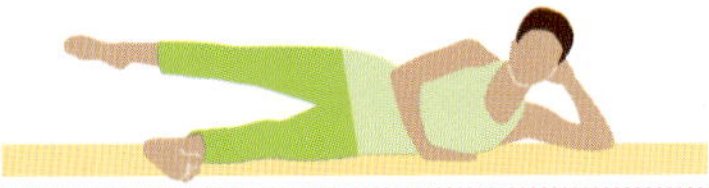

21 **Chutes laterais: elevação dupla das pernas**
p. 74

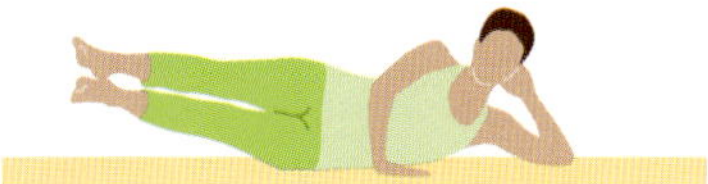

25 **Preparação para o cisne**
p. 69

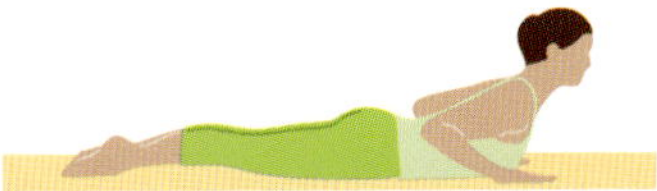

26 **Sereia**
pp. 76-7

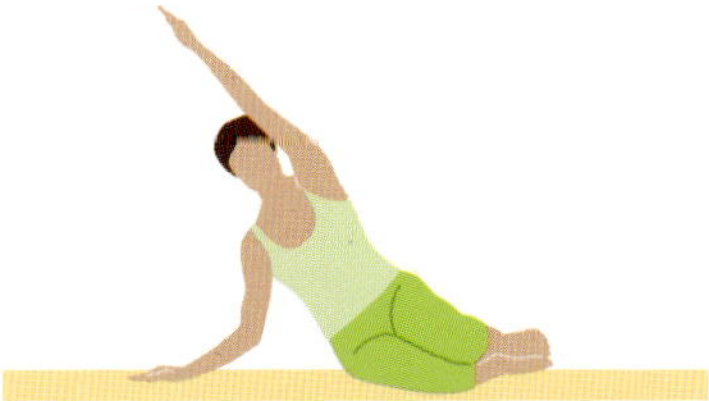

27 **Parede: círculos**
pp. 46-7

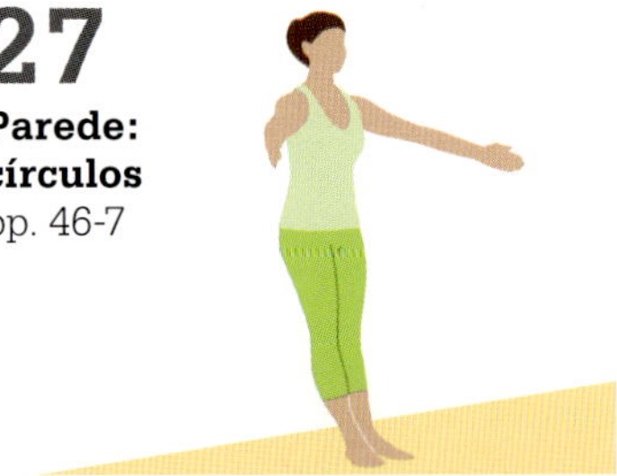

SEQUÊNCIA DE 45 MINUTOS

1 2 3

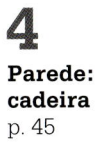

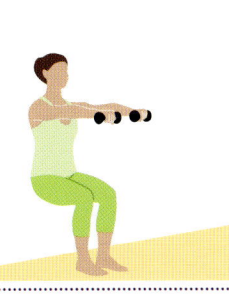

4 Parede: cadeira
p. 45

5 Alongamento lateral em pé
p. 51

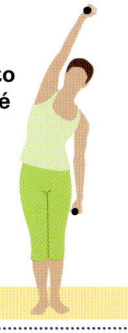

6 Centro de força
p. 37

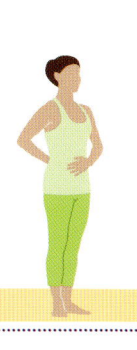

10 Preparação para o cem
pp. 54-5

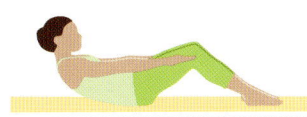

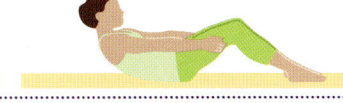

11 Rolamento para trás
pp. 56-7

12 Rolamento para cima
pp. 58-9

16 Alongamento das duas pernas I
p. 65

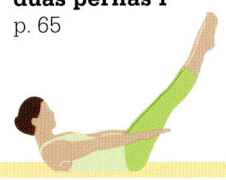

17 Alongamento da coluna para a frente I
p. 66

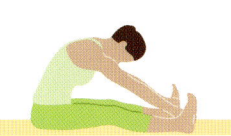

18 Torção de coluna
p. 67

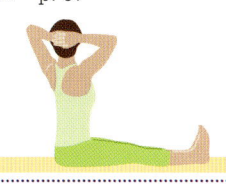

22 Chutes laterais: elevação mais baixa
p. 75

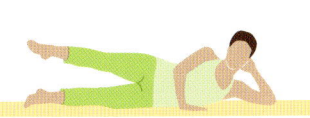

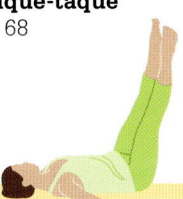

23 Tique-taque
p. 68

24 Ponte com os ombros
pp. 78-9

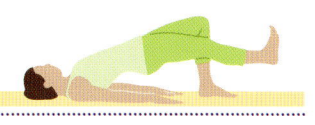

28 Bíceps: flexão para a frente
p. 48

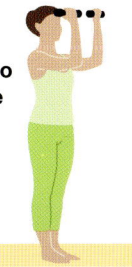

29 Bíceps: flexão para o lado
p. 49

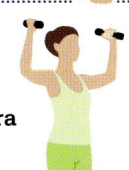

30 Balanço de braços
p. 50

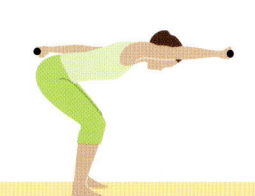

① ② ③ PARA COMEÇAR

Avaliação

Você progrediu nas últimas seis semanas? Revise as fotos da primeira semana do programa e compare as linhas do corpo para verificar as mudanças no alinhamento (pp. 28-9). Como você se sente em relação ao início da prática? Houve melhora? Se sim, parabéns! Continue!

Problemas comuns

Não desanime se tiver progredido menos do que esperava. Revise os princípios do pilates (pp. 8-11) e as técnicas-chave para começar (pp. 30-9). Pratique até obter consciência corporal da(s) técnica(s) e responda com sinceridade: você se dedicou ao programa e se concentrou plenamente em cada detalhe? O pilates baseia-se em minúcias e o progresso na prática é reflexo do esforço e da concentração aplicados em cada exercício. A seguir, estão alguns dos problemas que os iniciantes costumam enfrentar.

"Meus músculos tremem quando ergo o corpo do mat ou sustento as pernas no ar."

O conhecido "tremor da verdade" não é incomum. Significa que os músculos estão trabalhando pesado. Caso não sinta qualquer tensão ou dor aguda, respire durante o tremor muscular e logo os músculos irão responder e se fortalecer. Contraia fortemente o abdome para erguer o corpo ou mover os membros. Em vez de tensionar os músculos, relaxe.

"Meu pescoço dói durante os exercícios abdominais."

Preste atenção onde fixa o olhar durante os exercícios. Quando os abdominais se cansam, perde-se a sustentação do tronco e a cabeça começa a pesar para trás. Como resultado, o olhar vai para o teto. É isso que tensiona o pescoço, causando dor. Relaxe a cabeça para baixo quando sentir esse tipo de dor. Para evitá-la, concentre-se no centro de força (p. 37). Mantenha os abdominais contraídos até o final do exercício para deixar o pescoço solto e alongado.

"Acho difícil erguer as costas do mat quando estou de bruços."

A incapacidade de erguer as costas quando se deita de barriga para baixo, como na Preparação para o cisne (p. 69), indica falta de flexibilidade na coluna. É comum a má postura enfraquecer os músculos da coluna vertebral. Para ganhar mobilidade, pratique esse exercício mesmo que seja desconfortável – o que não significa doloroso (se sentir dor, pare). Comece com suaves tentativas de flexionar a parte de cima da coluna e procure melhorar a cada vez. Com o tempo, a mobilidade deverá aumentar, beneficiando a postura e a saúde da coluna.

"Não consigo estender as pernas."

Músculos encurtados respondem muito bem ao estímulo do alongamento feito regularmente. Continue com o programa: solte os joelhos para encontrar o ponto que é mais confortável e procure progredir a partir daí, alongando um pouco mais a cada vez. Os isquiotibiais logo começarão a alongar.

"Pilates é muito fácil!"

Se você acha o pilates fácil, então não está trabalhando duro o suficiente. Mesmo as técnicas-chave oferecem tanto desafio quanto você estiver disposto a enfrentar. Procure tirar o máximo de cada exercício. Busque uma execução precisa. Não tenha pressa, adquira consciência corporal por meio de cada movimento: exercite-se devagar, com controle, pensando em precisão, alongamento, respiração, alinhamento e coordenação.

AVALIAÇÃO

Avalie suas conquistas

Não atingiu seus objetivos? Não perca o entusiasmo ao passar à próxima seção (pp. 88-139). Comemore cada conquista que obteve, como ser capaz de coordenar o movimento com a respiração ou conseguir alongar a perna um pouco mais. Pequenos resultados vão se acumulando e logo você se verá diante de novos objetivos.

Exercícios desafiadores
Aqui você encontrará o plano para ajudá-lo durante os treinos das próximas seis semanas. Ao final desse período, revise os objetivos e avalie seu progresso.

Objetivo: controle
Rolamento para trás (pp. 56-7)

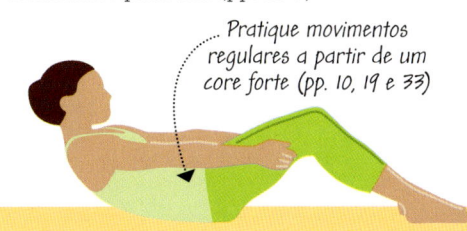

Pratique movimentos regulares a partir de um core forte (pp. 10, 19 e 33)

Objetivo: centralização
Centralização (p. 40)

Pratique a fluidez de movimentos a partir de um core forte, mantendo a coluna estável

Objetivo: flexibilidade
Parede: rolamento para baixo (pp. 42-3)

Pratique o deslizamento da coluna como uma roda, flexionando cada vértebra individualmente

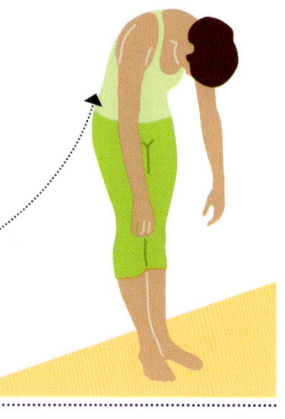

Objetivo: força
Parede: cadeira (p. 45), Preparação para o cem (pp. 54-5), Rolamento para cima (pp. 58-9)

Pratique a estabilidade em cada exercício, alternando de um ao outro sem pausas

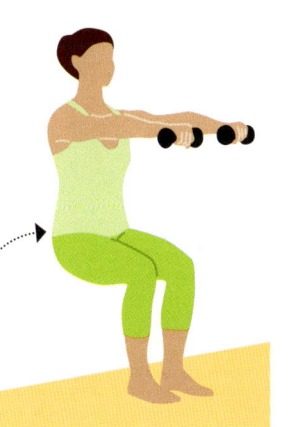

Objetivo: fluidez de movimento
Alongamento de uma perna I (p. 64)

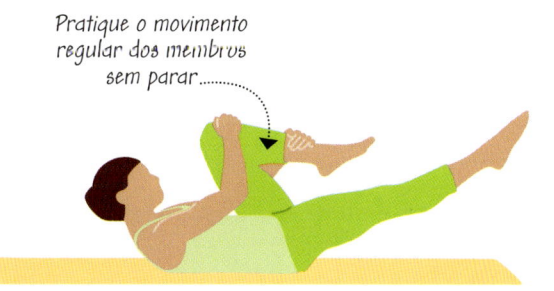

Pratique o movimento regular dos membros sem parar

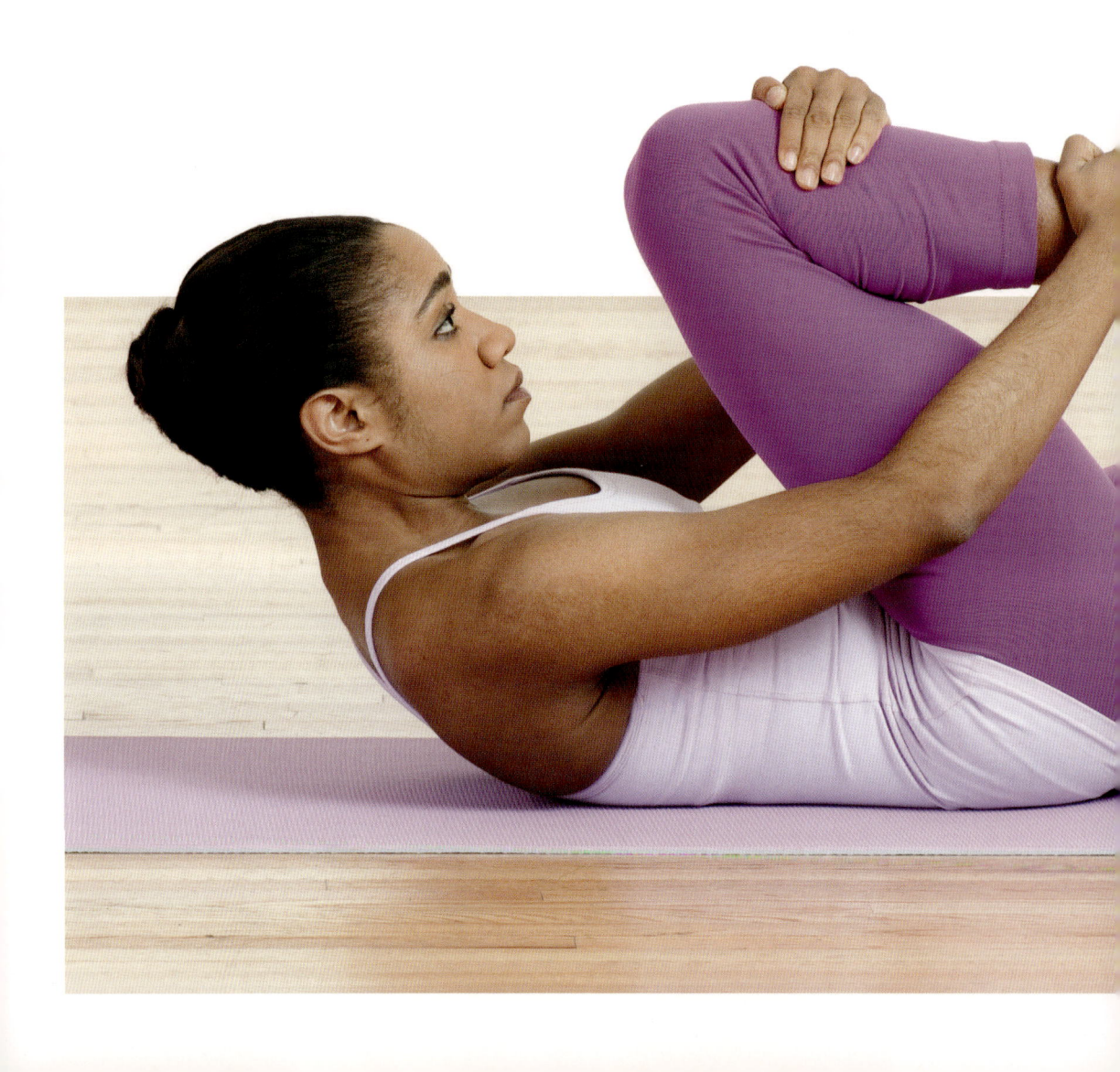

2
Continue

Com o domínio dos princípios e movimentos básicos, é o momento de passar para versões mais complexas de alguns exercícios, além de aprender outros. Procure aperfeiçoar os movimentos que já sabe e pratique os que ainda considera difíceis, até se sentir plenamente confiante com cada um.
O segredo é ter precisão e concentração. Ao completar este capítulo, você conquistará mais fluidez e controle na realização das sequências de exercícios.

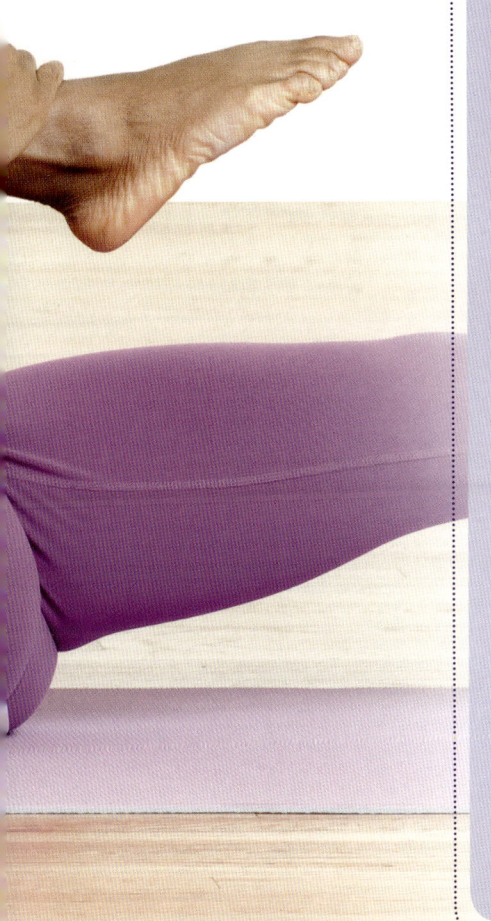

Plano de atividades

Parabéns por chegar até aqui! Agora você já se percebe mais forte, mais flexível e com melhor coordenação. Também deve sentir que o pilates faz parte de sua vida e nem é preciso pensar duas vezes antes de reservar um tempo para a prática.

Planejamento

Os próximos passos trarão maior compreensão sobre o pilates. Os exercícios serão mais intensos, visando novos objetivos com as habilidades recém-adquiridas. As metas traçadas no primeiro estágio serão mantidas, para se ter uma ideia nítida dos progressos obtidos ao fim deste programa. Após executar as sequências algumas vezes, você poderá combinar exercícios do programa anterior – mas assegure-se de escolher um exercício que trabalhe a mesma área do corpo, garantindo o equilíbrio da prática.

Programa "Continue"

Use o programa a seguir (abaixo e ao lado) para definir objetivos e avaliar o seu progresso ao longo das próximas seis semanas. Os resumos das sequências podem ser consultados nas pp. 132-7. Em um primeiro momento, siga a sequência apresentada neste programa a cada semana, antes de experimentar outros exercícios do mesmo nível. Lembre-se: seja seu próprio professor e não tenha preguiça. A evolução é mais rápida quando todos os movimentos são executados com o máximo de empenho.

Semana 1: foco no alinhamento
Base: tenha em mãos as fotos originais tiradas no início do programa "Para começar" (pp. 28-9).
- **Dia 1:** Sequência de 15 minutos, controle e respiração
- **Dia 2:** Sequência de 30 minutos, alongamento e estabilidade
- **Dia 3:** Sequência de 45 minutos, precisão e controle
- **Dia 4:** Sequência de 15 minutos, estabilidade e coordenação

Meta: tire novas fotos após seis semanas para conferir o grau de aproximação do alinhamento ideal.

Semana 2: foco no controle
Base: realize o Teaser com torção (pp. 126-7). Você se sente rígido e trêmulo? Consegue manter-se nessa posição sem tremer ou tensionar os músculos? É capaz de manter a coluna alongada durante a torção?
- **Dia 1:** Sequência de 15 minutos, centralização e alinhamento
- **Dia 2:** Sequência de 45 minutos, concentração e precisão
- **Dia 3:** Sequência de 15 minutos, precisão e respiração
- **Dia 4:** Sequência de 45 minutos, fluidez de movimento e estabilidade

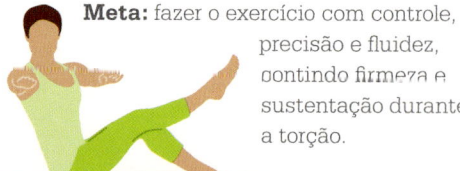

Meta: fazer o exercício com controle, precisão e fluidez, contindo firmeza e sustentação durante a torção.

PLANO DE ATIVIDADES

Semana 3: foco na centralização

Base: realize o Alongamento das duas pernas II (pp. 102-3). A coluna fica arqueada à medida que você alonga os membros? Os ombros estão afastados das orelhas? A coluna está firme e sustentada, ou a lombar parece frágil?
- **Dia 1:** Sequência de 15 minutos, caixa (p. 30), alinhamento e fluidez
- **Dia 2:** Sequência de 30 minutos, estabilidade, precisão e alongamento
- **Dia 3:** Sequência de 45 minutos, precisão, controle e respiração
- **Dia 4:** Sequência de 30 minutos, controle e alinhamento

Meta: manter o centro firme ao estender as pernas sem mover a coluna.

Semana 4: foco na flexibilidade

Base: faça o Alongamento reto de uma perna (p. 101). Você consegue estender as pernas em direção ao teto?
- **Dia 1:** Sequência de 15 minutos, precisão e controle
- **Dia 2:** Sequência de 45 minutos, respiração, abdome e estabilidade
- **Dia 3:** Sequência de 45 minutos, abdome, centro de força e coordenação
- **Dia 4:** Sequência de 30 minutos, controle e concentração

Meta: pernas estendidas sem tremer.

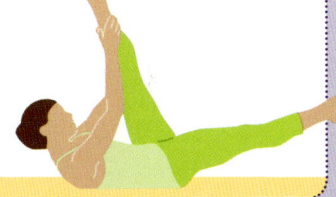

Semana 5: foco na força

Base: tente fazer o Dez por dez (pp. 92-3), o Semirrolamento para cima (pp. 94-5) e a Preparação para o teaser (pp. 124-5) sem pausas. Em uma escala de 1 a 10, qual a dificuldade de realizar cada exercício e sequência?
- **Dia 1:** Sequência de 15 minutos, centralização, controle e coordenação
- **Dia 2:** Sequência de 45 minutos, abdome, alinhamento e concentração
- **Dia 3:** Sequência de 30 minutos, alinhamento, coordenação e fluidez
- **Dia 4:** Sequência de 45 minutos, controle, precisão e centro de força

Meta: a sequência deverá parecer mais fácil quando for refeita.

Semana 6: foco na fluidez do movimento

Base: tente fazer o Nadar (pp. 128-9). O movimento é controlado ou instável? Você pode coordenar os movimentos de pernas e braços simultaneamente, sem prejuízo da fluidez?
- **Dia 1:** Sequência de 30 minutos, centralização, respiração e coordenação
- **Dia 2:** Sequência de 45 minutos, estabilidade, controle e caixa (p. 30)
- **Dia 3:** Sequência de 30 minutos, alinhamento, precisão e coordenação
- **Dia 4:** Sequência de 45 minutos, precisão, centralização e respiração

Meta: tornar o movimento mais suave e mais rápido, sem tremer ou parar.

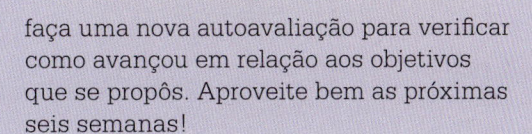

Verifique o ponto de partida para cada parte do corpo antes de começar esse programa e anote como se sente ao executar cada movimento. Ao final das seis semanas, faça uma nova autoavaliação para verificar como avançou em relação aos objetivos que se propôs. Aproveite bem as próximas seis semanas!

Dez por dez

Fortaleça o abdome • **Pratique** respiração

Exercício que ajuda a desenvolver força para o Cem (p. 144), aquece o corpo, trabalha o centro de força e usa a respiração lateral. O trabalho pesado dos músculos deve parecer sem esforço.

1 Sente-se ereto, joelhos unidos e pés apoiados no chão. Estenda os braços para a frente, deixe os ombros relaxados para trás. Expire e contraia o abdome, curve o cóccix para baixo e comece a soltar a coluna, vértebra por vértebra, em direção ao mat. Mantenha o abdome bem firme.

Dica Relaxe e mantenha os ombros junto ao corpo ao estender os braços para a frente.

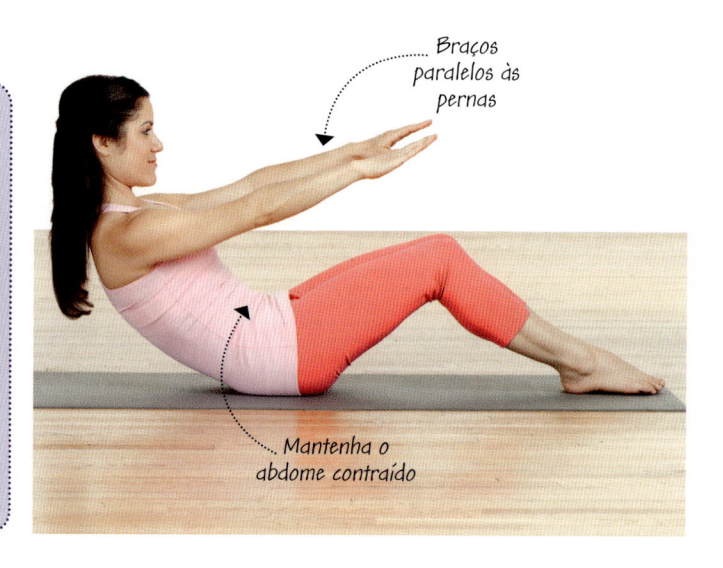

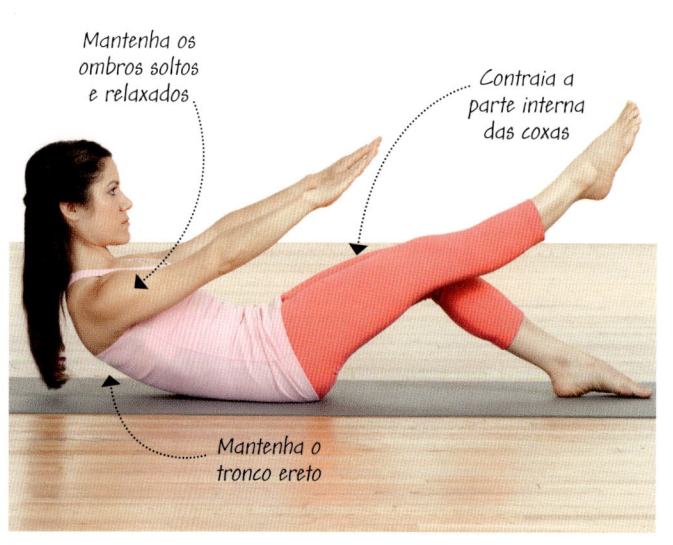

Braços paralelos às pernas

Mantenha o abdome contraído

2 Recline até a altura das pontas das escápulas. Coluna enrolada, braços estendidos para longe e paralelos às coxas. Estenda a perna direita, mantendo as coxas paralelas e unidas. Pressione o pé de apoio no chão. Contraia o abdome para manter a estabilidade.

Cuidado! Ao estender a perna, aumente a contração do abdome e mantenha a coluna ereta. Tente manter a posição.

Mantenha os ombros soltos e relaxados

Contraia a parte interna das coxas

Mantenha o tronco ereto

DEZ POR DEZ

3 Estenda a perna esquerda, alinhando-a com a direita. Inspire e mova os braços para cima e para baixo – inspire por 5 movimentos e expire por mais 5. Pare o movimento dos braços e mantenha a posição com firmeza, contando até 5 para inspirar e mais 5 para expirar. Repita em séries de 5 até chegar a 100.

Dica Tente sentir leveza na coluna e movimente as articulações dos ombros com liberdade. Contraia o abdome e visualize o resto do corpo calmo e sereno enquanto você faz o movimento dos braços.

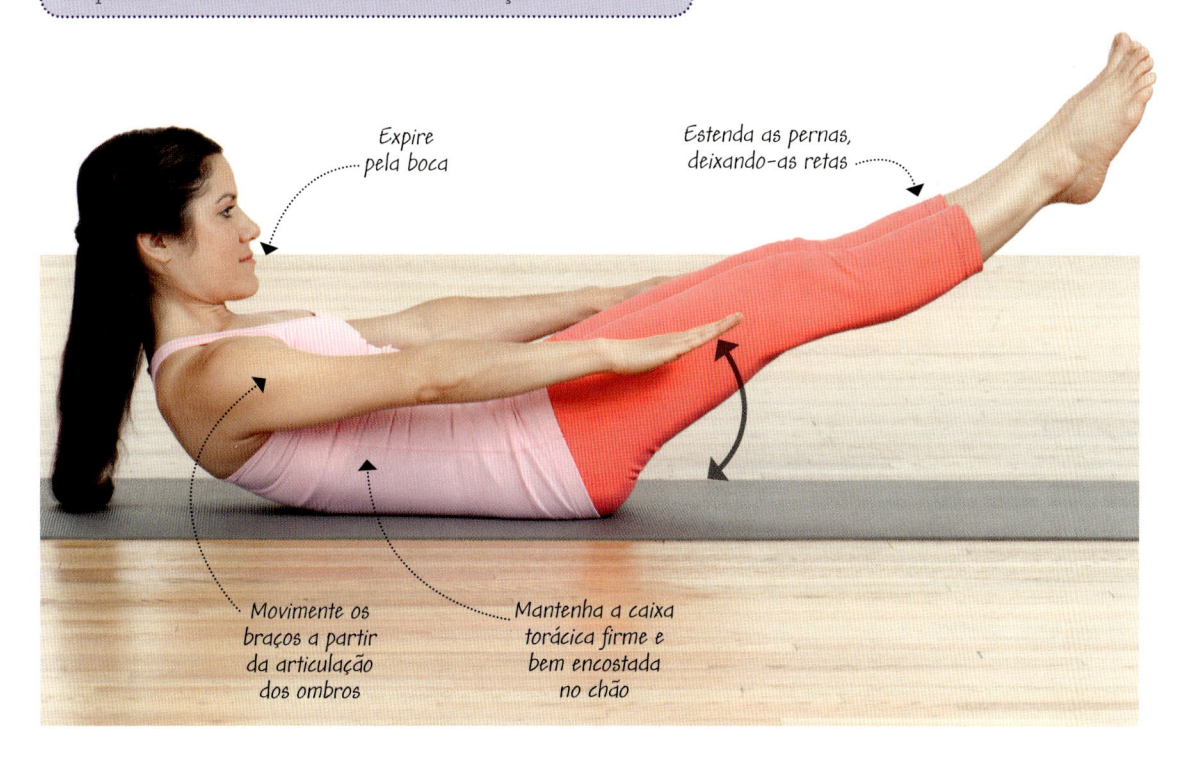

Expire pela boca

Estenda as pernas, deixando-as retas

Movimente os braços a partir da articulação dos ombros

Mantenha a caixa torácica firme e bem encostada no chão

Atenção

Não deixe o pescoço muito tensionado. Os abdominais serão muito exigidos e poderão ficar fatigados. Mantenha a curvatura da coluna e a barriga bem contraída usando o centro de força.

Não mexa o tronco. Movimente as articulações dos ombros sem mover a coluna para a frente e para trás. Acione o centro de força para mantê-la imóvel.

Mãos e braços devem estar firmes e retos, dos ombros até as pontas dos dedos das mãos e dos pés. O movimento para cima e para baixo começa a partir do ombro – e não do cotovelo, do punho ou dos dedos. Não deixe os punhos dobrados ou os dedos frouxos. Alongue os dedos de forma enérgica, como se você batesse uma bola no chão.

Semirrolamento para cima

Fortaleça o abdome
Pratique fluidez de movimento e controle

Pratique esse exercício corretamente usando a contração do abdome para elevar a coluna sem deixar que outros músculos trabalhem em excesso.

1 Sente-se ereto e use o abdome para inclinar o tronco sobre as pernas, deixando-as alinhadas com os braços. Nariz voltado aos joelhos. Flexione os tornozelos. Mantenha o abdome para cima e para dentro. Imagine a coluna esticando como uma mola.

Por quê? A flexão dos tornozelos garante que as pernas fiquem alongadas e ativas, estende a parte de trás da coxa e dá equilíbrio ao tronco durante os movimentos.

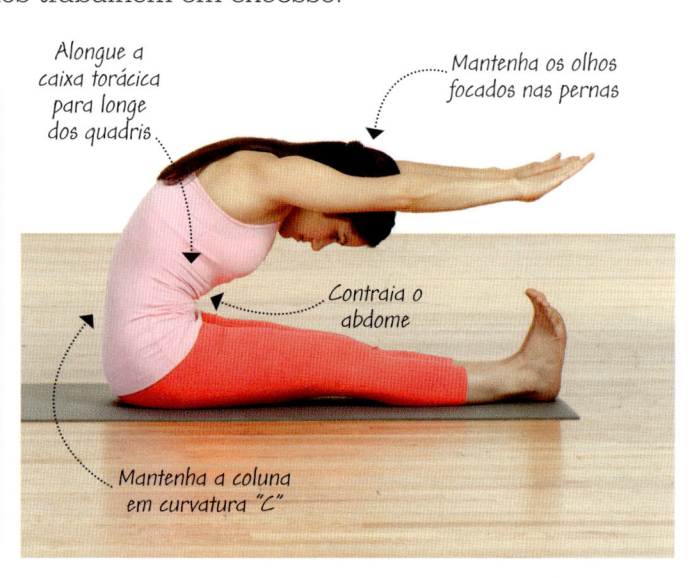

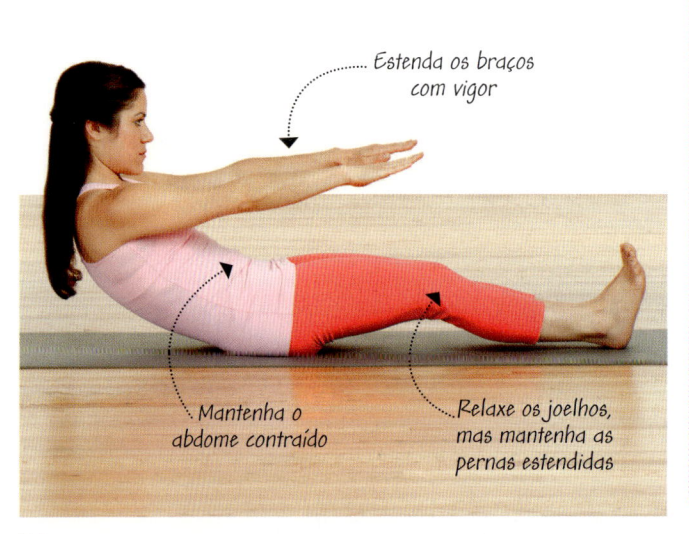

- Alongue a caixa torácica para longe dos quadris
- Mantenha os olhos focados nas pernas
- Contraia o abdome
- Mantenha a coluna em curvatura "C"

2 Inspire profundamente ao começar a rolar a coluna para baixo. Controle o abdome para ir apoiando vértebra por vértebra no mat. Faça o rolamento até onde conseguir controlar o movimento, mantendo-se nesse ponto por 3 respirações. Contraia o abdome e relaxe ombros e pescoço.

Lembre-se O segredo é o controle. Vá somente até a posição em que tiver controle do movimento. A força é adquirida aos poucos. Por isso, procure ir cada vez mais além.

- Estenda os braços com vigor
- Mantenha o abdome contraído
- Relaxe os joelhos, mas mantenha as pernas estendidas

SEMIRROLAMENTO PARA CIMA

3 Ao expirar, aumente a contração abdominal. Contraia a parte interna das coxas e os glúteos e volte a subir. Repita 5 vezes. Procure fazer um rolamento cada vez mais preciso e com controle. Quanto mais lento o movimento, mais você precisa trabalhar os músculos, já que não conta com o impulso.

Imagine O alongamento é muito importante nesse exercício. Imagine cada vértebra da coluna se separar da anterior e se elevar como uma bolha à medida que você se move para a frente.

Posição ereta na caixa torácica

Estenda bem os braços até as pontas dos dedos

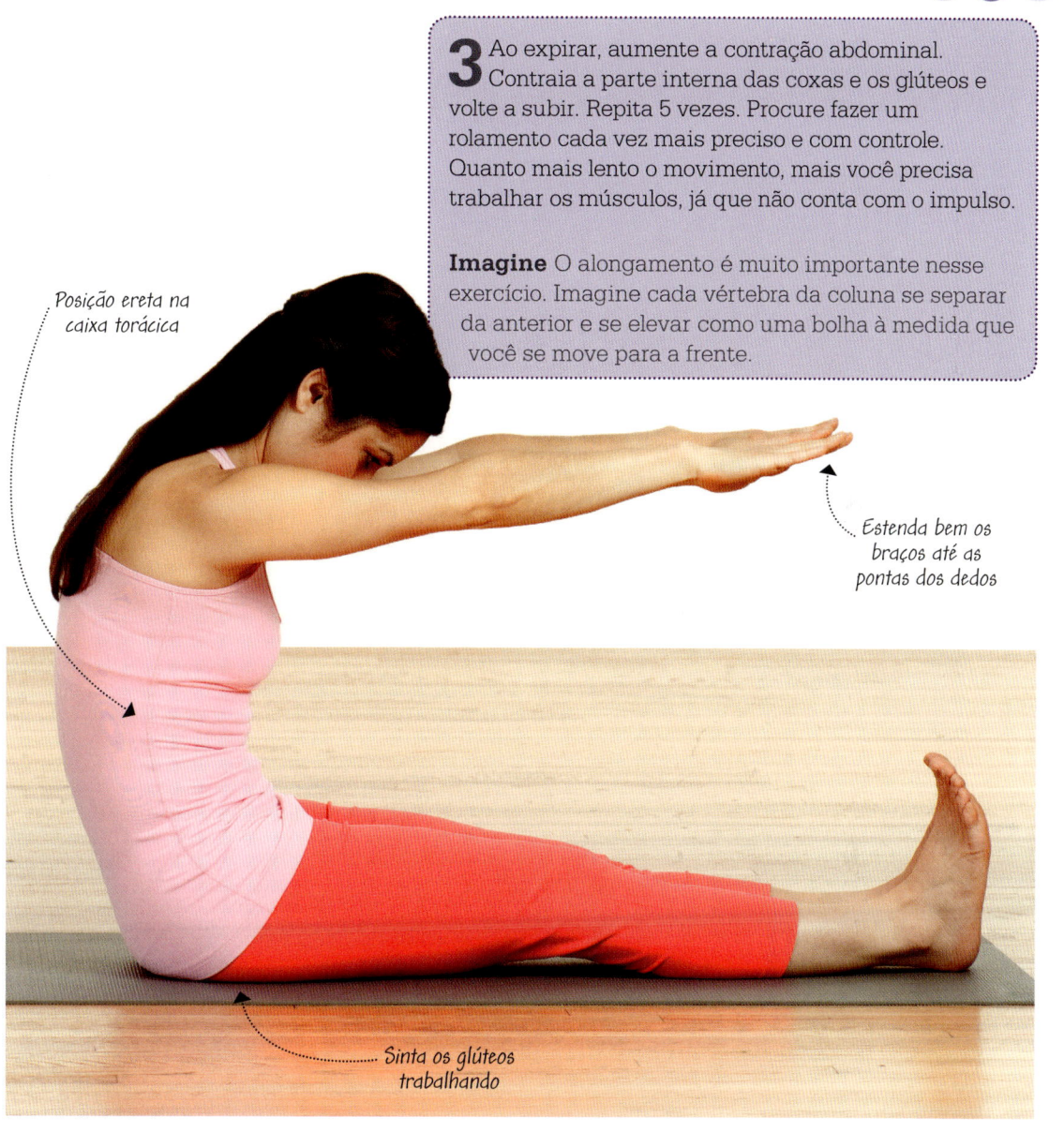

Sinta os glúteos trabalhando

Atenção

Não prenda a respiração. Quando estiver sustentando a posição, aumente a contração do abdome a cada expiração e verifique se mandíbula, pescoço e ombros estão relaxados.

Não erga os ombros. Mantenha-os relaxados e junto ao corpo.

Não levante os pés. Mantenha os tornozelos flexionados e bem apoiados no chão.

Miniponte

Fortaleça os glúteos • **Pratique** concentração

Essa variação da Ponte com os ombros (pp. 78-9) é ótima para desenvolver a concentração e fortalecer as costas. Use o peso do corpo como resistência para ganhar força.

1 Deite-se alinhado no centro do mat com pernas estendidas e juntas, tornozelos flexionados, braços relaxados e palmas das mãos para baixo. Inspire para se preparar e alongue a coluna.

Contraia o abdome
Aperte as pernas uma contra a outra
Pressione os calcanhares para baixo
Mantenha os ombros abertos e os braços relaxados
Pressione as mãos contra o chão

2 Expire, contraia os músculos do centro de força (pp. 19 e 37), empurre os quadris para cima e levante os glúteos. Sinta ombros, braços e calcanhares contra o chão. Aperte as pernas uma contra a outra com firmeza, dos dedos do pé até a parte interna das coxas. Sustente por 5 respirações. Desça devagar. Repita 3 vezes.

Mantenha a caixa torácica relaxada
Estenda as pernas
Flexione os tornozelos
Levante os glúteos

Letra T

Fortaleça a parte superior das costas
Pratique fluidez de movimento

Ótimo exercício para a postura, fortalece os músculos entre as escápulas e tonifica braços e ombros. Para aumentar o grau de dificuldade, use halteres em cada mão.

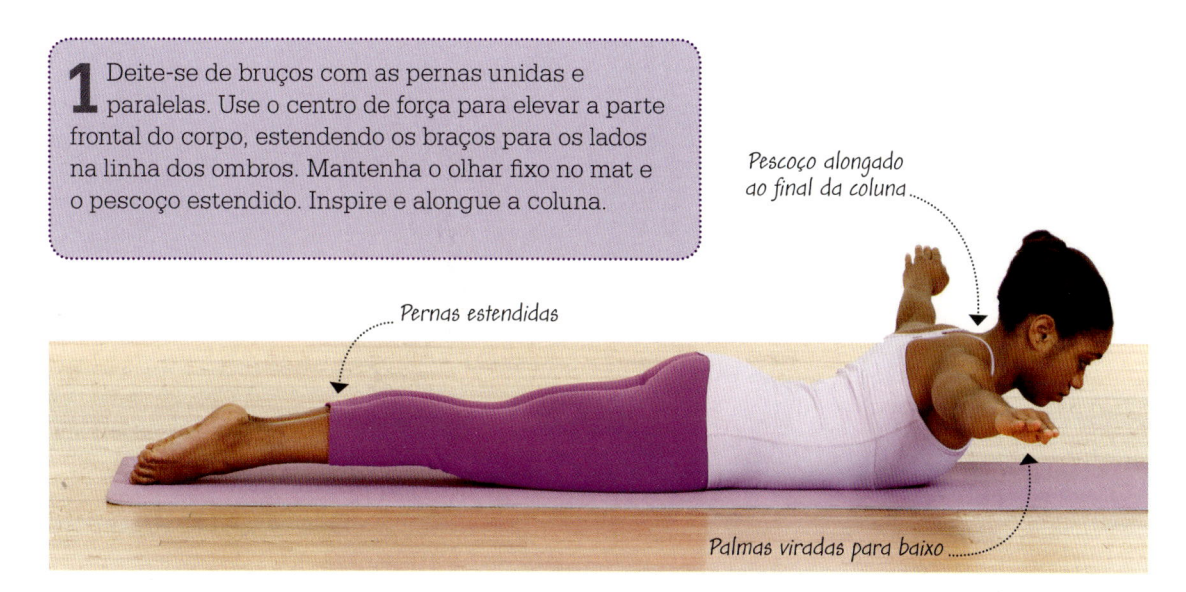

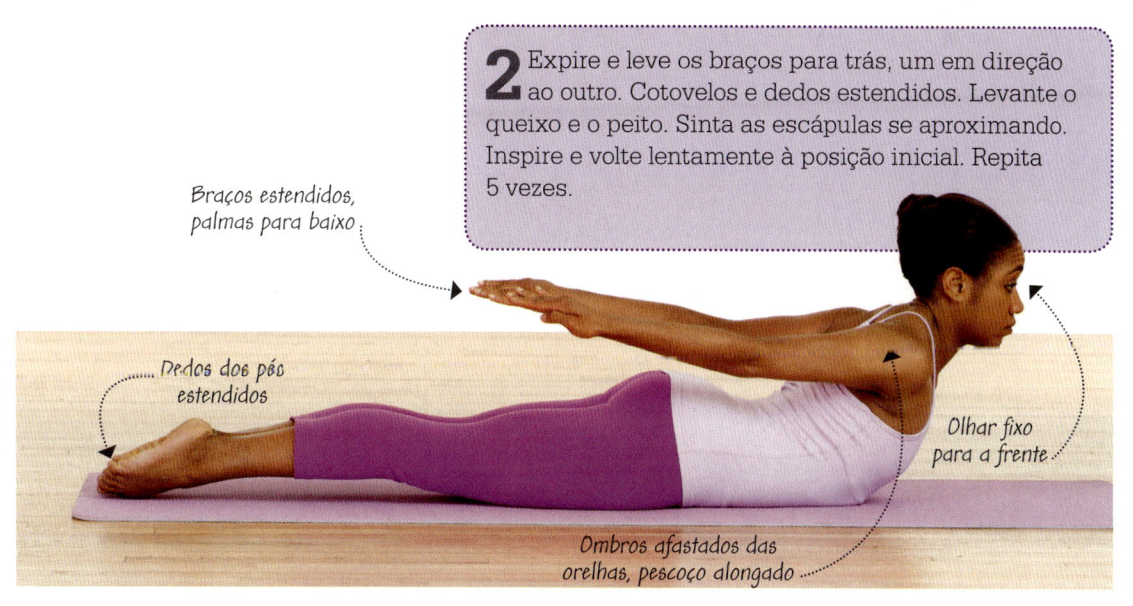

1 Deite-se de bruços com as pernas unidas e paralelas. Use o centro de força para elevar a parte frontal do corpo, estendendo os braços para os lados na linha dos ombros. Mantenha o olhar fixo no mat e o pescoço estendido. Inspire e alongue a coluna.

Pescoço alongado ao final da coluna

Pernas estendidas

Palmas viradas para baixo

2 Expire e leve os braços para trás, um em direção ao outro. Cotovelos e dedos estendidos. Levante o queixo e o peito. Sinta as escápulas se aproximando. Inspire e volte lentamente à posição inicial. Repita 5 vezes.

Braços estendidos, palmas para baixo

Dedos dos pés estendidos

Olhar fixo para a frente

Ombros afastados das orelhas, pescoço alongado

Rolar como uma bola II

Fortaleça o abdome • **Pratique** respiração

Use o centro de força para manter a curvatura "C" e se movimentar com fluidez e controle. Exercício divertido que traz para a prática o movimento descontraído das crianças.

1 Sente-se e faça uma curvatura "C" com a coluna. Flexione os joelhos em direção à testa, mantendo-os afastados na largura dos quadris. Segure os tornozelos, pés unidos. Equilibre-se sobre o cóccix, soltando os ísquios do chão. Tire os pés do chão e olhe para o umbigo. Aumente a contração abdominal e segure as pernas para criar a forma de uma bola. Mantenha essa posição durante todo o exercício. A contração do abdome sustenta a coluna, impedindo movimentos indesejados.

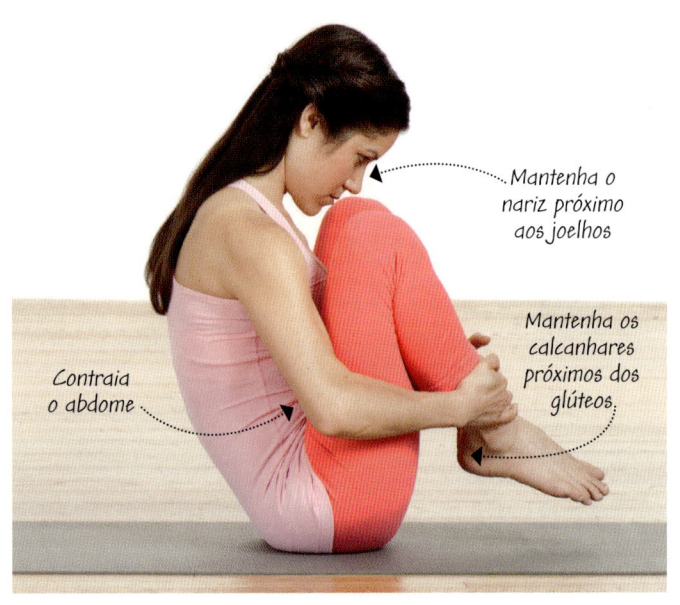

- Mantenha o nariz próximo aos joelhos
- Contraia o abdome
- Mantenha os calcanhares próximos dos glúteos

- Nariz apontado para o abdome
- Puxe pés e calcanhares na direção dos glúteos
- Role pela região lombar

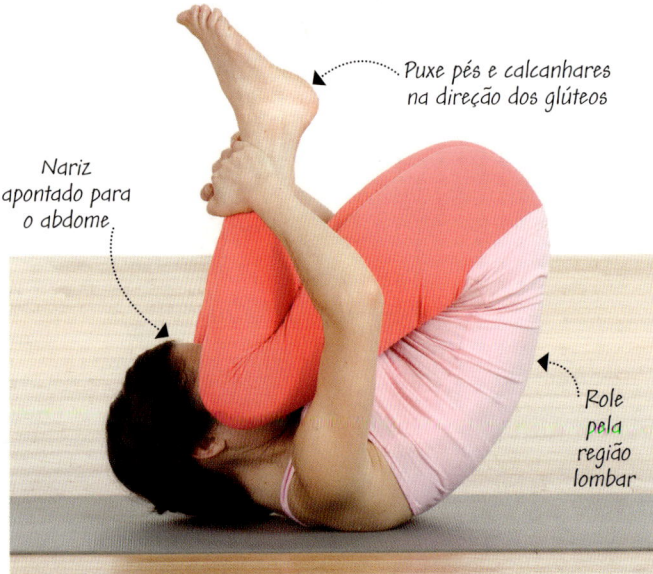

2 Inspire e role para trás, contraindo o abdome para manter a curvatura "C" durante todo o movimento. Sinta cada vértebra rolar uniformemente. A posição deve permanecer inalterada enquanto você rola para trás. Mantenha os olhos fixos no centro do corpo.

Imagine uma conexão indestrutível entre calcanhares e glúteos e entre nariz e barriga.

ROLAR COMO UMA BOLA II

3 Role apenas até a altura das escápulas. O cóccix aponta para o teto. Expire e volte à posição inicial. Repita até 10 vezes, equilibrando-se brevemente entre cada rolamento. Mantenha a posição em "C" durante todo o exercício.

Ajuda Se o movimento for muito difícil, volte ao "C" sentado (p. 36) e treine rolamentos menores, sem sair da posição. Requer tempo, mas a prática leva à perfeição.

As mãos seguram as canelas com firmeza

Os joelhos alcançam a testa

O cóccix sobe em direção ao teto

A curvatura "C" não se desfaz

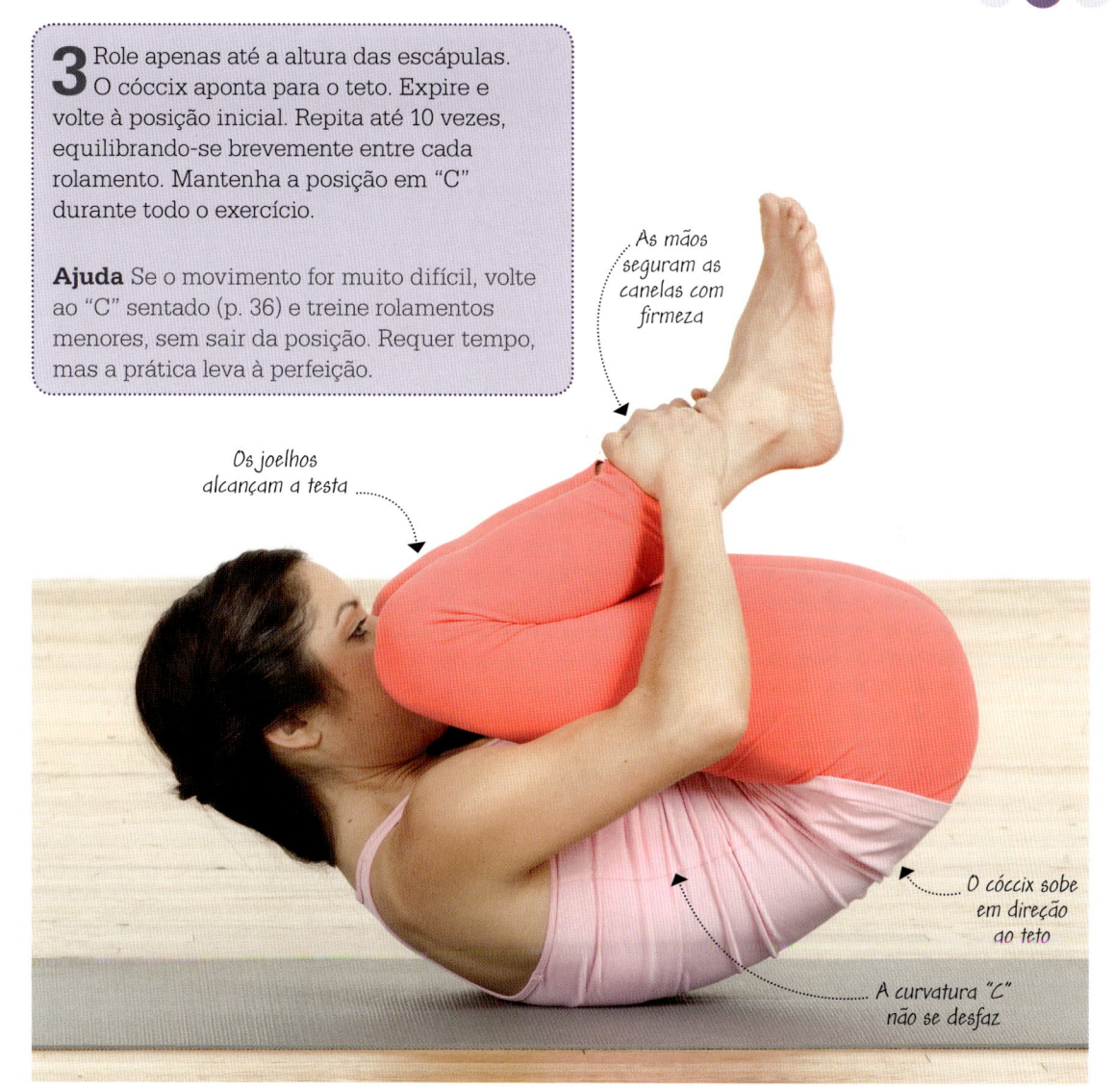

Atenção

Nao deixe a cabeça cair; mantenha-a fixa entre os joelhos. Se olhar para cima, o pescoço ficará reto e você acabará preso no mat como um besouro virado de costas, incapaz de rolar de volta.

Tente não perder a curvatura "C". Não deixe que as costas fiquem retas quando estiver no topo do rolamento. Mantenha o abdome contraído.

Os calcanhares não devem chutar em direção ao teto. Mantenha as canelas bem coladas ao corpo para evitar que as pernas se projetem para cima. Mantenha a forma de bola o tempo todo.

Mantenha o fluxo. O movimento deve ser enérgico e contínuo. Inspire para rolar para trás, expire para rolar para a frente. Mantenha o impulso.

Alongamento de uma perna II

Fortaleça o abdome • **Pratique** precisão

Esta versão do Alongamento de uma perna I (p. 64) requer mais foco para aumentar a velocidade de execução e coordenar os movimentos de mão e perna. Mantenha o tronco forte e estável.

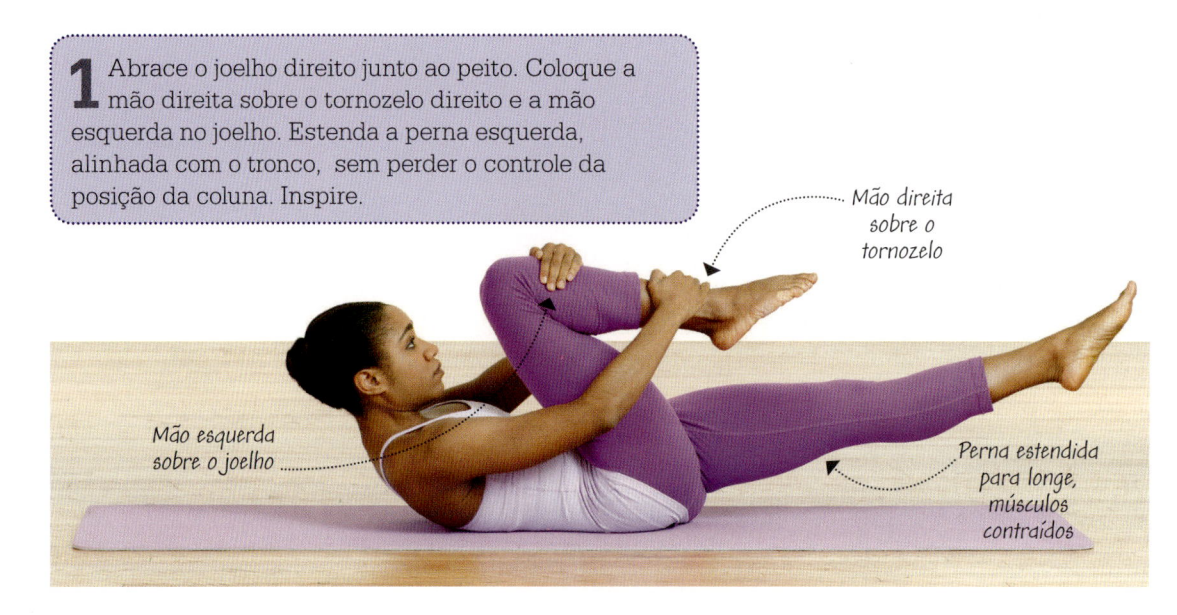

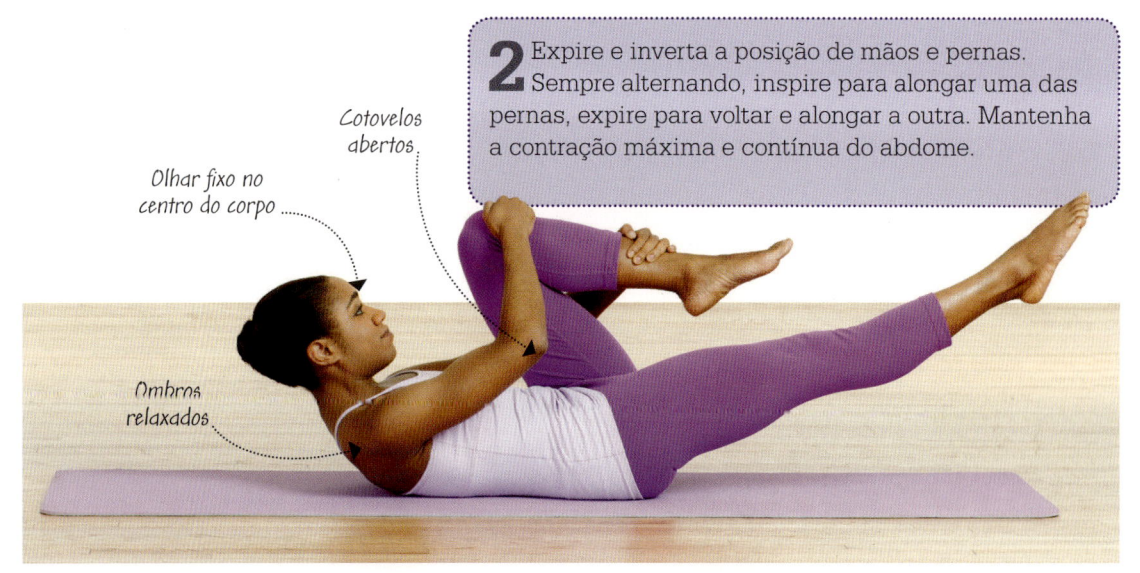

1 Abrace o joelho direito junto ao peito. Coloque a mão direita sobre o tornozelo direito e a mão esquerda no joelho. Estenda a perna esquerda, alinhada com o tronco, sem perder o controle da posição da coluna. Inspire.

Mão direita sobre o tornozelo

Mão esquerda sobre o joelho

Perna estendida para longe, músculos contraídos

2 Expire e inverta a posição de mãos e pernas. Sempre alternando, inspire para alongar uma das pernas, expire para voltar e alongar a outra. Mantenha a contração máxima e contínua do abdome.

Cotovelos abertos

Olhar fixo no centro do corpo

Ombros relaxados

Alongamento reto de uma perna

Fortaleça o abdome • **Pratique** fluidez de movimento

Também conhecido como Tesoura, esse exercício requer controle e vigor nos movimentos, trabalha o core (pp. 10, 19 e 33) e alonga os músculos isquiotibiais.

1 Deite-se e abrace os joelhos perto do peito. Leve a testa na direção deles. Eleve a perna direita em direção ao teto e segure o tornozelo com as duas mãos. Estenda a perna esquerda à frente. Gire os pés para fora na postura de pilates. Expire e puxe levemente a perna em direção à cabeça em um movimento rápido e pulsante (contando 1 e 2). Sinta alongar os isquiotibiais.

Imagine o movimento ritmado como um batimento cardíaco.

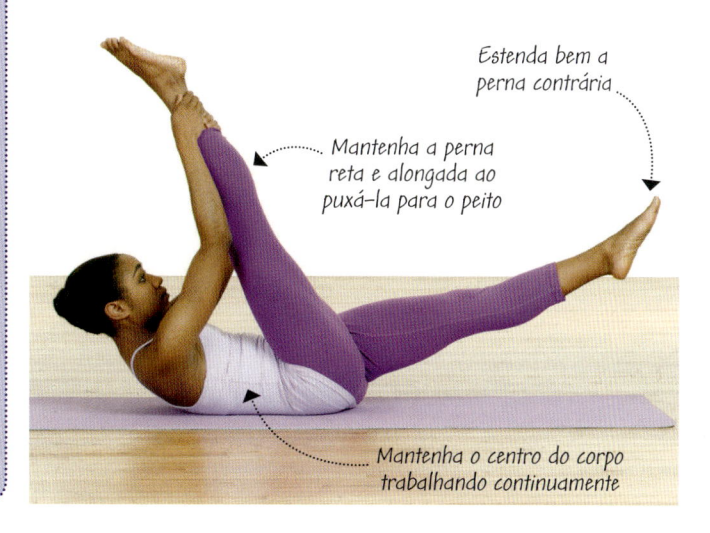

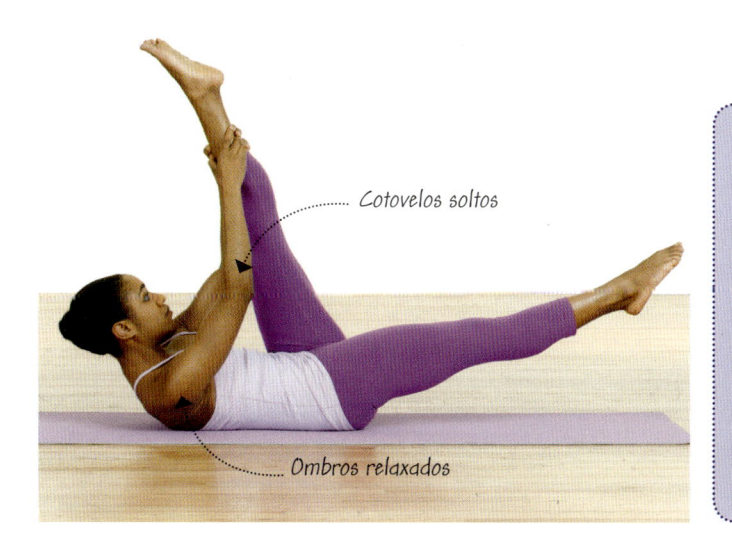

Estenda bem a perna contrária

Mantenha a perna reta e alongada ao puxá-la para o peito

Mantenha o centro do corpo trabalhando continuamente

Cotovelos soltos

Ombros relaxados

2 Inspire e troque a posição das pernas. Faça o movimento pulsante com a perna esquerda enquanto expira. Troque as pernas com rapidez, mantendo o tronco absolutamente parado durante os movimentos de "tesoura". Repita 8 vezes em cada perna.

Cuidado! Mantenha o centro de força (pp. 19 e 37) ativado para que o corpo não balance.

Alongamento das duas pernas II

Fortaleça o abdome • **Pratique** centralização

Essa versão do Alongamento das duas pernas I (p. 65) exige mais controle e força. Ao alongar braços e pernas para longe do centro do corpo, a coluna deve ficar estável e as costas não podem arquear.

1 Deite-se abraçando os joelhos contra o peito. Mãos nas canelas. Expire, contraia o abdome e erga a cabeça olhando fixo para o umbigo. Aumente a contração abdominal para sentir a região lombar solta no mat.

Ajuda Se sentir o pescoço tenso, faça o exercício com as mãos atrás da cabeça até adquirir a força abdominal.

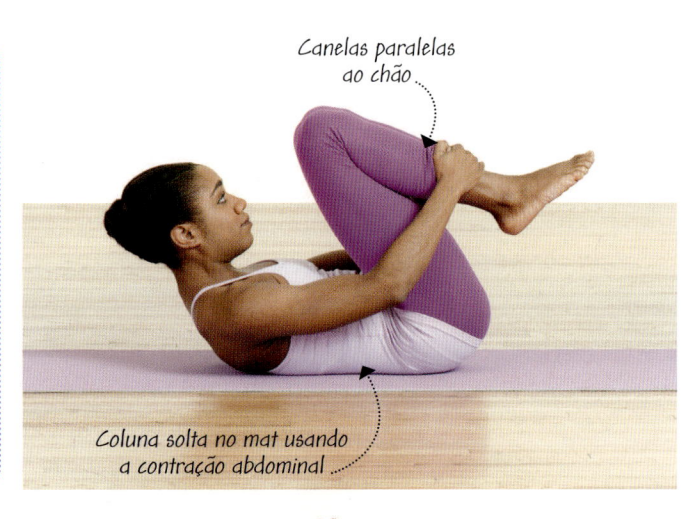

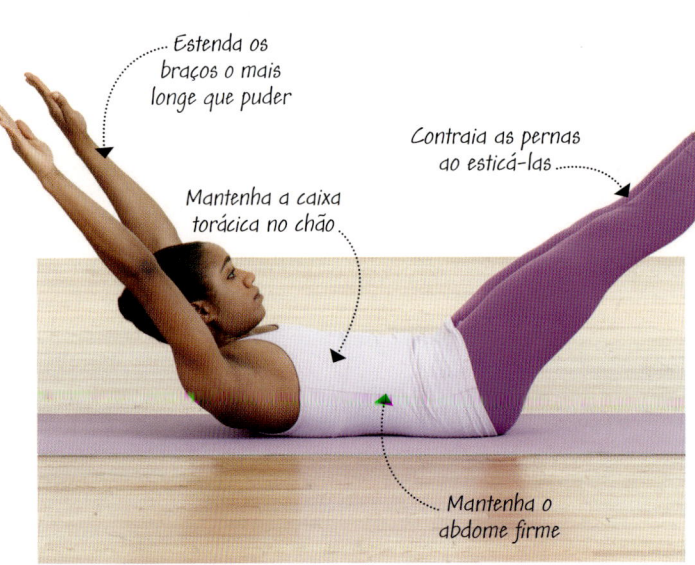

Canelas paralelas ao chão

Coluna solta no mat usando a contração abdominal

Estenda os braços o mais longe que puder

Mantenha a caixa torácica no chão

Contraia as pernas ao esticá-las

Mantenha o abdome firme

2 Inspire e estenda os braços para trás do corpo na linha das orelhas. Ao mesmo tempo, estenda as pernas para cima, contraindo-as na postura de pilates. Puxe a barriga para dentro em direção à coluna.

Imagine que sua coluna está colada ao chão, portanto não pode se mover quando você alonga os membros.

ALONGAMENTO DAS DUAS PERNAS II

3 Expire, abra os braços para os lados e para baixo em direção aos quadris, estendendo as pontas dos dedos. Flexione os joelhos e volte à posição inicial. Mantenha a cabeça erguida e repita a sequência até 6 vezes.

Cuidado! O segredo é a precisão. Controle o movimento de braços e pernas. Você só deve alongá-los até onde sua coluna aguentar. Adquira força gradualmente.

Mantenha as pernas na postura de pilates

Contraia ainda mais o abdome ao estender os membros

Mantenha o pescoço alongado

Estenda o braço livremente a partir da articulação do ombro

Use o abdome para liberar as costas no chão

Atenção

Não deixe a cabeça cair para trás ao estender braços e pernas. Mantenha-a erguida e olhe para baixo.

Não movimente a caixa torácica. Mantenha o pescoço estendido enquanto os braços se movem livremente.

Evite arquear a região lombar ao levar as pernas para a frente. Mantenha o abdome firme para a lombar pesar sobre o mat. Se necessário, deixe as pernas mais altas.

Não deixe que os braços elevem a caixa torácica. Mantenha o centro do corpo bem fixado ao estender os braços para trás.

Alongamento da coluna para a frente II

Fortaleça o abdome • **Pratique** respiração

Esse exercício é uma versão mais intensa do nível I (p. 66), pois desafia ainda mais os abdominais ao usar como carga o peso dos braços. Concentre-se no aperfeiçoamento da curvatura "C".

1 Sentado, coluna ereta, pernas paralelas e um pouco mais afastadas do que a largura dos quadris, calcanhares firmes no mat. Eleve os braços na linha das orelhas. Abdome para dentro e para cima. Inspire.

Imagine a pelve presa ao chão e a coluna leve como um balão que sobe e se distancia dos ísquios, fixos no mat.

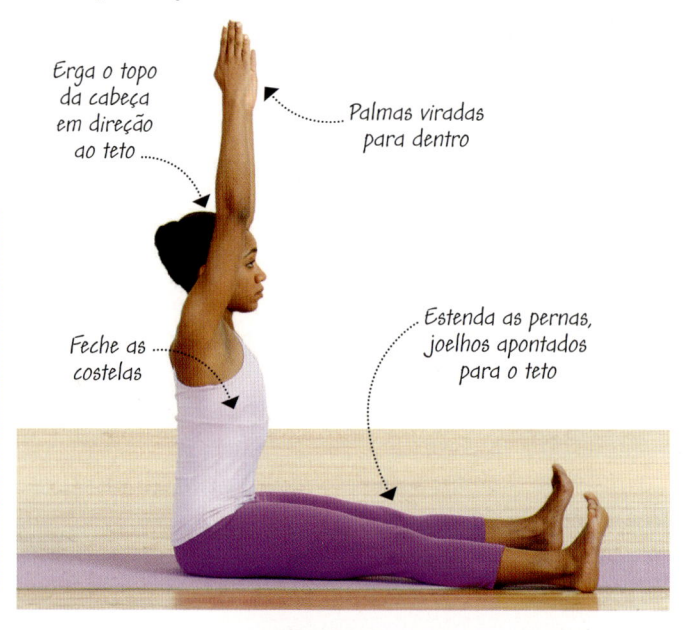

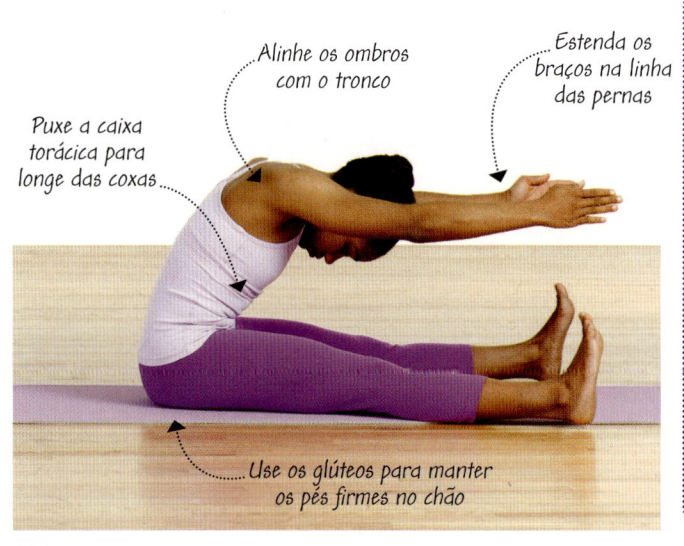

Erga o topo da cabeça em direção ao teto

Palmas viradas para dentro

Feche as costelas

Estenda as pernas, joelhos apontados para o teto

Alinhe os ombros com o tronco

Estenda os braços na linha das pernas

Puxe a caixa torácica para longe das coxas

Use os glúteos para manter os pés firmes no chão

2 Expire, alongue a coluna e curve-se para a frente. Aponte a cabeça em direção aos pés. Mantenha os braços na linha das orelhas e estenda-os sobre os pés. Contraia o abdome e os glúteos para que as pernas fiquem alongadas.

Imagine alguém puxando sua cintura para trás enquanto estende a ponta dos dedos para a frente.

Cuidado! Não deixe o tronco cair para a frente ao rolar. Puxe o abdome ainda mais para cima.

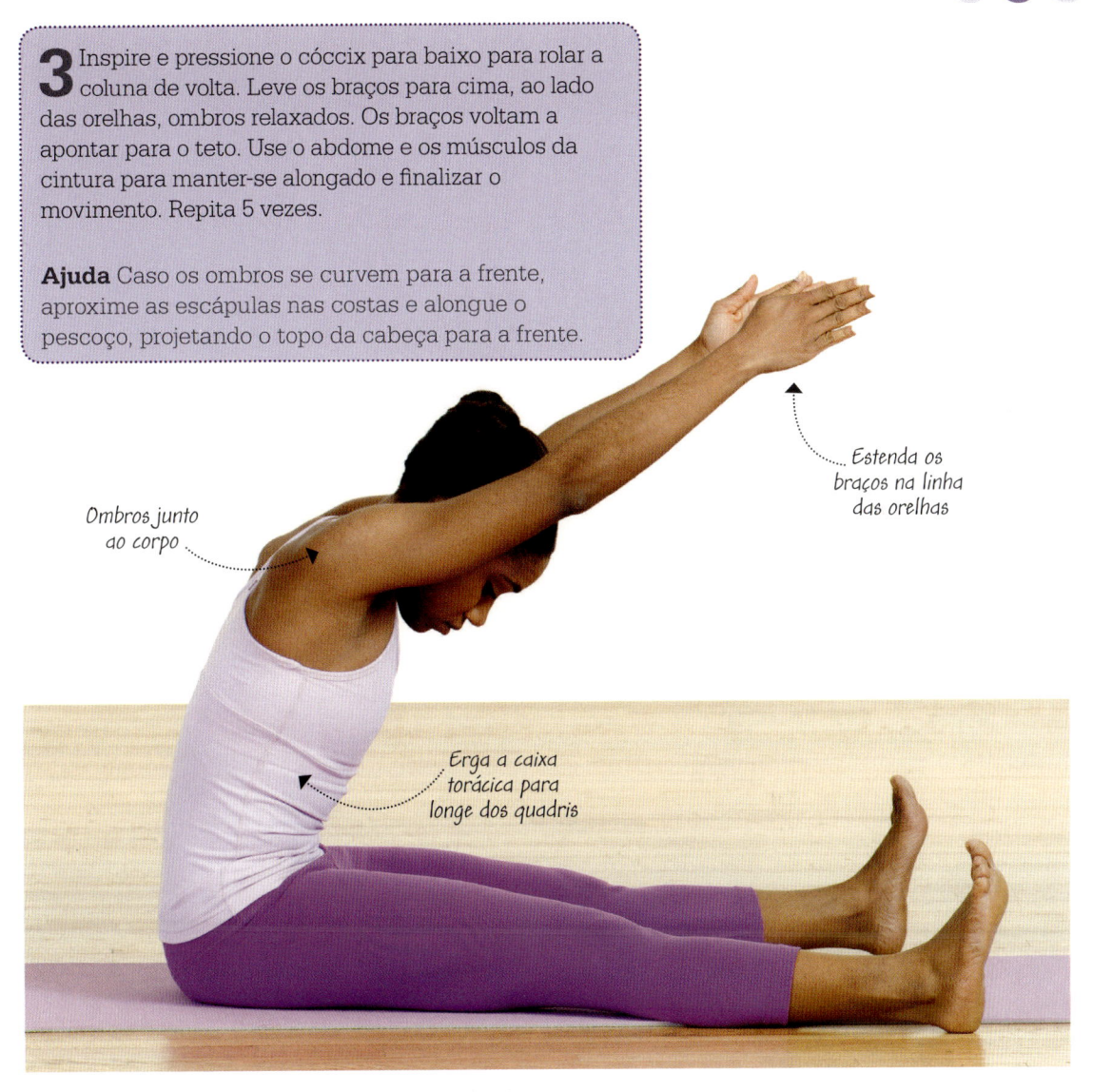

ALONGAMENTO DA COLUNA PARA A FRENTE II

3 Inspire e pressione o cóccix para baixo para rolar a coluna de volta. Leve os braços para cima, ao lado das orelhas, ombros relaxados. Os braços voltam a apontar para o teto. Use o abdome e os músculos da cintura para manter-se alongado e finalizar o movimento. Repita 5 vezes.

Ajuda Caso os ombros se curvem para a frente, aproxime as escápulas nas costas e alongue o pescoço, projetando o topo da cabeça para a frente.

Ombros junto ao corpo

Estenda os braços na linha das orelhas

Erga a caixa torácica para longe dos quadris

Atenção

Não flexione os quadris. São os abdominais que fazem o movimento, mantendo a curvatura "C" da coluna.

As pernas não podem ficar frouxas. Devem estar paralelas e contraídas na hora de rolar para a frente e voltar à posição inicial. Calcanhares pressionam o solo.

Não deixe os ombros tensionados. Mantenha o pescoço alongado e aproxime as escápulas nas costas enquanto leva o corpo para a frente.

Não deixe o tronco desabar. Resista à gravidade, contraindo o abdome à medida que se inclina para a frente, como se alguém puxasse seu tórax para cima com as mãos em torno da cintura.

Rotação do pescoço

Fortaleça a parte superior das costas • **Pratique** controle

Esse exercício é uma extensão da Preparação para o cisne (p. 69). É um bom alongamento para o abdome e usa bastante o controle abdominal para sustentar a lombar. Avance para o cisne (p. 164) quando se sentir preparado.

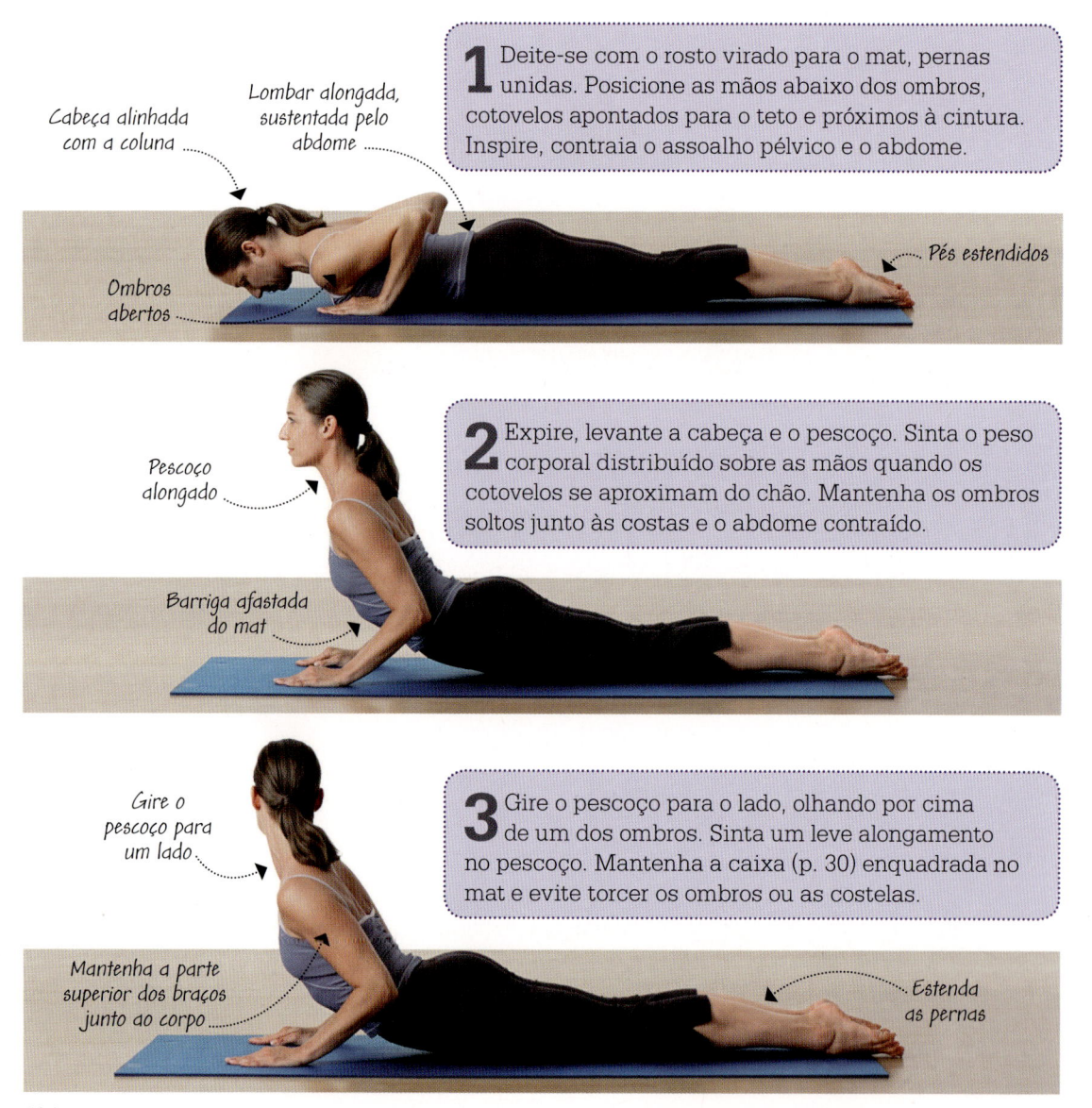

Cabeça alinhada com a coluna

Lombar alongada, sustentada pelo abdome

Ombros abertos

Pés estendidos

1 Deite-se com o rosto virado para o mat, pernas unidas. Posicione as mãos abaixo dos ombros, cotovelos apontados para o teto e próximos à cintura. Inspire, contraia o assoalho pélvico e o abdome.

Pescoço alongado

Barriga afastada do mat

2 Expire, levante a cabeça e o pescoço. Sinta o peso corporal distribuído sobre as mãos quando os cotovelos se aproximam do chão. Mantenha os ombros soltos junto às costas e o abdome contraído.

Gire o pescoço para um lado

Mantenha a parte superior dos braços junto ao corpo

Estenda as pernas

3 Gire o pescoço para o lado, olhando por cima de um dos ombros. Sinta um leve alongamento no pescoço. Mantenha a caixa (p. 30) enquadrada no mat e evite torcer os ombros ou as costelas.

ROTAÇÃO DO PESCOÇO

4 Gire a cabeça para baixo e mova o queixo em direção ao peito. Gire o pescoço para o outro lado, olhando de novo por cima do ombro. Mantenha o tronco elevado e o pescoço alongado.

Cuidado! Use o centro de força (pp. 19 e 37) durante todo o exercício para proteger a lombar e impedir que a barriga encoste no mat.

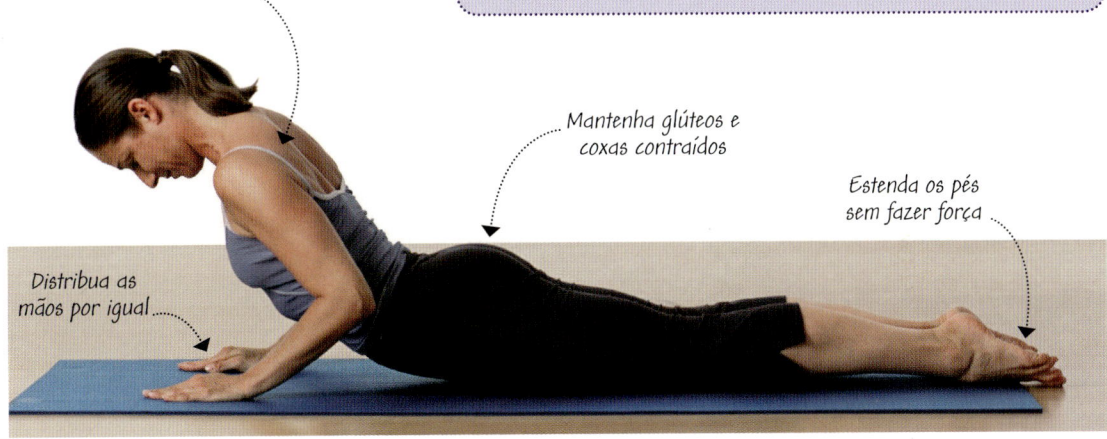

Sinta as escápulas unidas nas costas

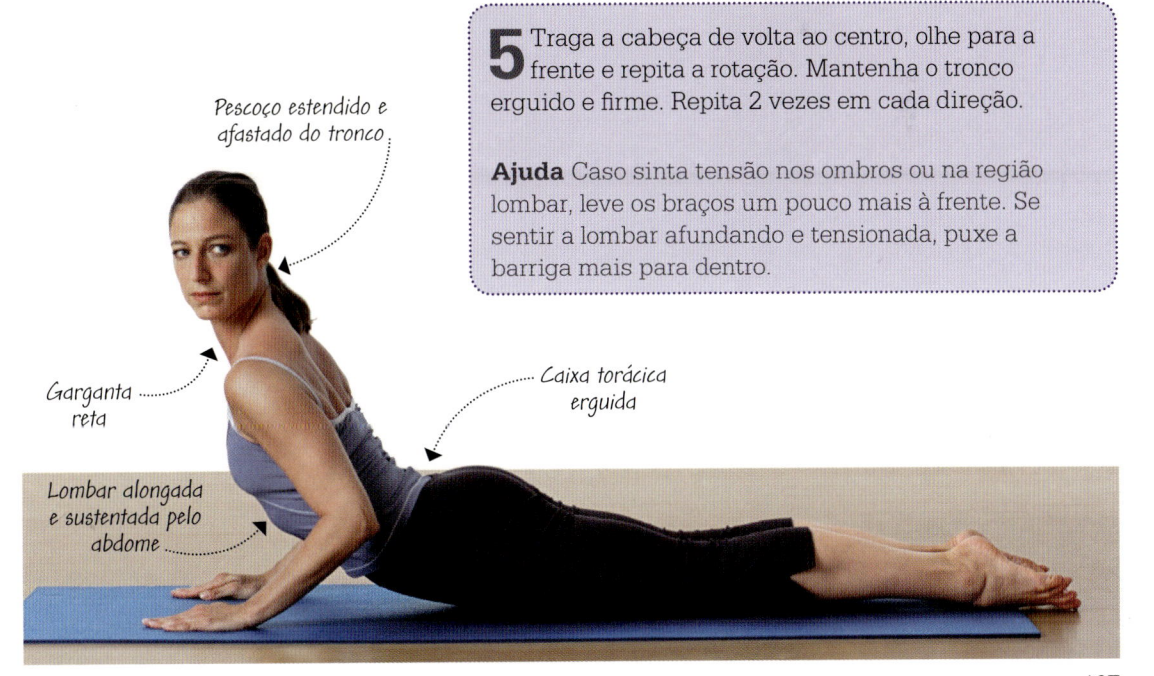

Mantenha glúteos e coxas contraídos

Estenda os pés sem fazer força

Distribua as mãos por igual

5 Traga a cabeça de volta ao centro, olhe para a frente e repita a rotação. Mantenha o tronco erguido e firme. Repita 2 vezes em cada direção.

Ajuda Caso sinta tensão nos ombros ou na região lombar, leve os braços um pouco mais à frente. Se sentir a lombar afundando e tensionada, puxe a barriga mais para dentro.

Pescoço estendido e afastado do tronco

Caixa torácica erguida

Garganta reta

Lombar alongada e sustentada pelo abdome

Aro flexível: peito e acima da cabeça

Fortaleça os braços e o peito • **Pratique** controle

Esse acessório traz outra dimensão à sua prática, tonificando os braços e os ombros.

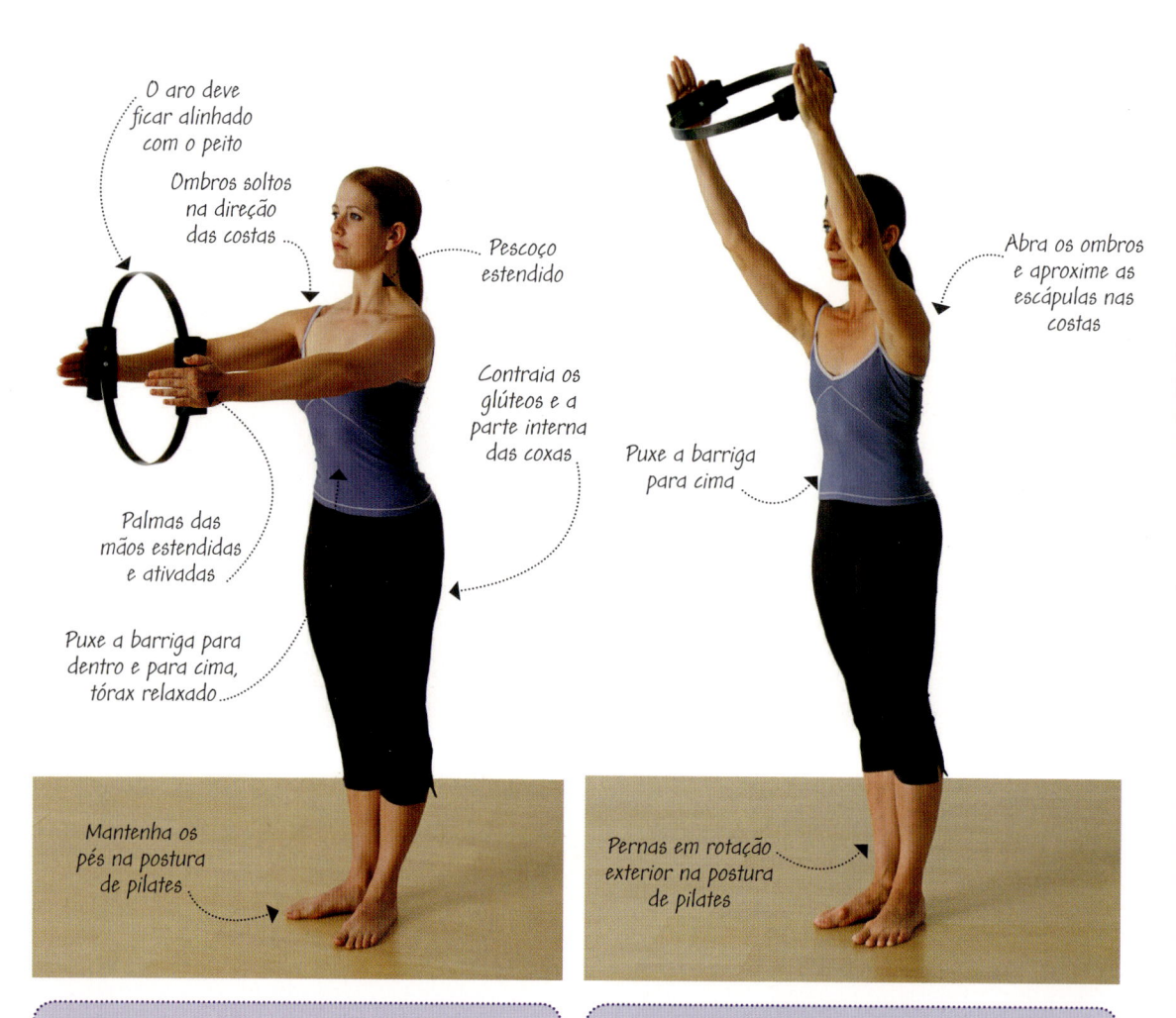

- O aro deve ficar alinhado com o peito
- Ombros soltos na direção das costas
- Pescoço estendido
- Contraia os glúteos e a parte interna das coxas
- Palmas das mãos estendidas e ativadas
- Puxe a barriga para dentro e para cima, tórax relaxado
- Mantenha os pés na postura de pilates

- Abra os ombros e aproxime as escápulas nas costas
- Puxe a barriga para cima
- Pernas em rotação exterior na postura de pilates

Peito Fique na postura de pilates. Segure o aro na linha do peito, pressionando os apoios de mão; dedos estendidos. Inspire. Fique ereto, expire e aperte o aro usando os ombros. Segure por 3 tempos e solte de forma lenta e controlada. Repita 5 vezes.

Acima da cabeça Fique com a coluna estendida e relaxada enquanto os braços trabalham. Leve o aro acima da cabeça, braços um pouco à frente. Expire e aperte o aro. Segure por 3 tempos e solte lentamente. Repita 5 vezes.

Aro flexível: bombeando

Fortaleça os braços e os ombros • **Pratique** centralização

Exercício que trabalha movimento e fluidez com estabilidade. Use o centro de força (pp. 19 e 37) para que o tronco permaneça firme e estável durante o movimento dos braços.

Punhos estendidos na linha dos braços

Erga o topo da cabeça

Mantenha o centro de força trabalhando

Faça o bombeamento a partir da articulação dos ombros

Abdome bem contraído

Deixe a caixa torácica solta

Pressione o aro com as palmas das mãos estendidas

Pernas na postura de pilates

Mantenha os pés na postura de pilates

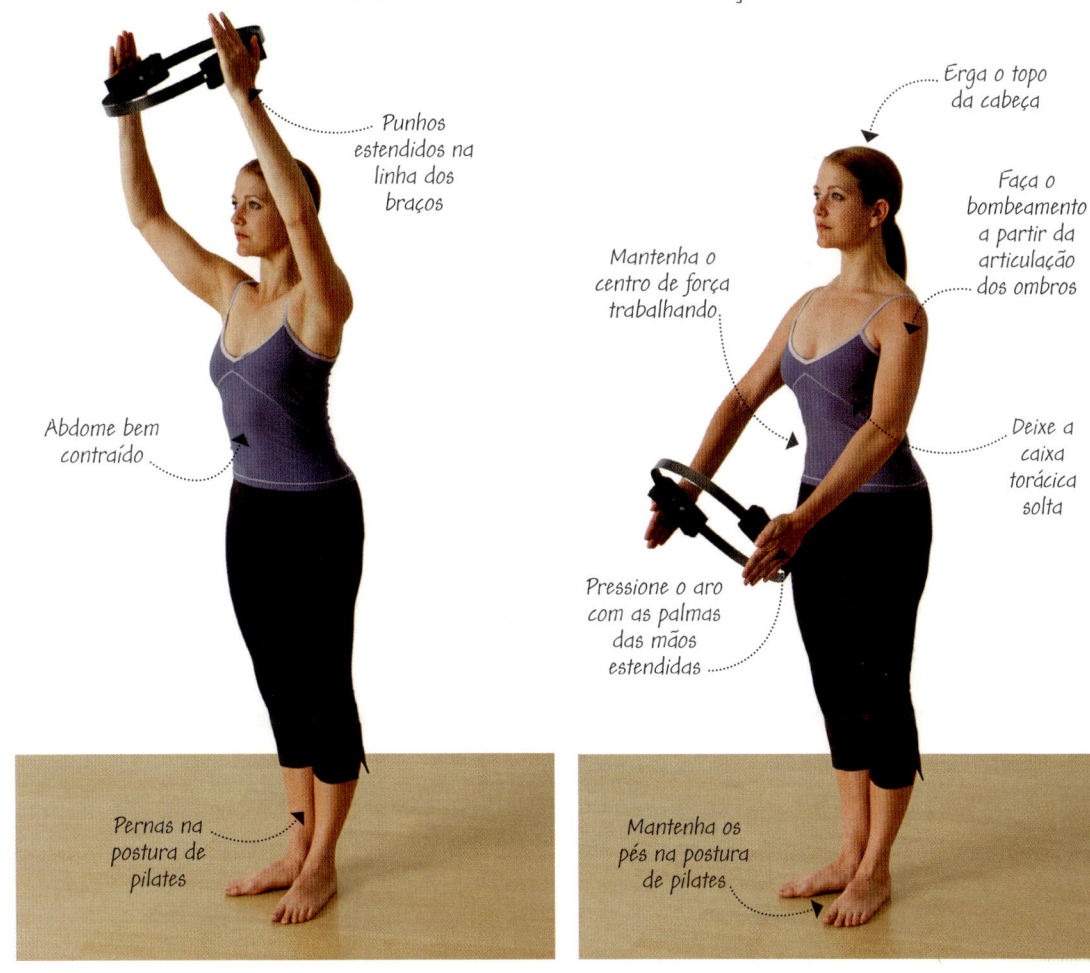

1 Fique em pé na postura de pilates. Segure o aro à frente do corpo, na altura dos quadris. Mantenha os braços estendidos e os cotovelos soltos. Respire naturalmente, faça 8 bombeamentos, levando o aro acima da cabeça, com os ombros soltos e para baixo.

2 Faça 8 bombeamentos para voltar à posição inicial. Repita 3 vezes. Mexa os braços sem alterar a posição dos ombros ou da coluna. Mantenha a coluna alongada e estável, olhe para a frente e contraia as pernas.

Aro flexível: pliés

Fortaleça a parte interna das coxas e os glúteos • **Pratique** controle

Esse movimento típico do balé é excelente tanto para tonificar glúteos e coxas quanto para aguçar o equilíbrio. Evite esse exercício em caso de problemas de joelhos.

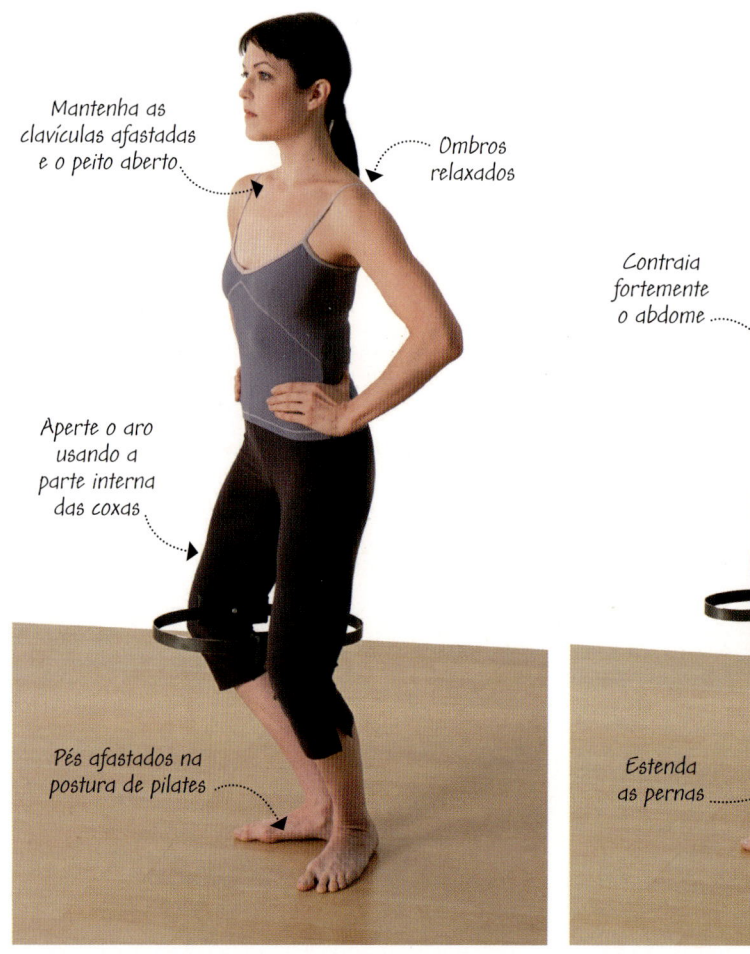

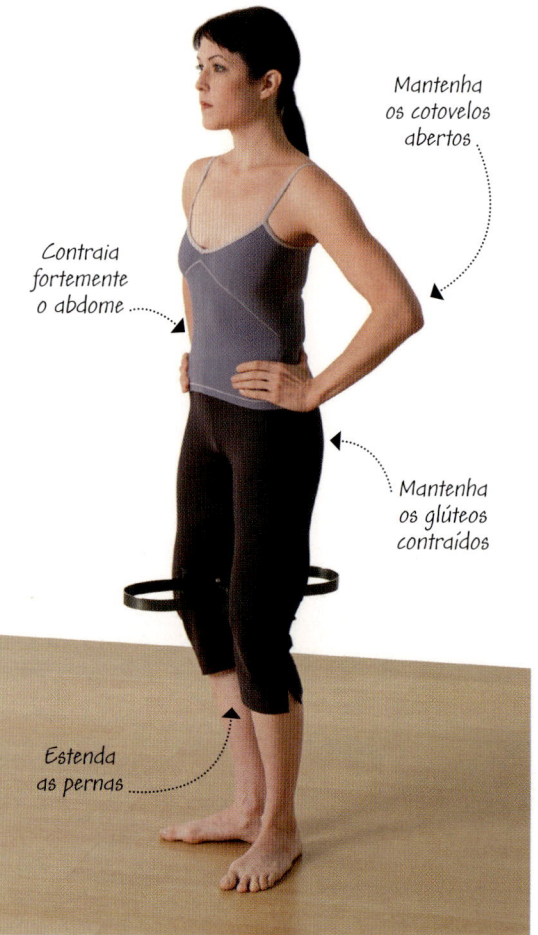

Mantenha as clavículas afastadas e o peito aberto.

Ombros relaxados

Aperte o aro usando a parte interna das coxas

Pés afastados na postura de pilates

Mantenha os cotovelos abertos

Contraia fortemente o abdome

Mantenha os glúteos contraídos

Estenda as pernas

1 Fique ereto com as mãos nos quadris. Pernas na postura de pilates, joelhos flexionados diretamente acima dos dedos dos pés. Apoie o aro na parte interna das coxas, logo acima dos joelhos. Coluna alongada e neutra.

2 Partindo do centro de força (pp. 19 e 37), comece a apertar o aro de forma a estender os joelhos. Segure o aro com firmeza e alongue a cabeça em direção ao teto. Flexione os joelhos voltando à posição inicial. Repita 3 a 5 vezes.

Aro flexível: coxas e braços

Fortaleça a parte interna de coxas e braços • **Pratique** concentração

Exercício para fazer sentado, o que exige maior concentração no alinhamento e na postura. Use o centro de força e mantenha a cintura contraída e alongada.

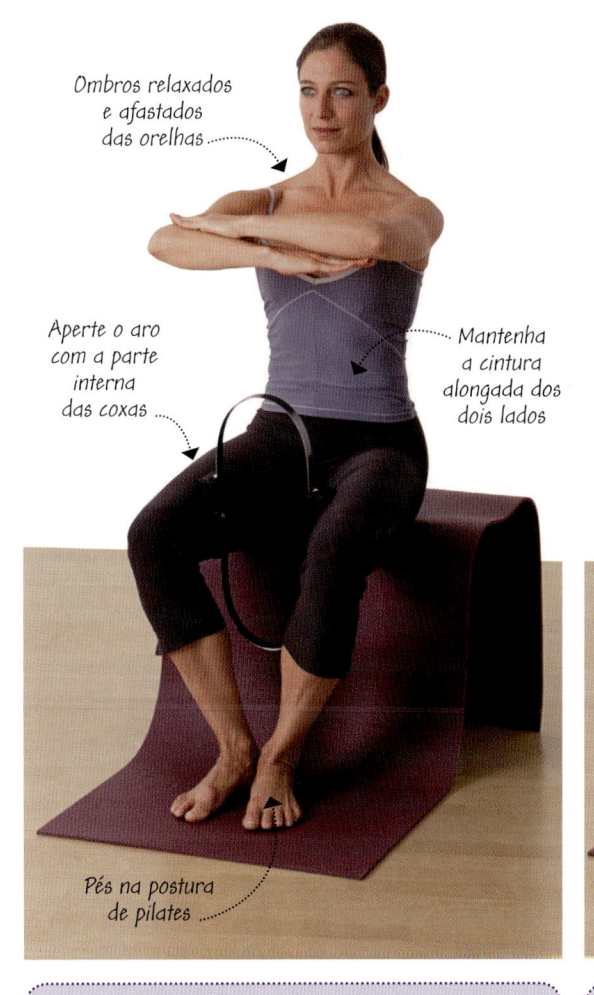

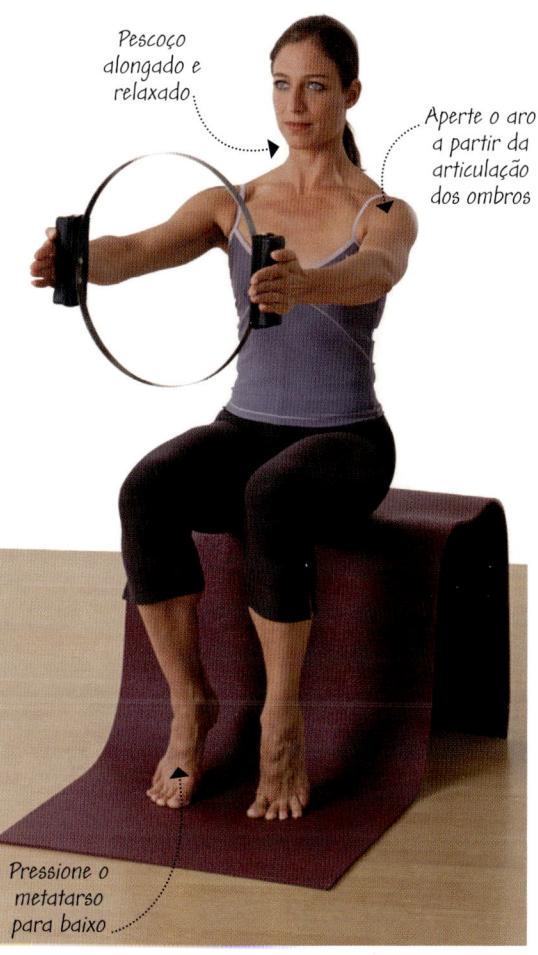

Ombros relaxados e afastados das orelhas

Aperte o aro com a parte interna das coxas

Mantenha a cintura alongada dos dois lados

Pés na postura de pilates

Pescoço alongado e relaxado

Aperte o aro a partir da articulação dos ombros

Pressione o metatarso para baixo

Parte interna das coxas Coloque o aro entre as coxas, pés firmes no chão. Cruze os braços à frente do corpo, ombros relaxados. Alongue a coluna. Expire, aperte o aro usando o centro de força, segure por 3 tempos e inspire. Relaxe e expire. Repita 3 a 5 vezes.

Braços Segure o aro à frente do corpo, com as pernas paralelas e afastadas na largura do quadril. Erga os calcanhares, pressionando os dedos dos pés no chão. Aperte o aro entre as palmas, usando o peito e os braços, com a coluna estendida e neutra. Repita 3 a 5 vezes.

Alongamento do pescoço

Fortaleça o abdome • **Pratique** controle

Esse é um exercício difícil, mas compensador. Os braços atrás da cabeça aplicam carga extra aos músculos abdominais, intensificando o fortalecimento muscular. Faça primeiro com os braços cruzados à frente do tronco para sentir a diferença.

1 Sente-se ereto, pernas estendidas, afastadas na largura do quadril. Calcanhares empurram para a frente. Mãos atrás da cabeça, uma por cima da outra. Eleve o tronco, contraindo o centro do corpo. Alongue a cintura. Inspire para se inclinar para trás a partir dos quadris.

Cuidado! Se sentir o esforço na lombar ao se inclinar, contraia mais o abdome e os glúteos.

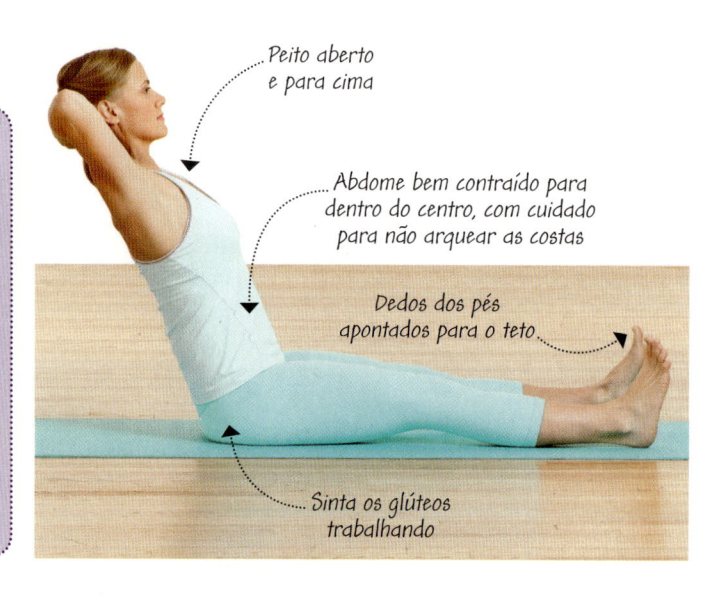

Peito aberto e para cima

Abdome bem contraído para dentro do centro, com cuidado para não arquear as costas

Dedos dos pés apontados para o teto

Sinta os glúteos trabalhando

Erga o topo da cabeça em direção ao teto

Mantenha o abdome contraído

Calcanhares para a frente

Estenda as pernas ativamente

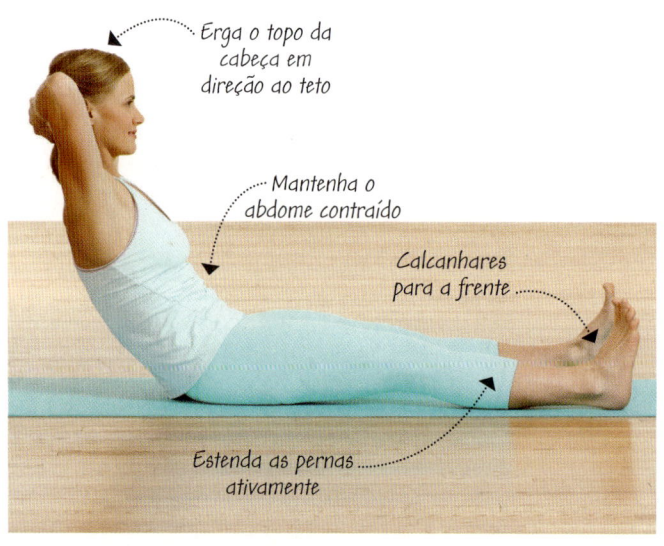

2 Incline-se o máximo que puder sem arquear as costas. Expire e comece a rolar o cóccix para baixo. Queixo no peito, coluna em curvatura "C", cintura alongada. Tente realizar esse movimento de forma perfeita.

Imagine que a coluna é uma mola sendo esticada e alongada.

ALONGAMENTO DO PESCOÇO

1 **2** 3

As mãos pressionam a cabeça

Cotovelos afastados e abertos

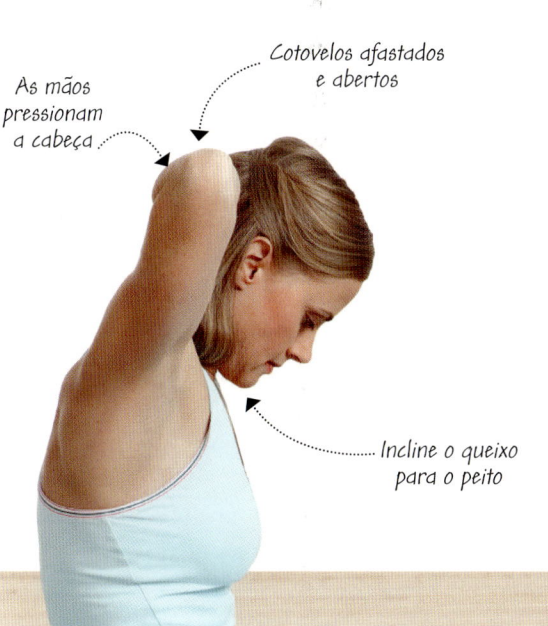

3 Expire e mantenha o abdome contraído. Curve a coluna para a frente, levando o nariz em direção aos joelhos. Para tornar o exercício mais intenso, faça um alongamento completo da coluna para a frente (pp. 104-5). Volte à posição ereta e firme. Repita 5 vezes.

Imagine a caixa torácica sendo puxada para o alto; resista a essa força usando a força dos músculos.

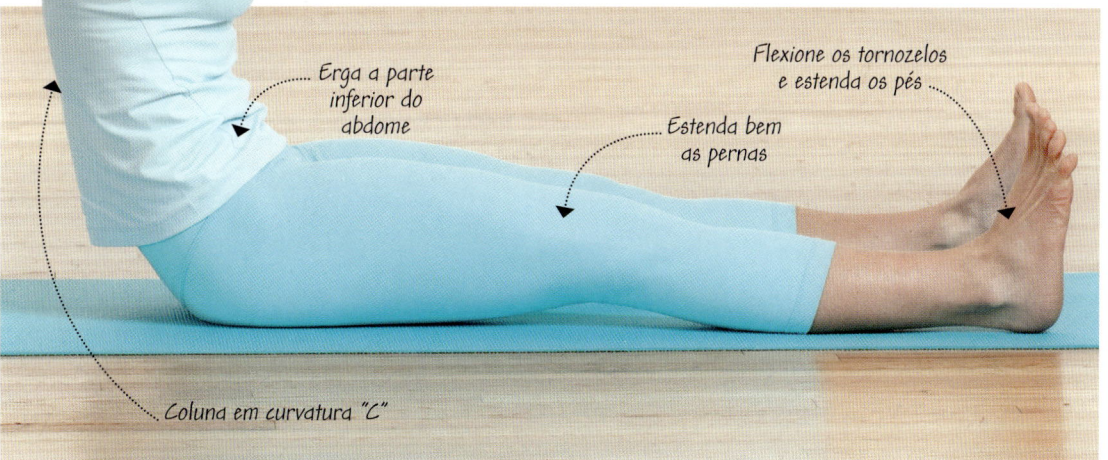

Incline o queixo para o peito

Erga a parte inferior do abdome

Flexione os tornozelos e estenda os pés

Estenda bem as pernas

Coluna em curvatura "C"

Atenção

Tente não curvar ou arquear a coluna. O desafio aqui é atingir a maior inclinação possível sem curvar ou arquear a coluna. Mantenha as pernas firmes e estendidas.

Não levante e/ou flexione as pernas ao se inclinar. Imagine alguém sentado sobre suas pernas, para mantê-las grudadas ao chão.

Não deixo o abdome cair ao se curvar para a frente. Mantenha-o contraído durante o exercício, sem afrouxar a cinta muscular em volta da cintura.

Não abrace a cabeça com os cotovelos. Mantenha-os abertos e afastados.

Chutes laterais: frente II

Fortaleça os glúteos e as coxas • **Pratique** centralização

Realize essa série de chutes laterais um lado de cada vez. Esta versão é mais intensa do que os Chutes laterais: frente I (pp. 72-3) por não usar o braço de cima para se equilibrar.

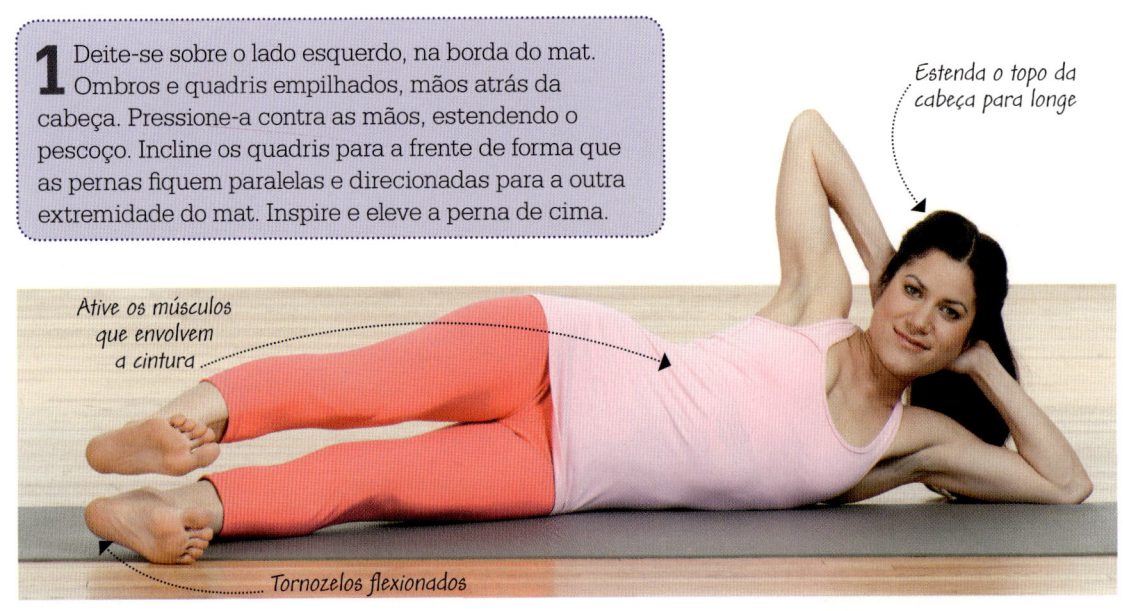

1 Deite-se sobre o lado esquerdo, na borda do mat. Ombros e quadris empilhados, mãos atrás da cabeça. Pressione-a contra as mãos, estendendo o pescoço. Incline os quadris para a frente de forma que as pernas fiquem paralelas e direcionadas para a outra extremidade do mat. Inspire e eleve a perna de cima.

Estenda o topo da cabeça para longe

Ative os músculos que envolvem a cintura

Tornozelos flexionados

Atenção

Não mova a coluna com a perna. Mantenha o centro de força ativado (pp. 19 e 37). O movimento da perna deve ser independente da coluna. Glúteos não saem do lugar.

Não deixe o ombro de cima cair para a frente. Use sua força para resistir. Permaneça firmemente centrado com o peito aberto.

Não flexione a perna nem a deixe cair. Estenda-a desde o fêmur, mantendo-a nivelada.

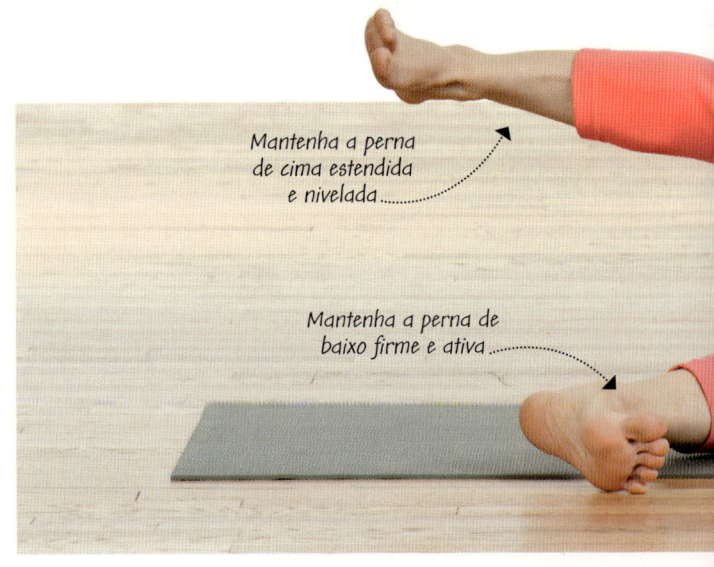

Mantenha a perna de cima estendida e nivelada

Mantenha a perna de baixo firme e ativa

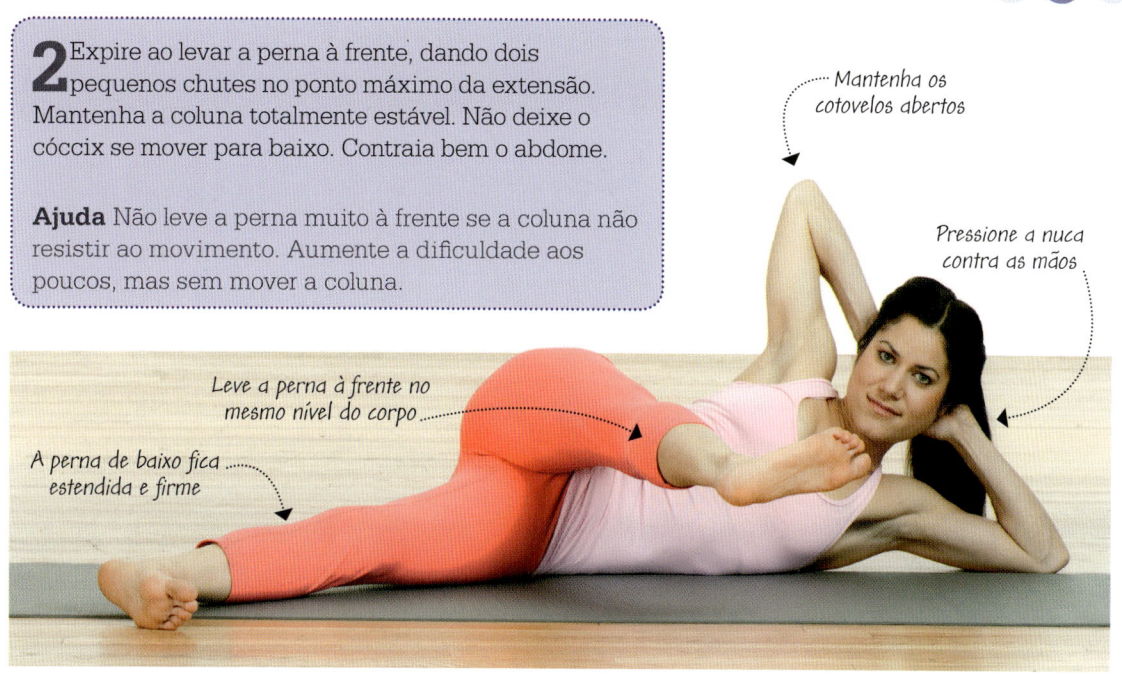

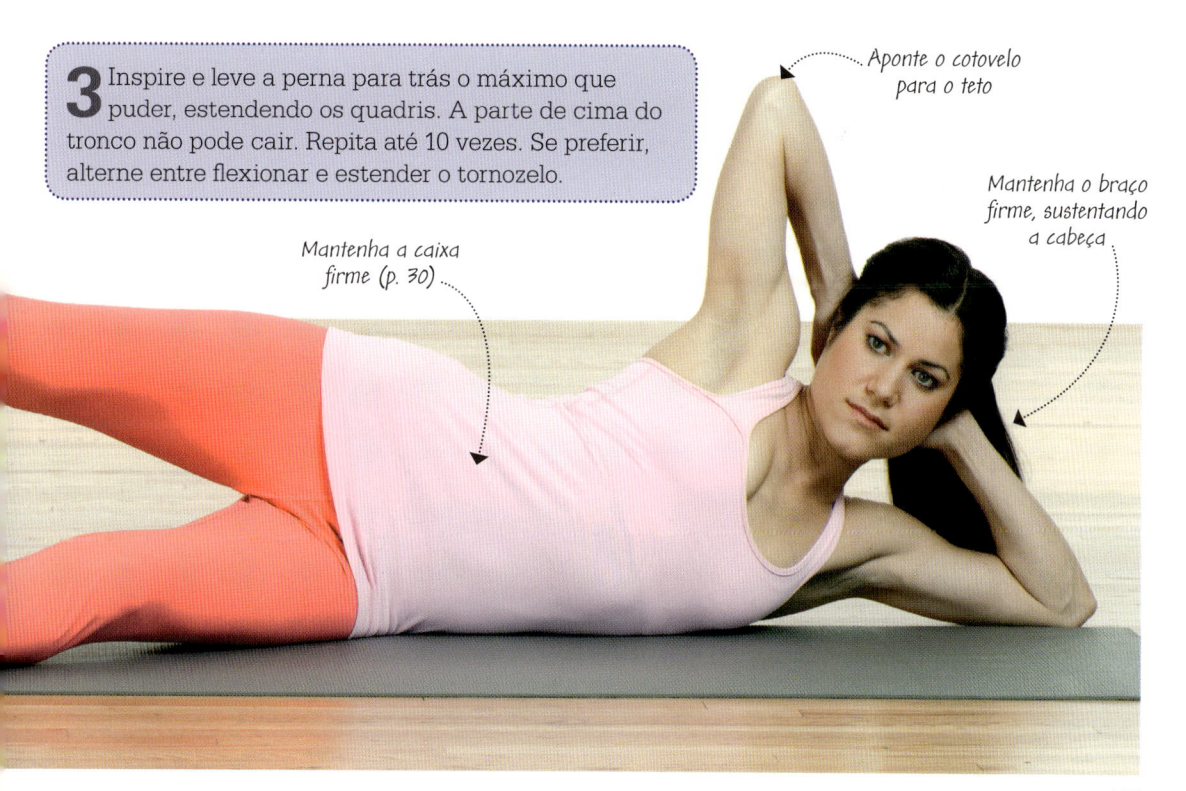

CHUTES LATERAIS: FRENTE II

2 Expire ao levar a perna à frente, dando dois pequenos chutes no ponto máximo da extensão. Mantenha a coluna totalmente estável. Não deixe o cóccix se mover para baixo. Contraia bem o abdome.

Ajuda Não leve a perna muito à frente se a coluna não resistir ao movimento. Aumente a dificuldade aos poucos, mas sem mover a coluna.

- Mantenha os cotovelos abertos
- Pressione a nuca contra as mãos
- Leve a perna à frente no mesmo nível do corpo
- A perna de baixo fica estendida e firme

3 Inspire e leve a perna para trás o máximo que puder, estendendo os quadris. A parte de cima do tronco não pode cair. Repita até 10 vezes. Se preferir, alterne entre flexionar e estender o tornozelo.

- Aponte o cotovelo para o teto
- Mantenha o braço firme, sustentando a cabeça
- Mantenha a caixa firme (p. 30)

Chutes laterais: tesoura

Fortaleça as costas e as coxas • **Pratique** fluidez de movimento

Exercício que permite maior liberdade de movimento nas pernas, fortalece coxas e glúteos e aquece o corpo inteiro.

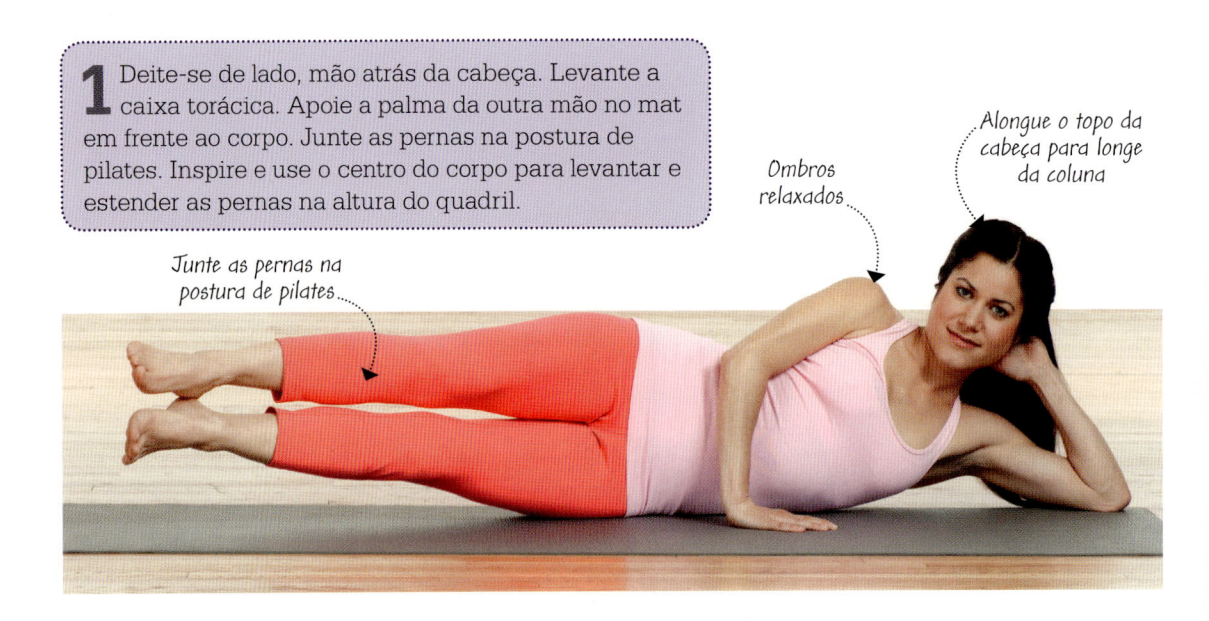

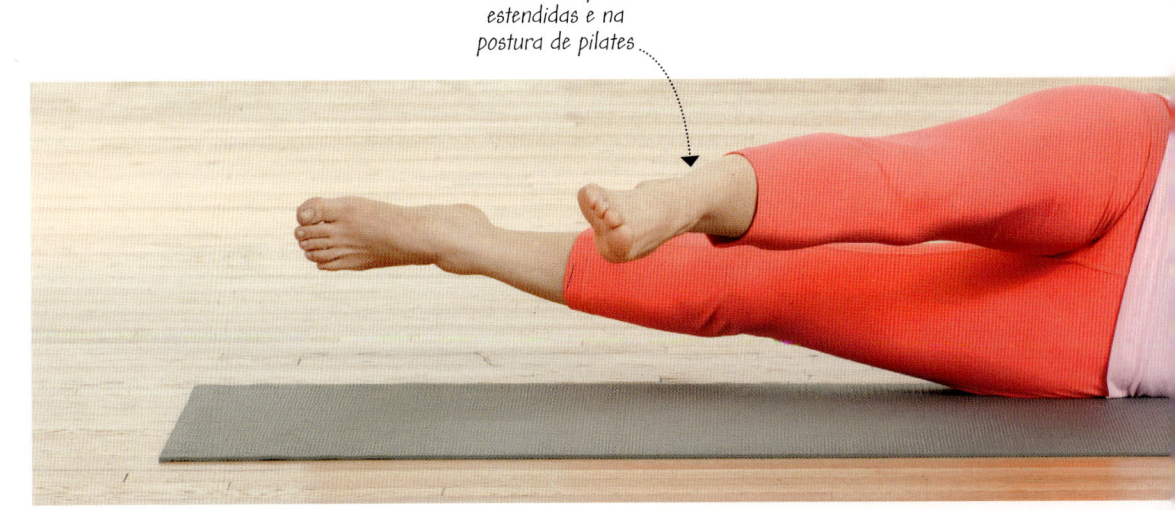

1 Deite-se de lado, mão atrás da cabeça. Levante a caixa torácica. Apoie a palma da outra mão no mat em frente ao corpo. Junte as pernas na postura de pilates. Inspire e use o centro do corpo para levantar e estender as pernas na altura do quadril.

Alongue o topo da cabeça para longe da coluna

Ombros relaxados

Junte as pernas na postura de pilates

Mantenha as pernas estendidas e na postura de pilates

CHUTES LATERAIS: TESOURA

1 **2** 3

2 Expire e faça um movimento de tesoura, levando primeiro a perna de baixo à frente. Estenda as pernas e mantenha a mesma distância para a frente e para trás. Repita 6 vezes, com a coluna estável. Imagine soltar a articulação do quadril para ganhar mobilidade e fluidez com uma coluna firme.

Cuidado! Lembre-se de respirar durante o exercício.

Atenção

Não afunde a cintura no mat. Mantenha o abdome contraído e para cima para evitar que a coluna caia.

Não balance as costas com as pernas. Concentre-se, controle o movimento e mantenha a força no centro do corpo.

Não deixe a cabeça pender para a frente. Mantenha o peito bem aberto.

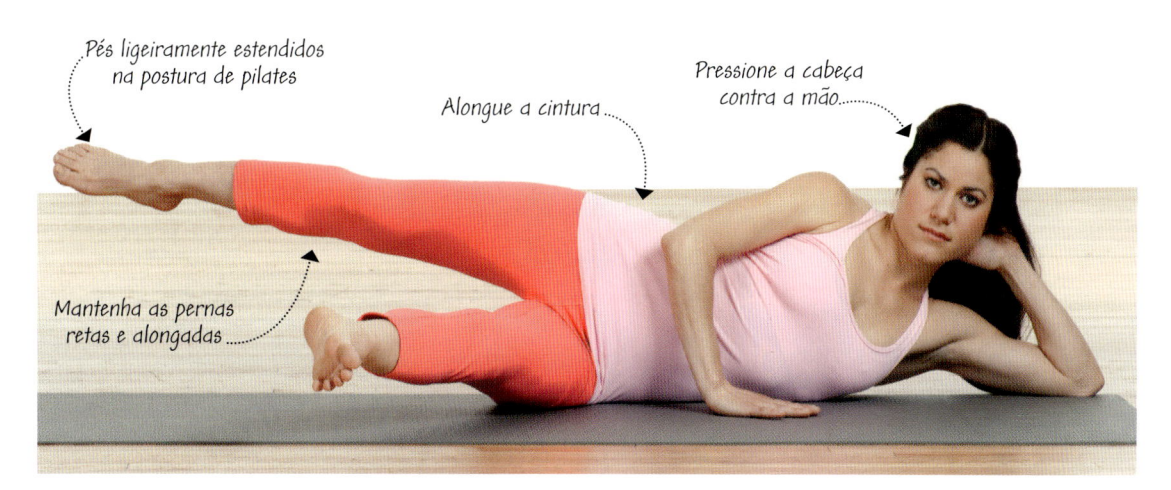

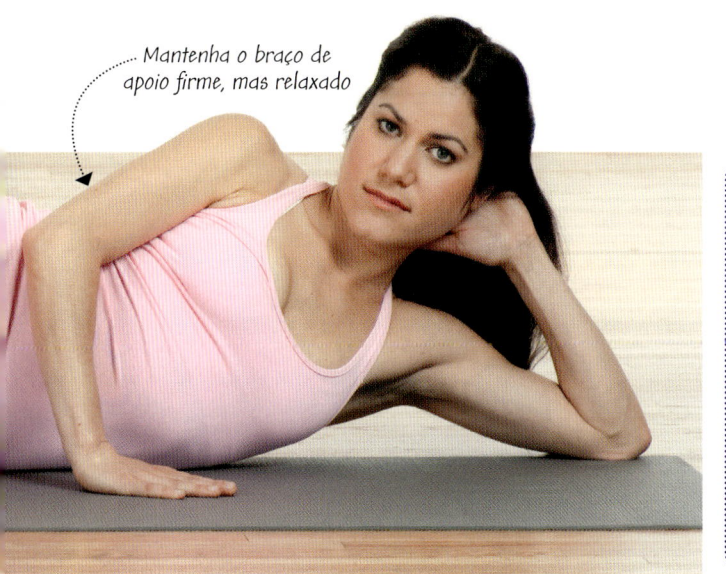

Pés ligeiramente estendidos na postura de pilates

Alongue a cintura

Pressione a cabeça contra a mão

Mantenha as pernas retas e alongadas

Mantenha o braço de apoio firme, mas relaxado

3 Mova-se com dinamismo e respire naturalmente. Faça mais 6 chutes o mais rápido que puder, mas com controle. Observe se o seu centro está trabalhando.

Imagine que a coluna não pode se mexer, como se um fio ligasse o cóccix ao topo da cabeça, mantendo o tronco totalmente estável.

Chutes laterais: círculos

Fortaleça os glúteos e as coxas • **Pratique** precisão

Exercício que tonifica intensamente glúteos e coxas. Trabalhe o centro de força e não se esqueça de manter o alinhamento.

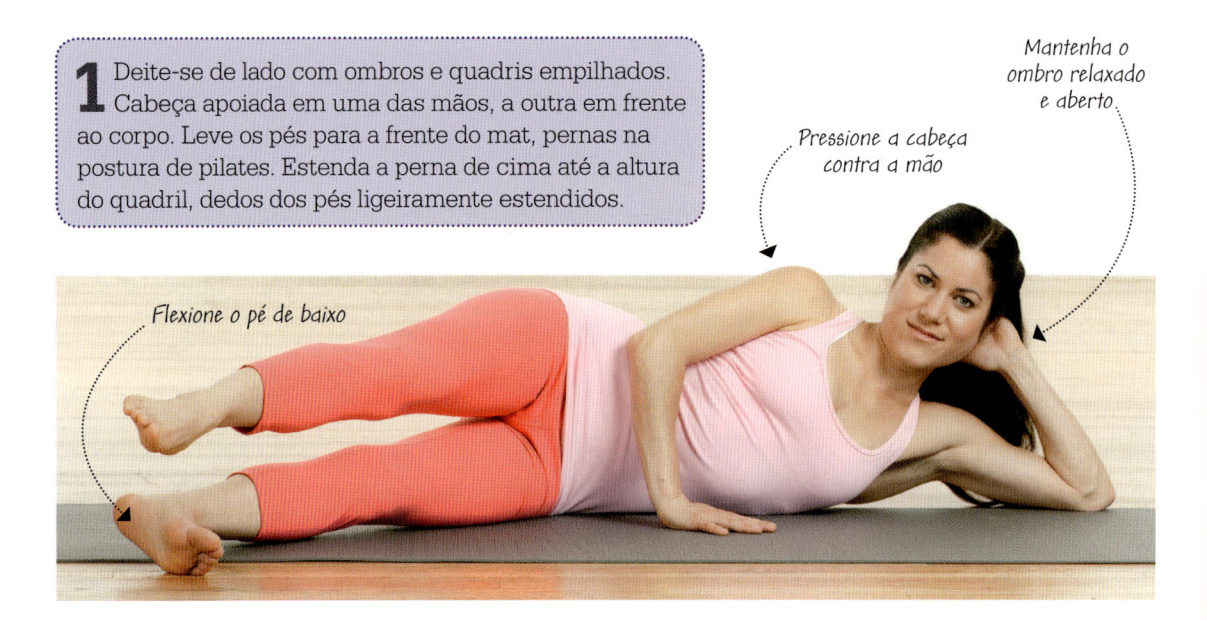

1 Deite-se de lado com ombros e quadris empilhados. Cabeça apoiada em uma das mãos, a outra em frente ao corpo. Leve os pés para a frente do mat, pernas na postura de pilates. Estenda a perna de cima até a altura do quadril, dedos dos pés ligeiramente estendidos.

Mantenha o ombro relaxado e aberto.

Pressione a cabeça contra a mão.

Flexione o pé de baixo.

Atenção

Não deixe o tronco cair. Mantenha o centro de força (pp. 19 e 37) ativo e estenda o pescoço, mantendo-o firme e alongado.

Não gire os dedões do pé. O movimento circular se inicia no fêmur, como se estivesse mexendo uma bebida com canudinho.

Não deixe os círculos desiguais e oscilantes. Visualize-os para manter a precisão. Assim, os músculos terão de trabalhar mais.

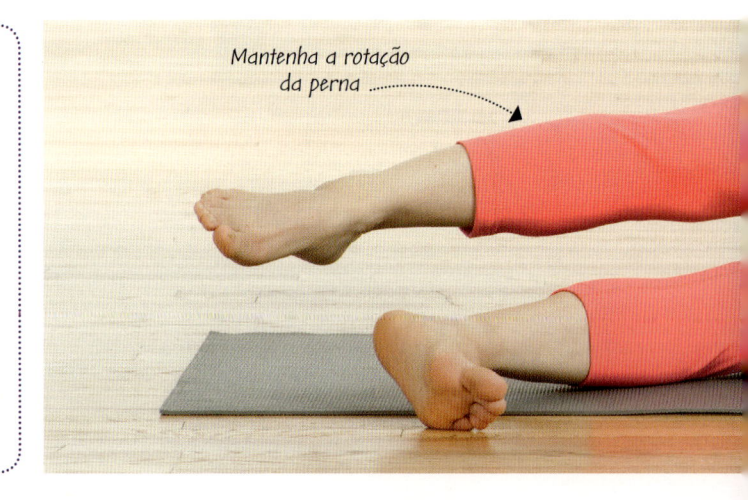

Mantenha a rotação da perna.

CHUTES LATERAIS: CÍRCULOS

2 Respire naturalmente enquanto faz movimentos circulares com a perna, mantendo-a à frente da perna de baixo. Os círculos devem ser pequenos. Faça 10 círculos.

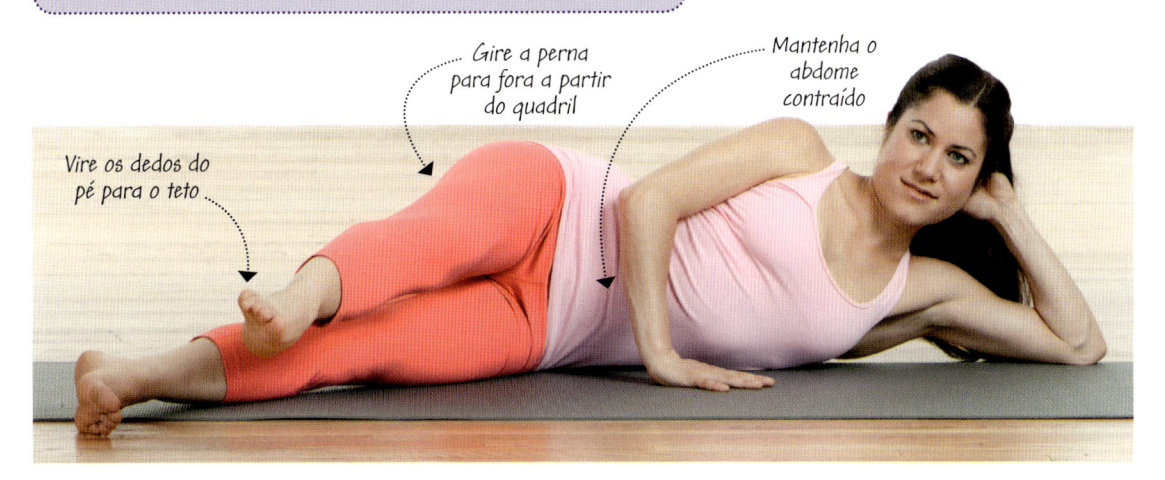

- Vire os dedos do pé para o teto
- Gire a perna para fora a partir do quadril
- Mantenha o abdome contraído

3 Estenda a perna de cima em linha com o corpo e faça mais 10 círculos, agora com a perna de cima atrás da perna de baixo. Use o abdome para manter o tronco estável. Faça os círculos a partir da coxa.

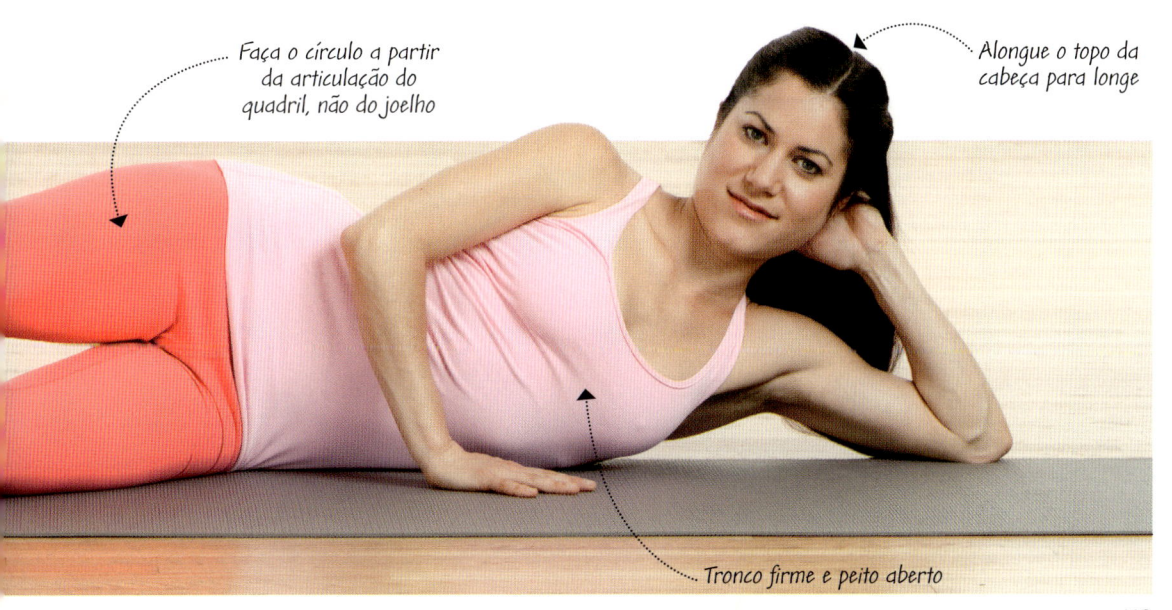

- Faça o círculo a partir da articulação do quadril, não do joelho
- Alongue o topo da cabeça para longe
- Tronco firme e peito aberto

Chutes laterais: parte interna das coxas

Fortaleça a parte interna das coxas • **Pratique** concentração

Exercício excelente para tonificar os músculos adutores (parte interna das coxas). Concentre-se para executar o movimento com controle e alinhamento perfeito.

1 Deite-se de lado, ombros e quadris empilhados. Segure a cabeça com a mão. Flexione a perna de cima e segure o tornozelo, apoiando bem o pé no chão. Gire a perna de baixo de modo que o joelho fique apontado para o mat.

Dica Mantenha a perna de baixo virada como uma chave dentro da fechadura. Isso concentra o exercício na parte interna da coxa.

Segure o tornozelo da perna de cima

Aponte os dedos para o pé de baixo

Posição da perna

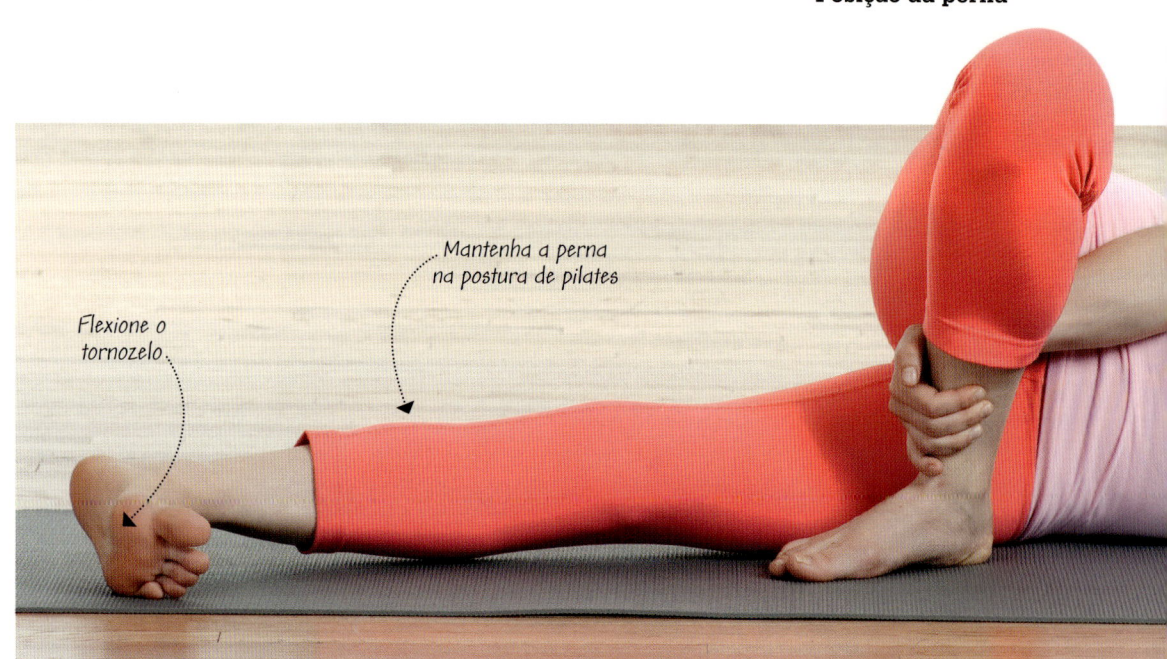

Flexione o tornozelo

Mantenha a perna na postura de pilates

CHUTES LATERAIS: PARTE INTERNA DAS COXAS

2 Use o centro de força (pp. 19 e 37) para erguer a perna o mais alto que puder, contraindo a parte interna da coxa. Dê um chute rápido e desça a perna devagar. Respire naturalmente durante o exercício. Chute 10 vezes.

Dica Concentre-se na parte interna das coxas.

Atenção

Tente não mover o tronco ao erguer a coxa. Alongue-se a partir do pescoço, mantendo a parte superior do corpo firme e estável.

Não levante muito a perna. Leve-a até o ponto em que for possível sustentar a cintura.

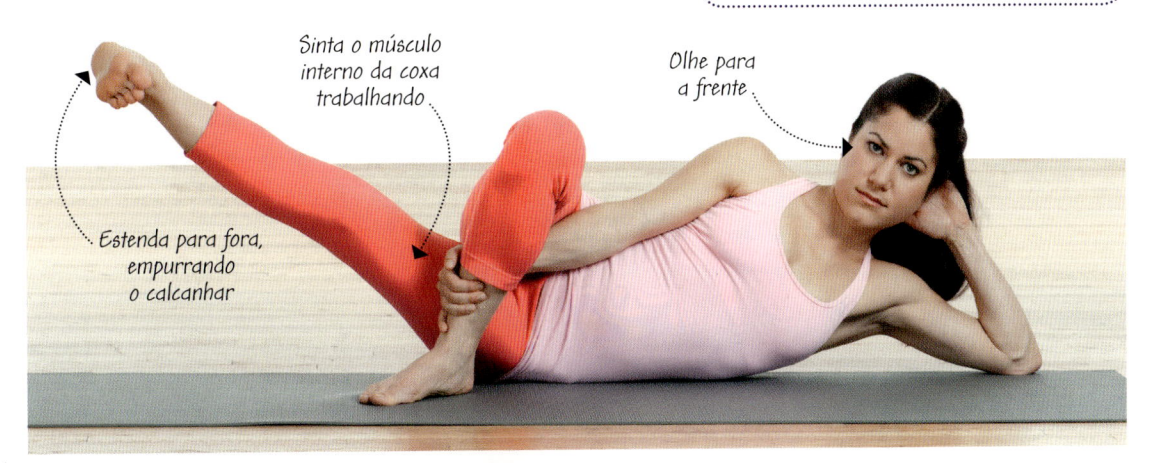

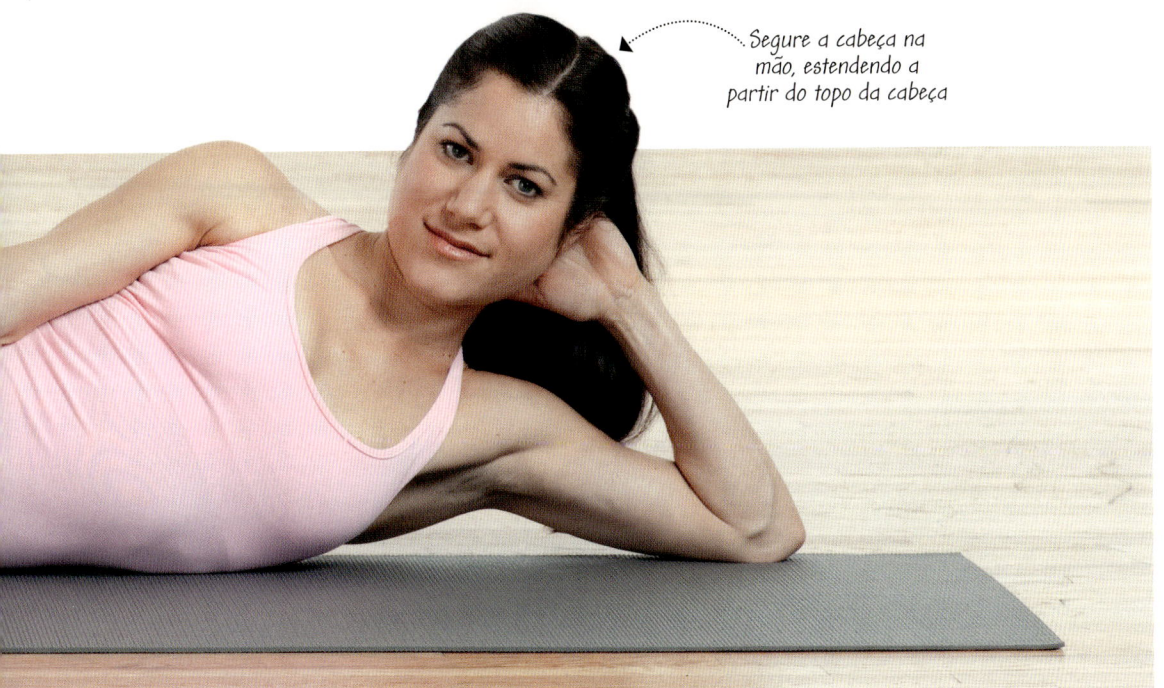

Sinta o músculo interno da coxa trabalhando

Olhe para a frente

Estenda para fora, empurrando o calcanhar

Segure a cabeça na mão, estendendo a partir do topo da cabeça

Preparação para o balanço

Fortaleça o abdome • **Pratique** centralização

Esse exercício é uma preparação para o Balanço com as pernas afastadas (pp. 156-7). Todos os princípios do pilates precisam estar em harmonia: o controle, a coordenação com a respiração, a fluidez, a força e a estabilidade do centro.

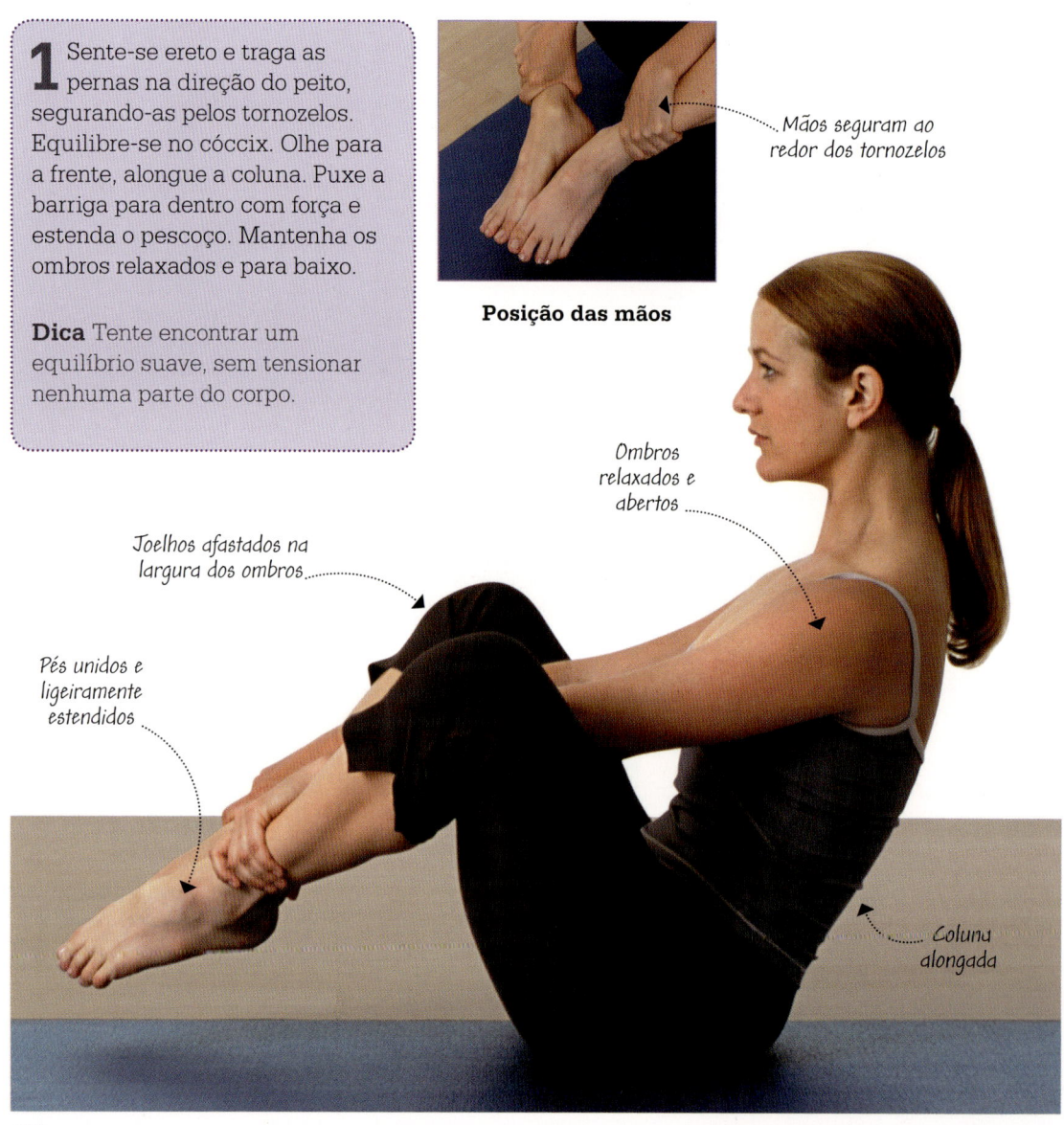

1 Sente-se ereto e traga as pernas na direção do peito, segurando-as pelos tornozelos. Equilibre-se no cóccix. Olhe para a frente, alongue a coluna. Puxe a barriga para dentro com força e estenda o pescoço. Mantenha os ombros relaxados e para baixo.

Dica Tente encontrar um equilíbrio suave, sem tensionar nenhuma parte do corpo.

Posição das mãos

Mãos seguram ao redor dos tornozelos

Ombros relaxados e abertos

Joelhos afastados na largura dos ombros

Pés unidos e ligeiramente estendidos

Coluna alongada

2 Inspire e estenda as pernas para o teto o mais reto que puder. Mantenha o peito aberto. Expire e flexione os joelhos, como no passo 1. Repita de 2 a 3 vezes. Estenda as pernas mais uma vez e equilibre-se.

Cuidado! Não deixe a coluna se curvar. Pressione as pernas contra as mãos para ajudar no equilíbrio.

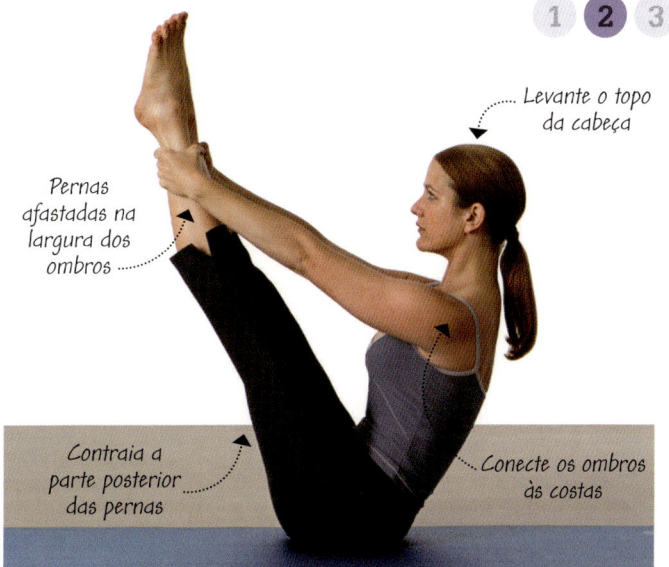

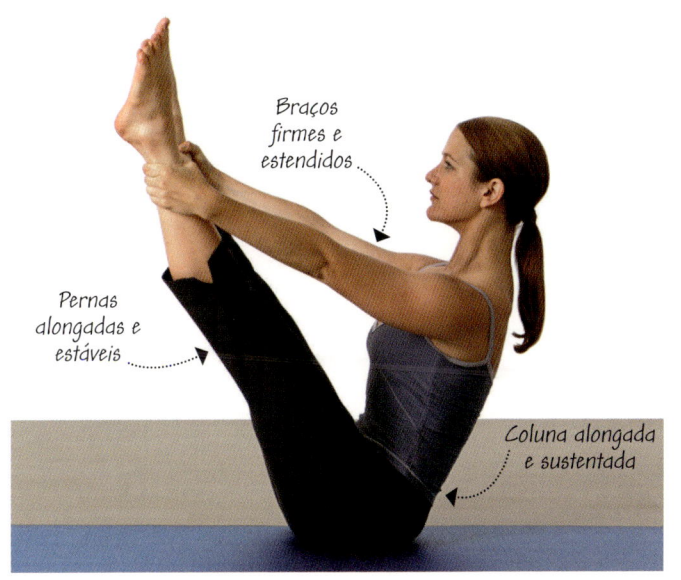

Levante o topo da cabeça
Pernas afastadas na largura dos ombros
Contraia a parte posterior das pernas
Conecte os ombros às costas

Braços firmes e estendidos
Pernas alongadas e estáveis
Coluna alongada e sustentada

3 Expire e una as pernas, contraindo a parte interna das coxas. Afaste as pernas novamente. Fique com a coluna ereta durante todo o exercício. Flexione os joelhos para voltar à posição inicial (passo 1). Repita a sequência mais 2 ou 3 vezes.

Dica Concentre-se no equilíbrio, fixando o olhar em um ponto à frente. Segure as pernas com força para ter estabilidade.

Facilite

Segure as pernas por trás dos joelhos ou nas panturrilhas se tiver dificuldade para manter o equilíbrio. Em seguida, flexione suavemente os joelhos.

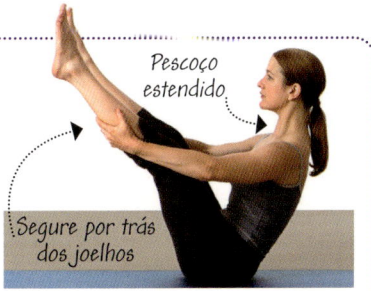

Pescoço estendido
Segure por trás dos joelhos

Atenção

Não deixe o tronco cair ao estender as pernas. Use o centro de força, os abdominais e os músculos entre as escápulas para manter o corpo firme e aberto.

Preparação para o teaser

Fortaleça o abdome e a parte interna das coxas • **Pratique** controle

Esse exercício desenvolve a força necessária para o Teaser (pp. 170-5), fortalecendo os músculos abdominais profundos e a parte interna das coxas devagar e com precisão.

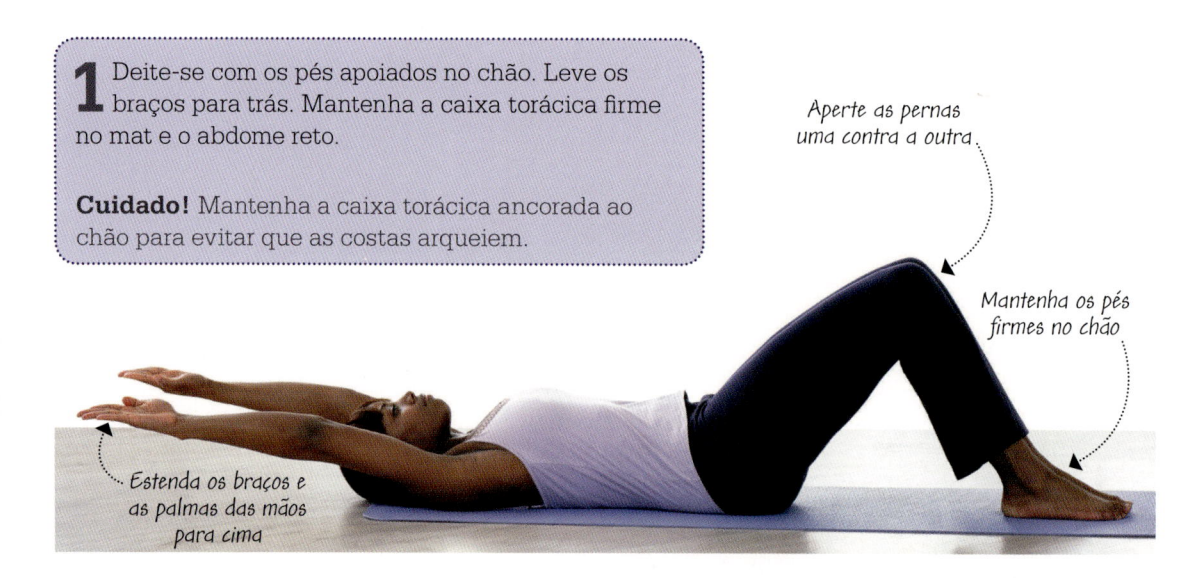

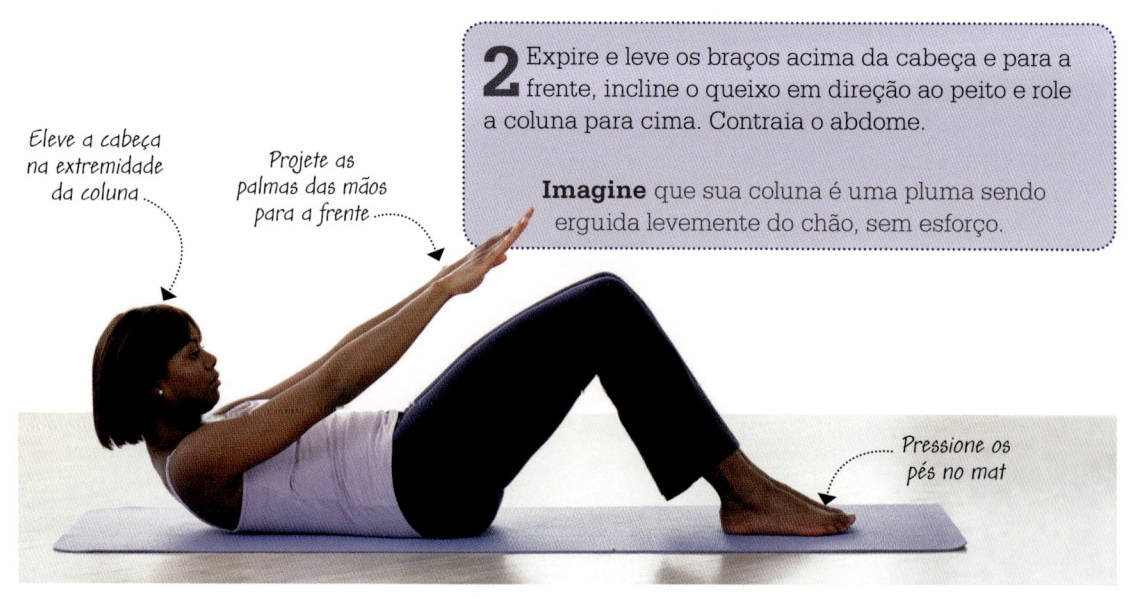

1 Deite-se com os pés apoiados no chão. Leve os braços para trás. Mantenha a caixa torácica firme no mat e o abdome reto.

Cuidado! Mantenha a caixa torácica ancorada ao chão para evitar que as costas arqueiem.

Aperte as pernas uma contra a outra

Mantenha os pés firmes no chão

Estenda os braços e as palmas das mãos para cima

2 Expire e leve os braços acima da cabeça e para a frente, incline o queixo em direção ao peito e role a coluna para cima. Contraia o abdome.

Imagine que sua coluna é uma pluma sendo erguida levemente do chão, sem esforço.

Eleve a cabeça na extremidade da coluna

Projete as palmas das mãos para a frente

Pressione os pés no mat

PREPARAÇÃO PARA O TEASER

1 **2** **3**

3 Mantenha a curvatura "C" até o cóccix. Abra o peito e deixe a coluna reta. Inspire e alongue a coluna. Expire e role para baixo devagar, vértebra por vértebra, voltando ao começo. Repita 3 vezes.

Por quê? O movimento na expiração permite que os músculos abdominais sejam usados mais profundamente, à medida que você solta o ar.

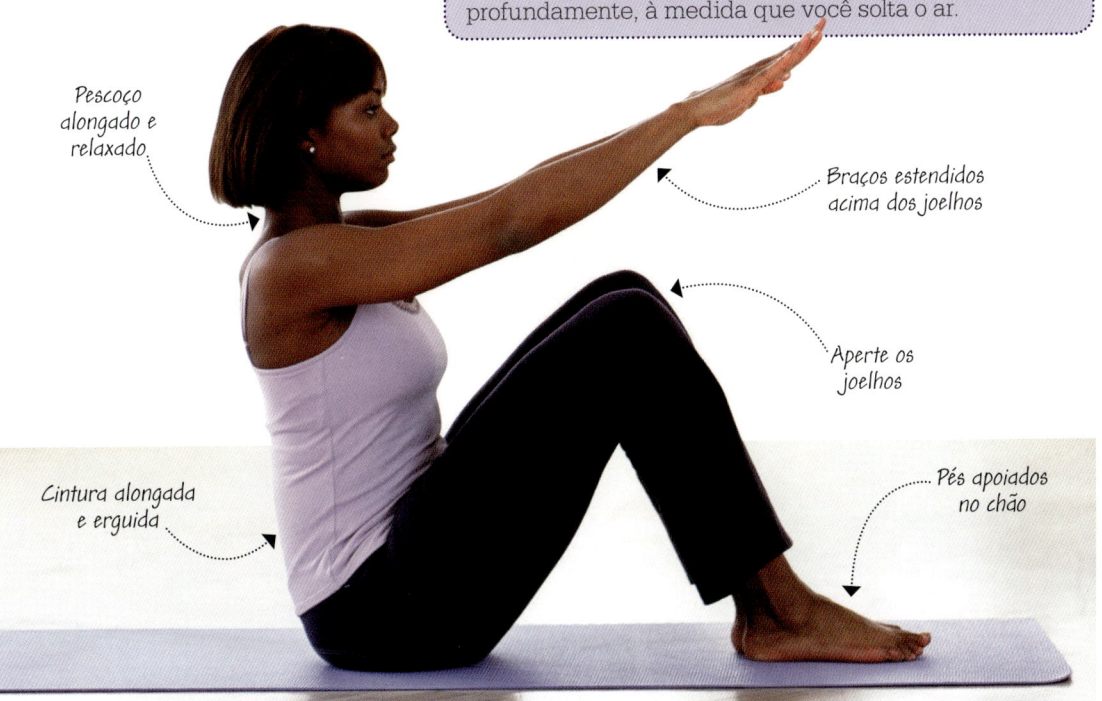

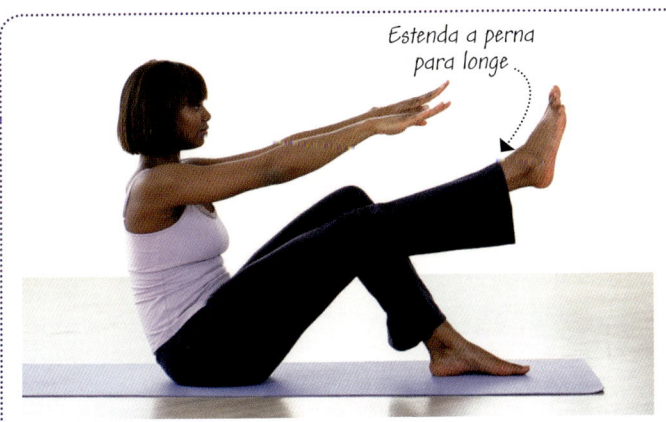

Pescoço alongado e relaxado

Braços estendidos acima dos joelhos

Aperte os joelhos

Cintura alongada e erguida

Pés apoiados no chão

Estenda a perna para longe

Desafio

Para tornar o exercício mais intenso, estenda uma perna ao chegar ao topo. Aperte um joelho contra o outro e mantenha a coluna alongada. Segure essa posição por 1 ou 2 respirações, sem curvar o cóccix ou deixar o peito cair. Abaixe o pé e repita com a outra perna. Depois role para baixo como antes e repita 3 vezes.

Teaser com torção

Fortaleça o abdome • **Pratique** centralização

Exercício muito eficaz para reduzir a cintura. Requer abdominais firmes como uma pedra e um ótimo controle do centro do corpo.

Estenda os braços paralelos à perna

Alongue o pé ligeiramente

1 Sente-se ereto e com as pernas unidas. Estenda os braços acima dos joelhos. Alongue a perna direita, mantendo os joelhos unidos. Inspire, estenda a perna e alongue a coluna para evitar que o corpo caia. Contraia o abdome.

Imagine que está sendo erguido em direção ao teto.

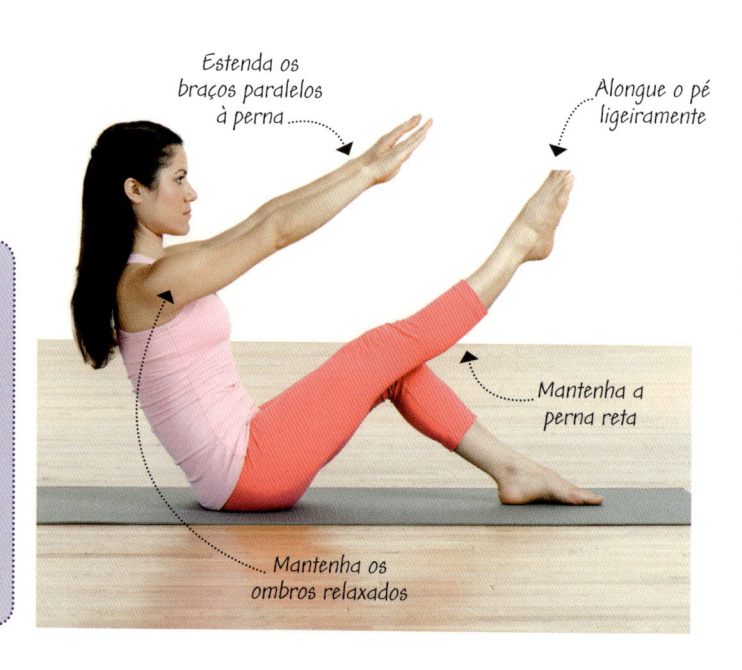

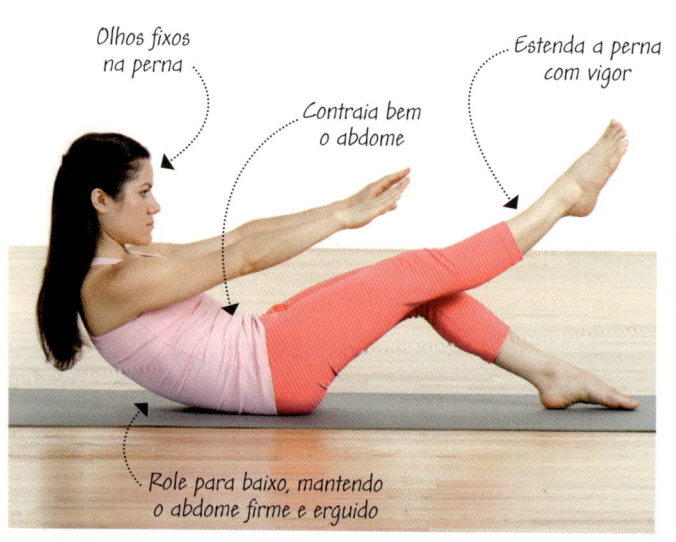

Mantenha a perna reta

Mantenha os ombros relaxados

Olhos fixos na perna

Contraia bem o abdome

Estenda a perna com vigor

2 Expire, contraia ainda mais o abdome e role a coluna para baixo, vértebra por vértebra, até chegar às escápulas. Inspire. Olhe para a frente.

Lembre-se de pensar em elevação e alongamento para evitar que o corpo caia.

Role para baixo, mantendo o abdome firme e erguido

TEASER COM TORÇÃO

3 Expire e eleve novamente o tronco. Gire para o lado da perna estendida. Inspire para voltar ao centro. Repita 3 vezes, fazendo a torção para os dois lados.

Ajuda Os abdominais trabalham juntos na torção. Contraia-os profundamente para se conectar ao centro de força (pp. 19 e 37).

Ombros relaxados e afastados das orelhas

Braços estendidos na linha dos ombros

Mantenha a perna reta

Gire a partir da cintura

Contraia a parte interna das coxas

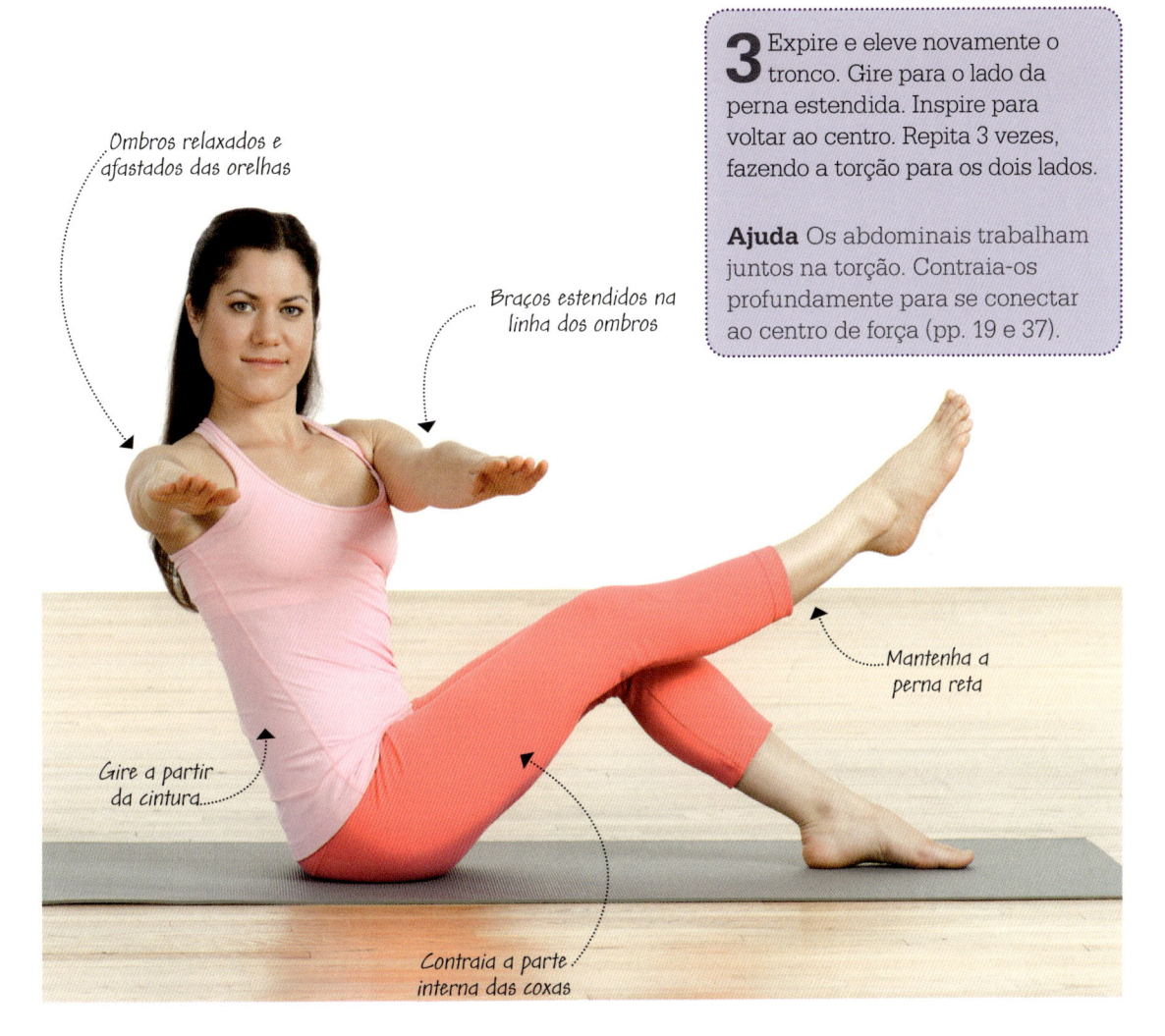

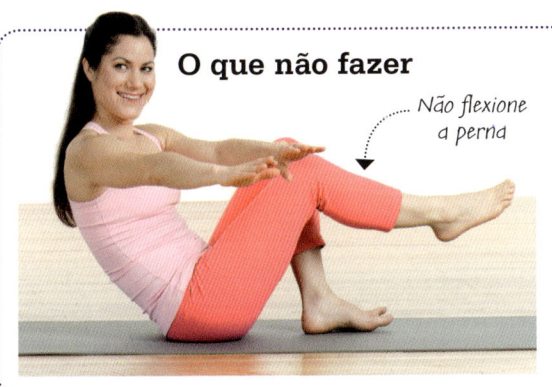

O que não fazer

Não flexione a perna

Atenção

Não gire com os ombros, mas com a cintura. Sinta a torção nos músculos oblíquos, bem abaixo da caixa torácica.

Não deixe o peito cair. Mantenha os ombros abertos e enquadrados ao mover o torso. Visualize sua caixa (p. 30).

Não abaixe ou flexione a perna estendida. Mantenha a contração na parte interna da coxa e no centro de força.

Nadar

Fortaleça a parte superior das costas e os glúteos
Pratique fluidez de movimento

Exercício de movimentos rápidos que tonifica costas e glúteos. É um exemplo de como o pilates fortalece o corpo, com ênfase no movimento simétrico. Trabalhe os dois lados uniformemente.

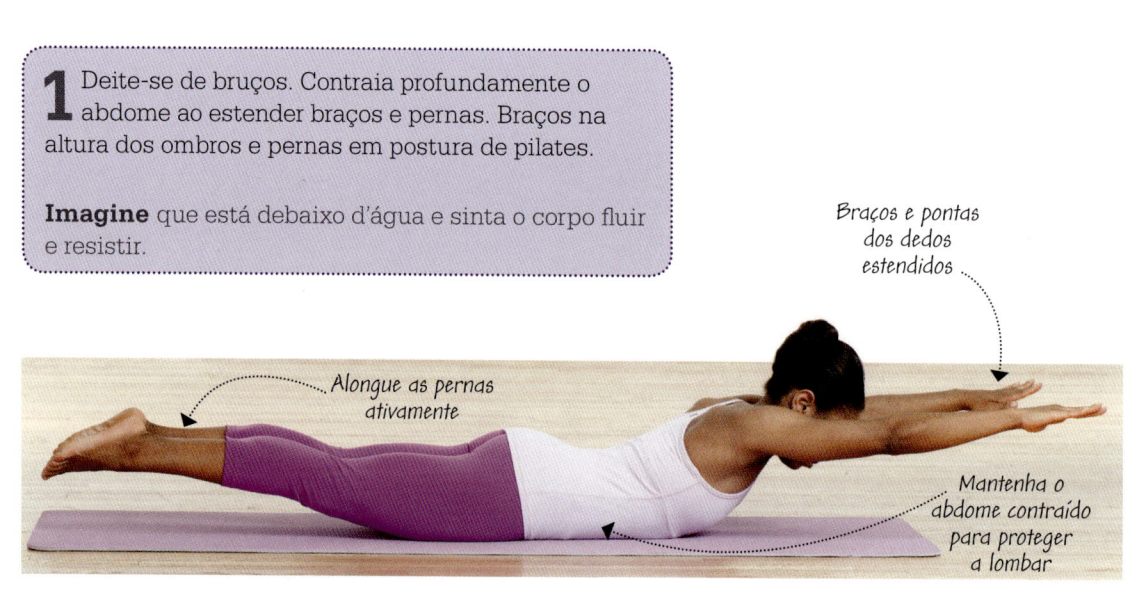

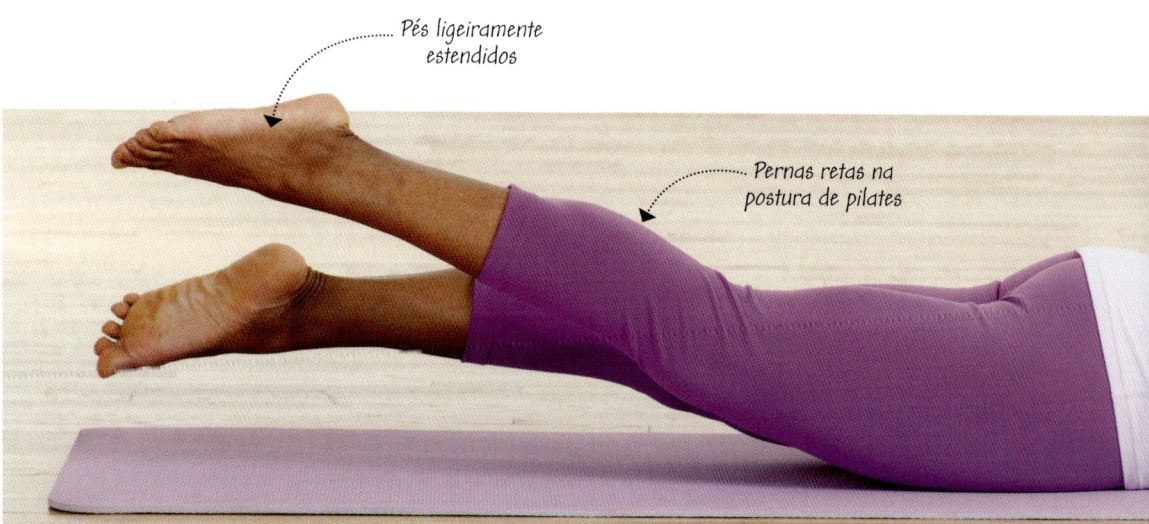

1 Deite-se de bruços. Contraia profundamente o abdome ao estender braços e pernas. Braços na altura dos ombros e pernas em postura de pilates.

Imagine que está debaixo d'água e sinta o corpo fluir e resistir.

Alongue as pernas ativamente

Braços e pontas dos dedos estendidos

Mantenha o abdome contraído para proteger a lombar

Pés ligeiramente estendidos

Pernas retas na postura de pilates

NADAR

2 Alongue a coluna para poder olhar para a frente. Estenda o braço direito e a perna esquerda. Mantenha o abdome firme.

Cuidado! Proteja a lombar mantendo a coluna alongada, os quadris abertos e o abdome contraído.

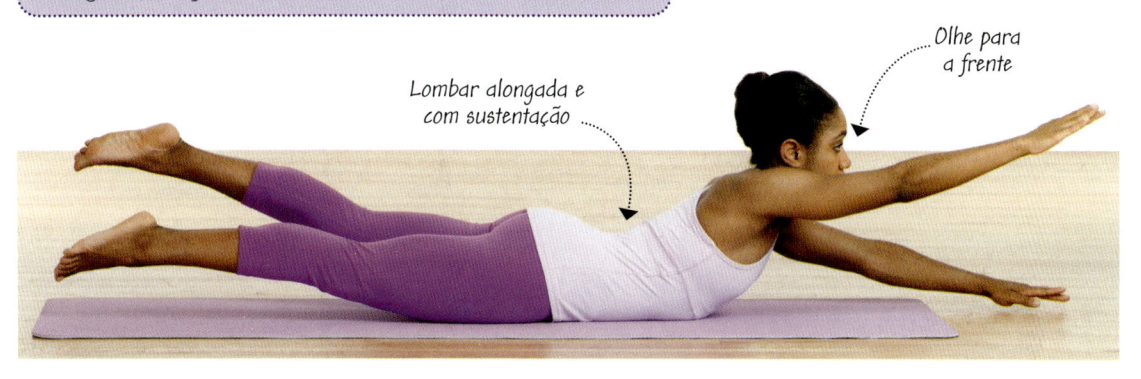

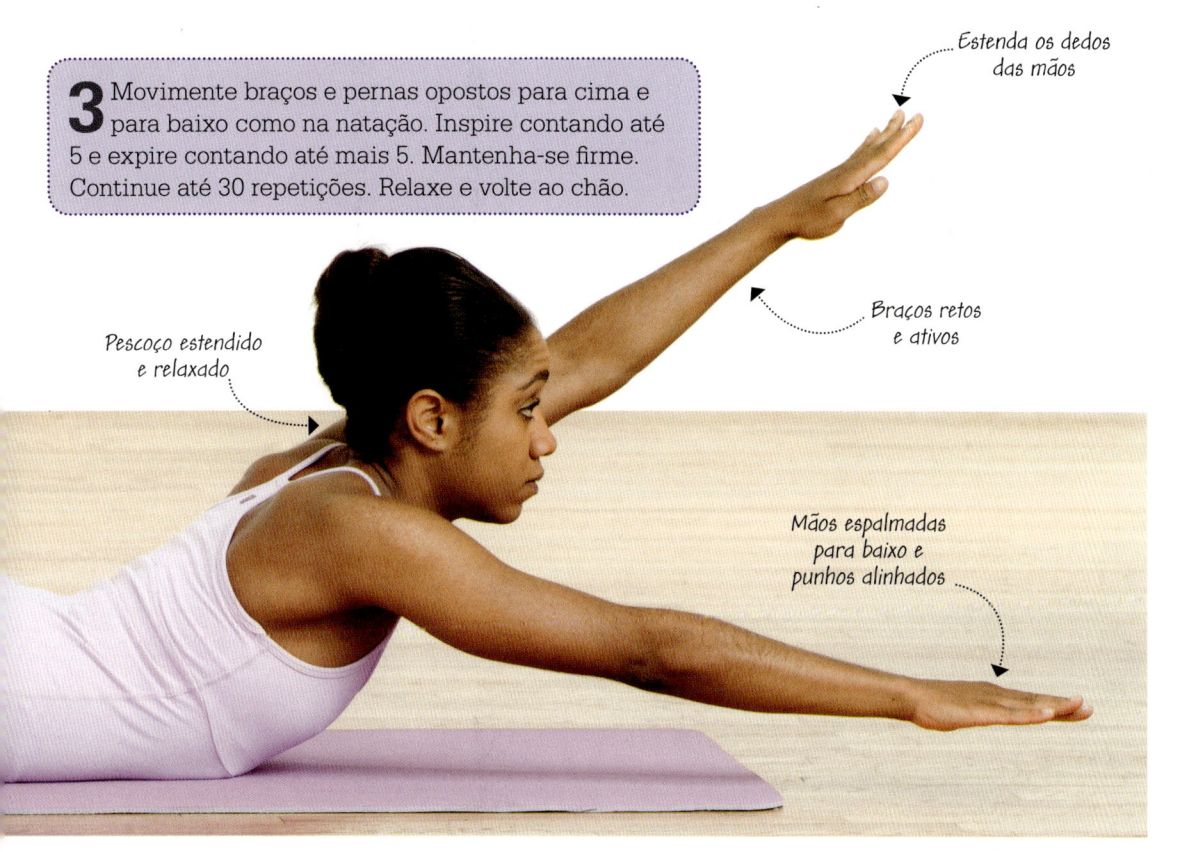

Lombar alongada e com sustentação

Olhe para a frente

3 Movimente braços e pernas opostos para cima e para baixo como na natação. Inspire contando até 5 e expire contando até mais 5. Mantenha-se firme. Continue até 30 repetições. Relaxe e volte ao chão.

Estenda os dedos das mãos

Pescoço estendido e relaxado

Braços retos e ativos

Mãos espalmadas para baixo e punhos alinhados

Balanço de perna: frente

Fortaleça o core e os glúteos • **Pratique** precisão

Exercício que ensina a se mover livremente, quase como uma criança. Aumenta o ritmo cardíaco, desafia o equilíbrio e trabalha a postura.

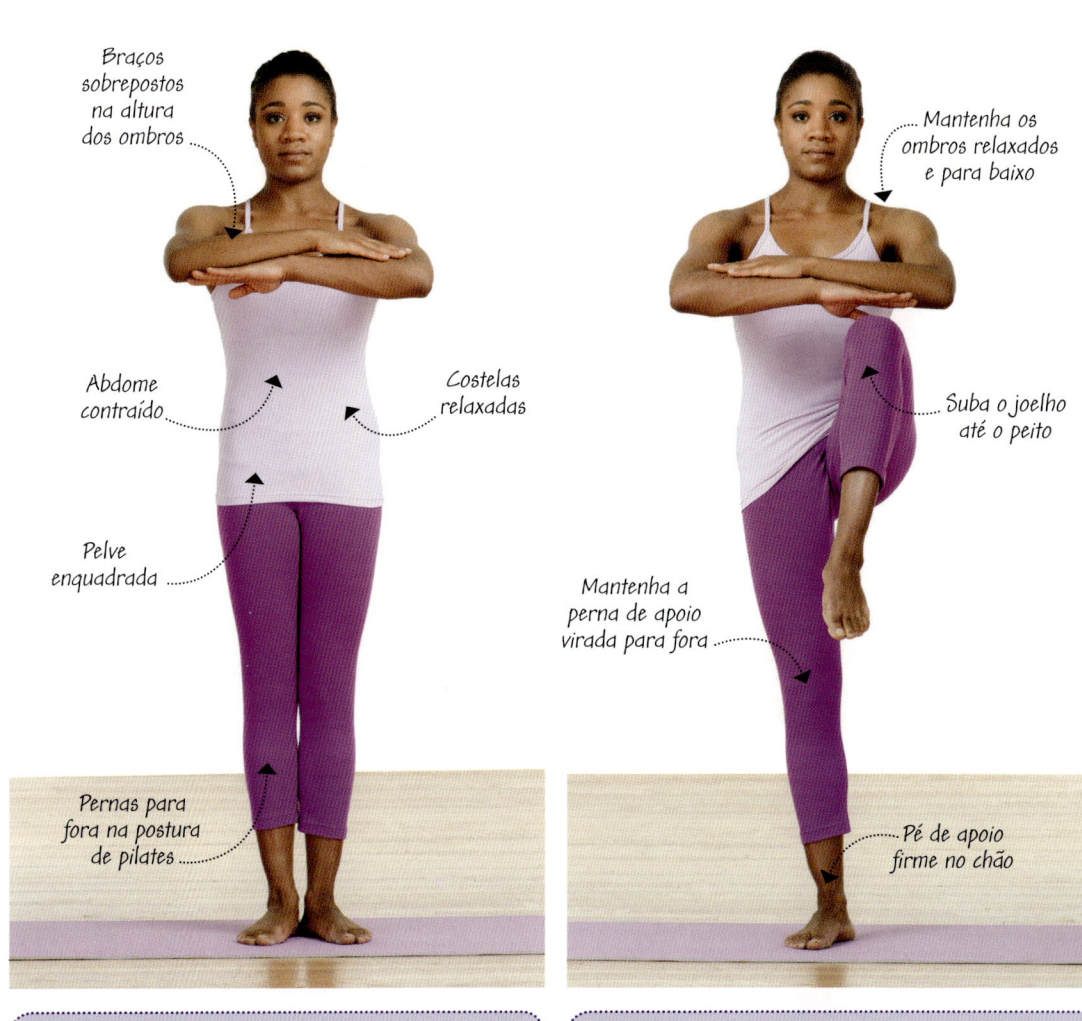

Braços sobrepostos na altura dos ombros

Abdome contraído

Costelas relaxadas

Pelve enquadrada

Pernas para fora na postura de pilates

Mantenha os ombros relaxados e para baixo

Suba o joelho até o peito

Mantenha a perna de apoio virada para fora

Pé de apoio firme no chão

1 Em pé, pernas na postura de pilates, braços cruzados à frente. Pescoço estendido e ombros relaxados. Conecte-se com seu centro de força (pp. 19 e 37). Puxe os abdominais para cima e para dentro em direção à coluna.

2 Expire e suba o joelho esquerdo em direção ao peito. Mantenha a coluna alongada e não movimente a pelve. Desça o pé até o chão rapidamente enquanto inspira. Troque de perna. Faça 10 em cada lado.

Balanço de perna: lateral

Fortaleça os quadris • **Pratique** controle

Exercício excelente para aumentar a flexibilidade dos quadris. É necessário equilíbrio e um centro forte para evitar que o movimento se propague para o corpo todo.

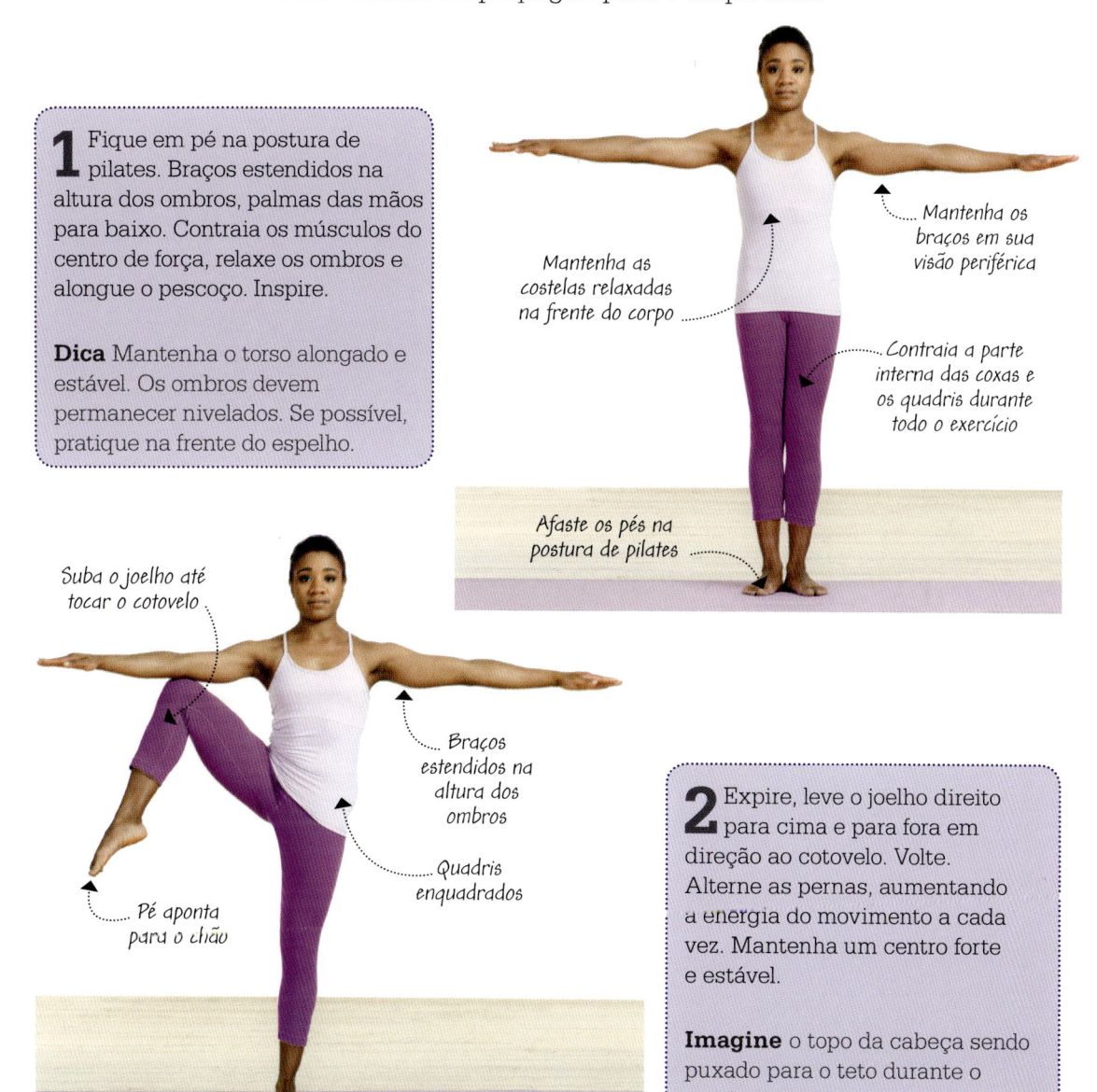

1 Fique em pé na postura de pilates. Braços estendidos na altura dos ombros, palmas das mãos para baixo. Contraia os músculos do centro de força, relaxe os ombros e alongue o pescoço. Inspire.

Dica Mantenha o torso alongado e estável. Os ombros devem permanecer nivelados. Se possível, pratique na frente do espelho.

Mantenha as costelas relaxadas na frente do corpo

Mantenha os braços em sua visão periférica

Contraia a parte interna das coxas e os quadris durante todo o exercício

Afaste os pés na postura de pilates

Suba o joelho até tocar o cotovelo

Braços estendidos na altura dos ombros

Quadris enquadrados

Pé aponta para o chão

2 Expire, leve o joelho direito para cima e para fora em direção ao cotovelo. Volte. Alterne as pernas, aumentando a energia do movimento a cada vez. Mantenha um centro forte e estável.

Imagine o topo da cabeça sendo puxado para o teto durante o movimento.

Sequência de 15 minutos

1 Dez por dez
pp. 92-3

2 Semirrolamento para cima
pp. 94-5

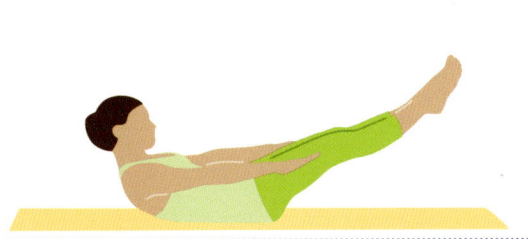

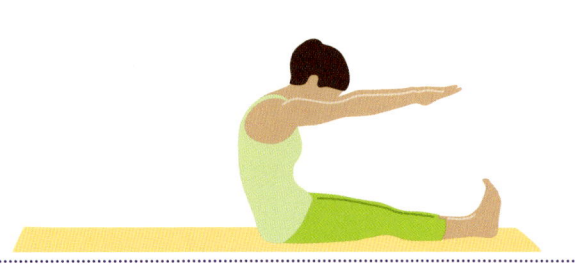

5 Alongamento de uma perna II
p. 100

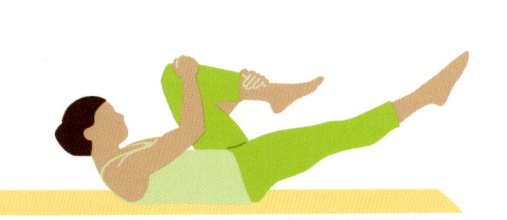

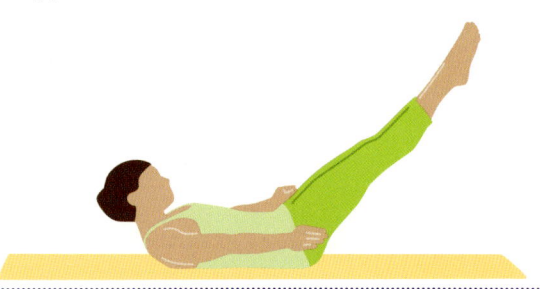

6 Alongamento das duas pernas II
pp. 102-3

9 Chutes laterais: tesoura
pp. 116-7

10 Preparação para o teaser
pp. 124-5

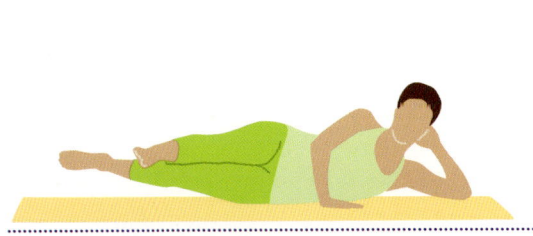

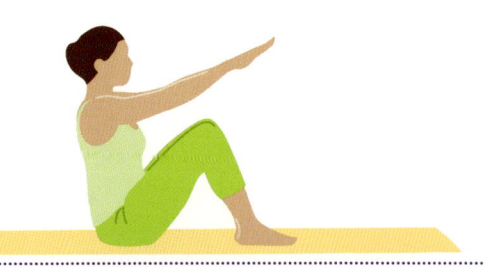

SEQUÊNCIA DE 15 MINUTOS

3 Rolar como uma bola II
pp. 98-9

4 Miniponte
p. 96

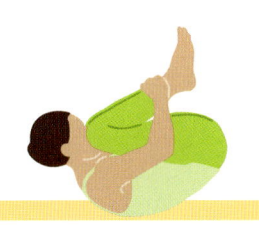

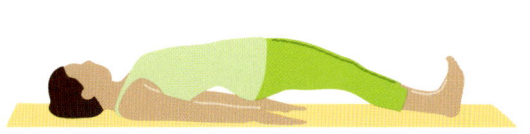

7 Rotação do pescoço
pp. 106-7

8 Chutes laterais: frente II
pp. 114-5

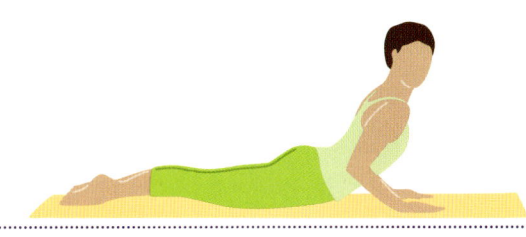

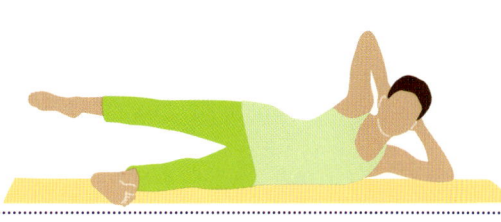

11 Nadar
pp. 128-9

12 Balanço de perna: frente
p. 130

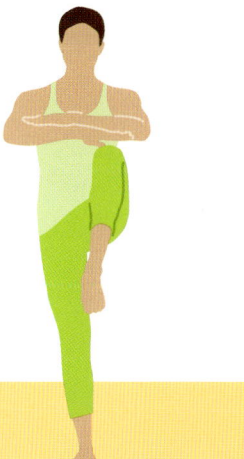

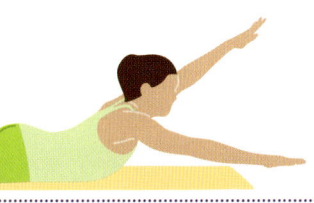

Sequência de 30 minutos

1 Dez por dez
pp. 92-3

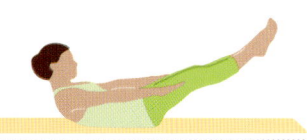

2 Semirrolamento para cima
pp. 94-5

3 Rolar como uma bola II
pp. 98-9

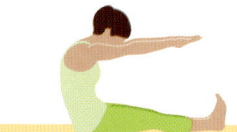

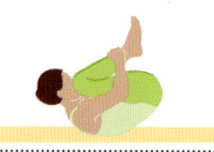

7 Miniponte
p. 96

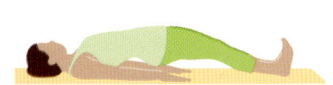

8 Alongamento de uma perna II
p. 100

9 Alongamento das duas pernas II
pp. 102-3

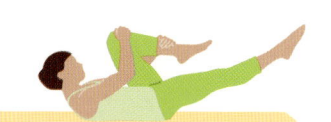

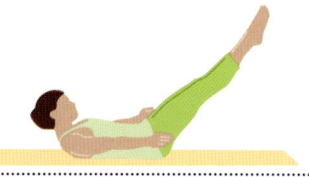

13 Rotação do pescoço
pp. 106-7

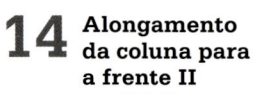

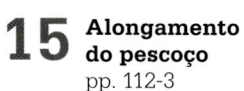

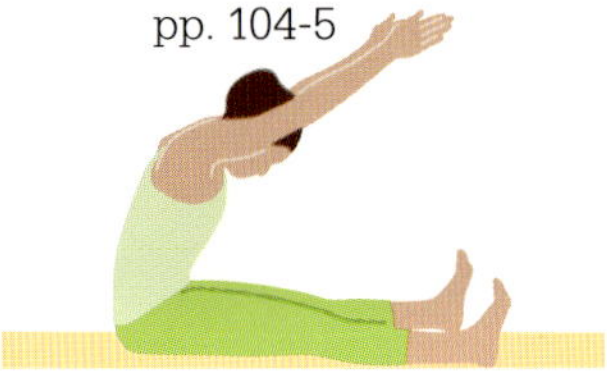

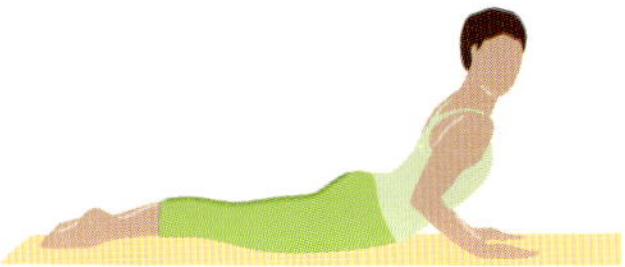

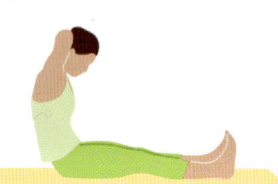

14 Alongamento da coluna para a frente II
pp. 104-5

15 Alongamento do pescoço
pp. 112-3

19 Aro flexível: pliés
p. 110

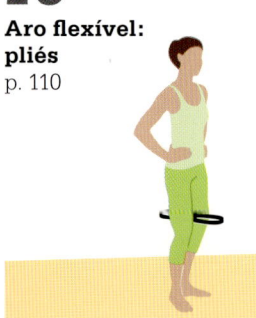

SEQUÊNCIA DE 30 MINUTOS

4 Chutes laterais: frente II
pp. 114-5

5 Chutes laterais: tesoura
pp. 116-7

6 Chutes laterais: círculos
pp. 118-9

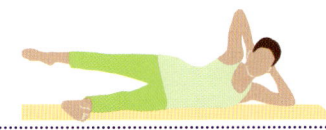

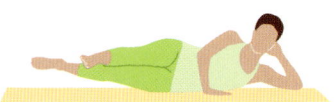

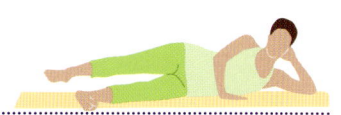

10 Preparação para o balanço
pp. 122-3

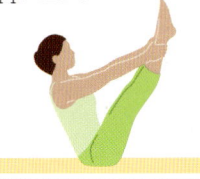

11 Preparação para o teaser
pp. 124-5

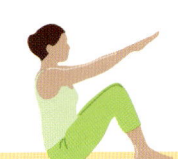

12 Nadar
pp. 128-9

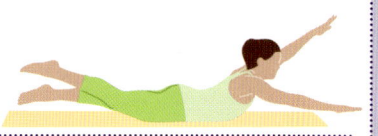

16 Balanço de perna: frente
p. 130

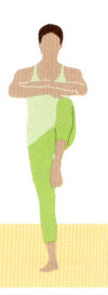

17 Balanço de perna: lateral
p. 131

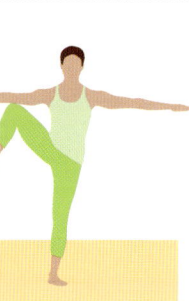

18 Aro flexível: coxas e braços
p. 111

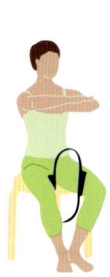

CONTINUE

Sequência de 45 minutos

1 Dez por dez
pp. 92-3

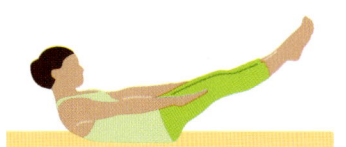

2 Semirrolamento para cima
pp. 94-5

3 Rolar como uma bola II
pp. 98-9

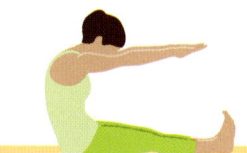

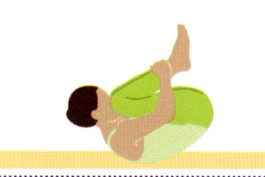

7 Miniponte
p. 96

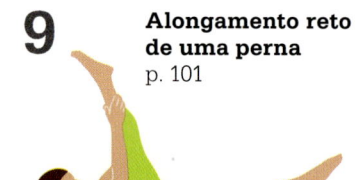

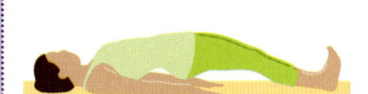

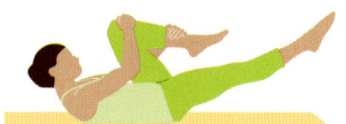

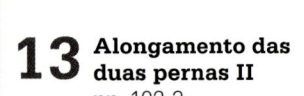

8 Alongamento de uma perna II
p. 100

9 Alongamento reto de uma perna
p. 101

13 Alongamento das duas pernas II
pp. 102-3

14 Rotação do pescoço
pp. 106-7

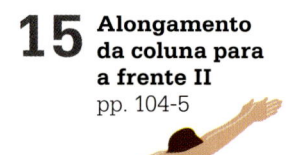

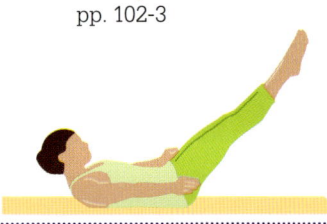

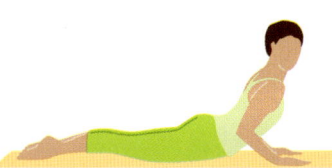

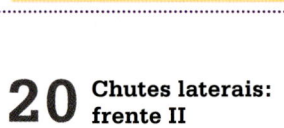

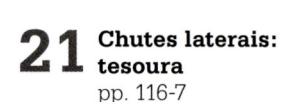

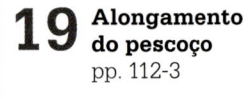

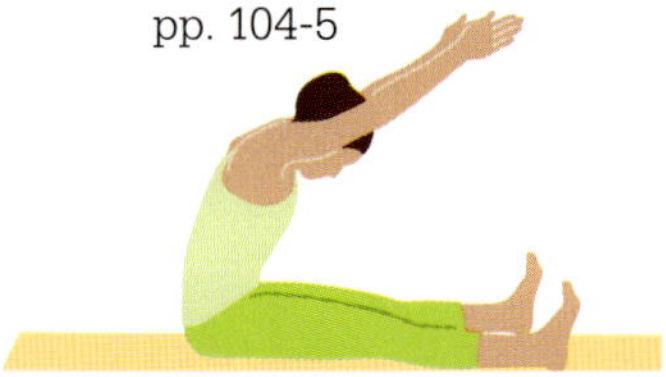

15 Alongamento da coluna para a frente II
pp. 104-5

19 Alongamento do pescoço
pp. 112-3

20 Chutes laterais: frente II
pp. 114-5

21 Chutes laterais: tesoura
pp. 116-7

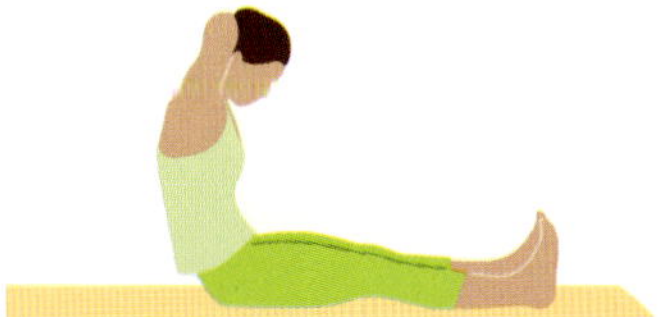

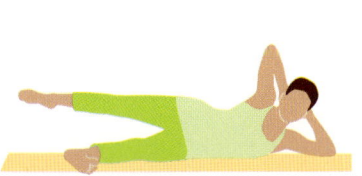

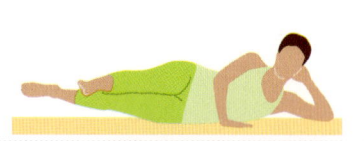

SEQUÊNCIA DE 45 MINUTOS

4 Chutes laterais: círculos
pp. 118-9

5 Chutes laterais: parte interna das coxas
pp. 120-1

6 Preparação para o balanço
pp. 122-3

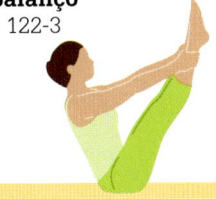

10 Preparação para o teaser
pp. 124-5

11 Letra T
p. 97

12 Nadar
pp. 128-9

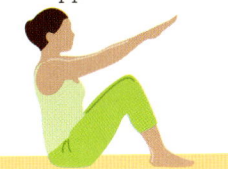

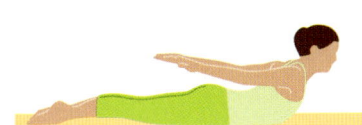

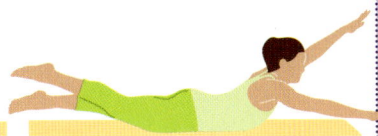

16 Balanço de perna: frente
p. 130

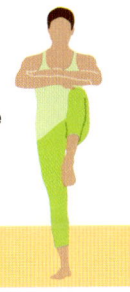

17 Balanço de perna: lateral
p. 131

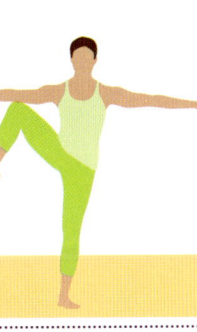

18 Aro flexível: peito e acima da cabeça
p. 108

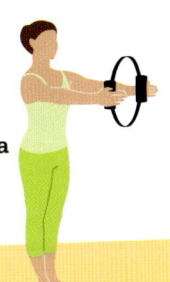

22 Aro flexível: bombeando
p. 109

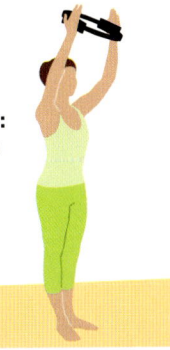

23 Aro flexível: coxas e braços
p. 111

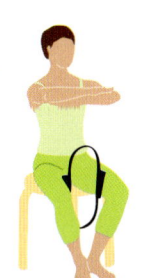

24 Aro flexível: pliés
p. 110

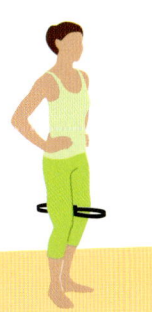

Avaliação

Como você progrediu nas últimas seis semanas? Revise as fotos tiradas na primeira fase do programa e compare para verificar as mudanças no alinhamento (pp. 90-1). Como você se sente em relação ao início do programa? Houve alguma melhora?
Se sim, parabéns! Avance!

Problemas comuns

Não desanime se tiver progredido menos do que esperava. Nesse estágio, o pilates apresenta um desafio ainda maior: à medida que você assimila a prática, percebe que há mais a ser compreendido. A essa altura é necessário ter concentração nas diversas técnicas e princípios durante os movimentos, ter maior consciência corporal e estar mais ciente de seus pontos fracos. Isso é um bom sinal, então não se preocupe nem perca o entusiasmo. Lembre-se de que o pilates diz respeito aos detalhes – se estiver com muita dificuldade, volte sempre aos fundamentos e princípios para encontrar as respostas. A seguir, alguns problemas comuns que podem surgir nesse estágio.

"É difícil coordenar minha respiração com o movimento."

Se você respirar em vez de segurar a respiração, já é meio caminho andado. O padrão de respiração é o princípio e a maior dificuldade dos praticantes. Nesse estágio, os exercícios passam a ser mais dinâmicos e a necessidade de uma respiração controlada e coordenada é maior. Memorize o padrão de respiração do exercício para saber exatamente o que deve fazer sem perder o foco durante a execução. Concentre-se apenas na respiração por algumas sessões: você perceberá que ela começa a fazer sentido no corpo e no movimento. Nunca prenda a respiração ao se mover para não causar tensão muscular.

"Acho os exercícios em que se deita de lado muito difíceis em um dos lados."

Isso é muito comum: o pilates evidencia desequilíbrios que existem nos músculos e no esqueleto. É normal favorecer um dos lados do corpo nos movimentos que fazemos diariamente, tornando tal lado mais forte. Se achar os exercícios em um lado significativamente mais difíceis e seu corpo menos estável, não desista. Realize mais repetições do lado fraco para chegar ao equilíbrio.

"Simplesmente não consigo fazer um determinado exercício."

Continue praticando e conseguirá. Fragmente o exercício, pratique cada parte separadamente e intensifique o treino daquela que for mais problemática. Repita o movimento diversas vezes para treinar o corpo e a mente. A determinação trará recompensas. Mas se um exercício em especial gerar dor ou estresse, evite-o ou substitua-o por outro. Por exemplo, se a sua coluna lombar não reagir bem a um exercício de rolamento, não o faça ou substitua-o por um do primeiro capítulo (pp. 26-87) até sentir mais força e controle para enfrentá-lo novamente.

AVALIAÇÃO

Avalie suas conquistas

Não atingiu seus objetivos? Não perca o entusiasmo e passe à próxima seção (pp. 140-85). Comemore cada avanço durante a prática, como ser capaz de rolar a coluna suavemente em uma curvatura "C" ou estender a perna além do que conseguia antes. Pequenas conquistas se acumulam e logo você conseguirá estabelecer novas metas.

Exercícios desafiadores

Aqui você encontrará o plano para ajudar durante os treinos das próximas seis semanas. Ao final desse período, revise os objetivos e avalie seu progresso.

Objetivo: controle
Teaser com torção (pp. 126-7)

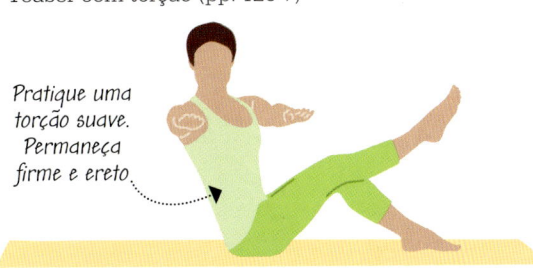

Pratique uma torção suave. Permaneça firme e ereto.

Objetivo: centralização
Alongamento das duas pernas II (pp. 102-3)

Pratique a fluidez de movimento a partir de um centro forte, mantendo a coluna forte e sustentada.

Objetivo: flexibilidade
Alongamento reto de uma perna (p. 101)

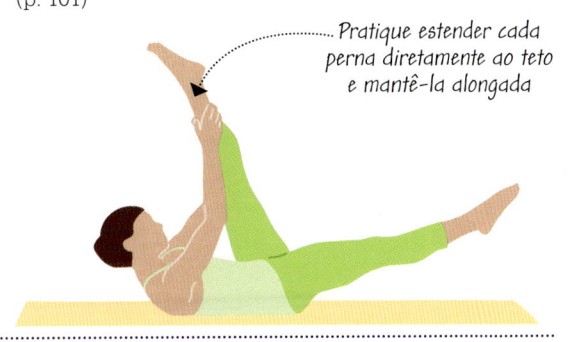

Pratique estender cada perna diretamente ao teto e mantê-la alongada.

Objetivo: força
Dez por dez (pp. 92-3),
Semirrolamento para cima (pp. 94-5),
Preparação para o teaser (pp. 124-5)

Pratique manter-se firme ao longo de cada exercício, passando de um ao outro sem pausas.

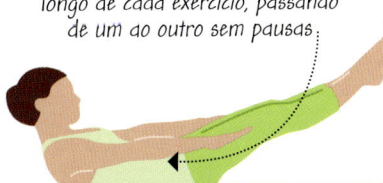

Objetivo: fluidez de movimento
Nadar (pp. 128-9)

Pratique continuamente o movimento dos membros com suavidade a partir de um torso relaxado.

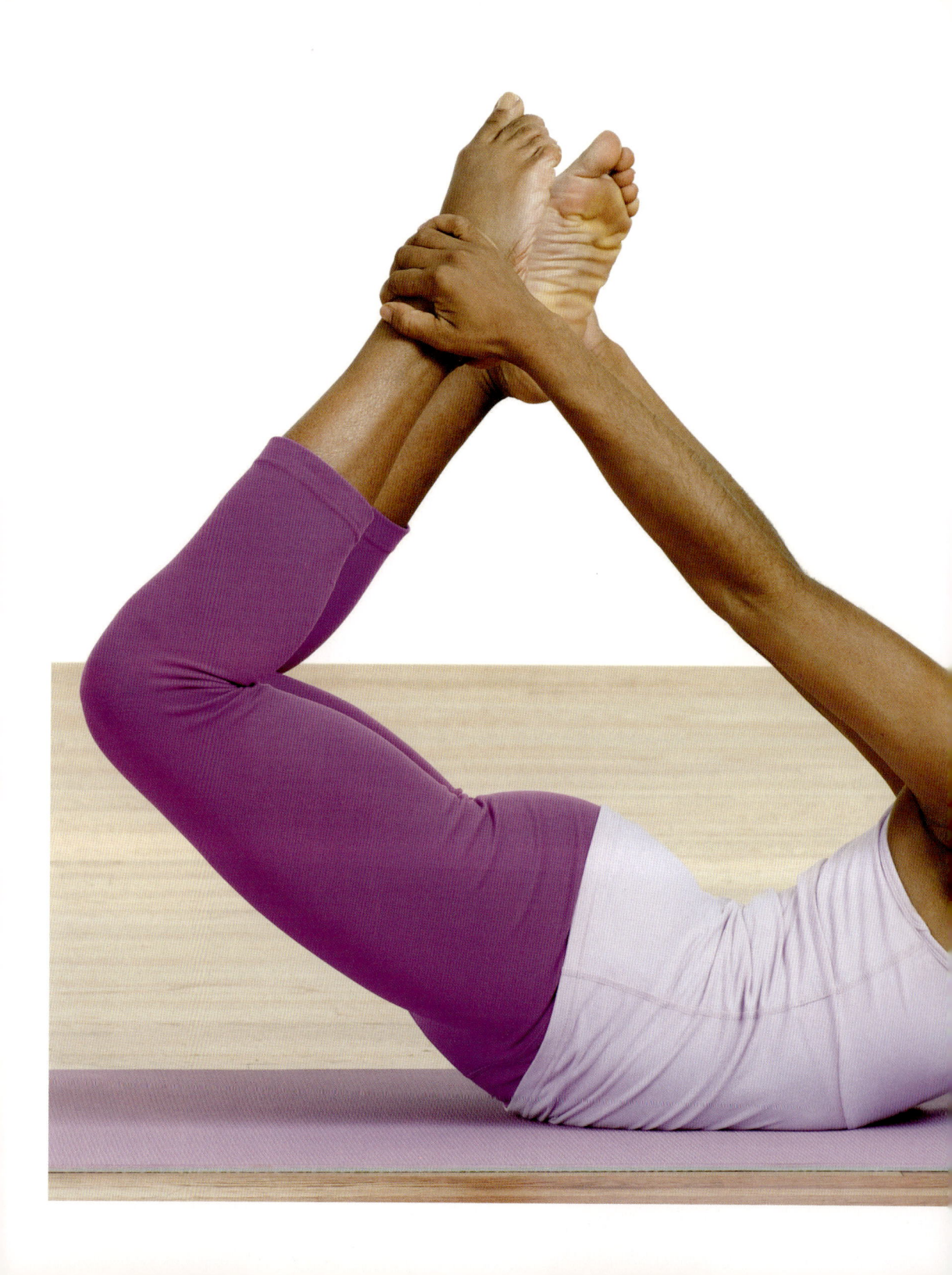

3
Avance

Os exercícios deste capítulo são mais complexos e exigem completo domínio de todos os movimentos prévios, bem como compreensão e capacidade de colocar em prática os fundamentos do pilates. Execute-os com precisão, fluidez e intenção, avançando nas sequências somente ao ter total confiança em sua capacidade de realizar cada movimento. Ao concluir todo o curso proposto neste livro, você estará bem preparado para seguir com a prática de pilates e poderá colher os benefícios de ter um corpo forte, flexível e equilibrado.

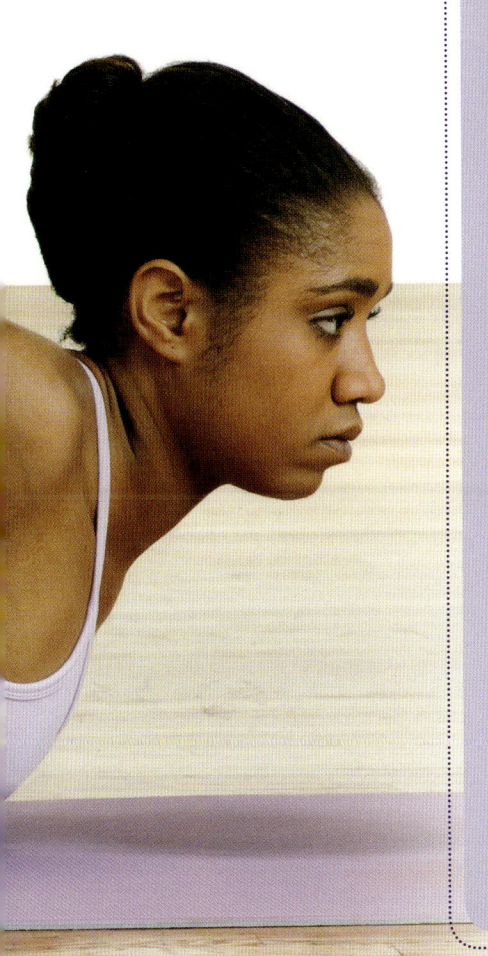

Plano de atividades

O curso está quase no final! A essa altura os resultados já devem estar aparecendo: membros tonificados, coluna flexível, abdome definido. Sem contar a sensação de se sentir mais leve e disposto, respirar com maior facilidade e ter uma postura mais ereta.

Planejamento

O progresso feito até o momento deve ser uma fonte de motivação para seguir adiante. O próximo desafio são os exercícios de pilates de nível avançado, que trabalham ainda mais o corpo. Concentre-se nos detalhes e perceberá que a funcionalidade dos exercícios proporciona ao corpo uma sensação incrível de conquista. As metas dos dois primeiros estágios continuarão presentes, para se ter uma boa ideia do progresso total ao fim do curso.

Programa "Avance"

Use esse programa para definir os seus objetivos e avaliar seu progresso ao longo das próximas seis semanas. Os resumos das sequências podem ser consultados nas pp. 178-83. Siga a sequência apresentada a cada semana antes de experimentar outros exercícios do mesmo nível. Ao substituir exercícios, o critério de escolha deve ser trabalhar a mesma região do corpo, para que o treino seja equilibrado. Lembre-se de ser seu próprio professor e de fazer todos os movimentos com o máximo de empenho.

Semana 1: foco no alinhamento

Base: tenha em mãos as fotos tiradas no início do programa "Para começar" (pp. 28-9).
- **Dia 1:** Sequência de 30 minutos, centralização e controle
- **Dia 2:** Sequência de 15 minutos, alongamento e coordenação
- **Dia 3:** Sequência de 45 minutos, precisão e fluidez de movimento
- **Dia 4:** Sequência de 30 minutos, estabilidade e respiração

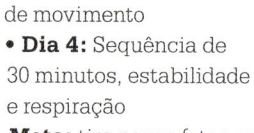

Meta: tire novas fotos após seis semanas para ver seu grau de aproximação do alinhamento ideal.

Semana 2: foco no controle

Base: faça o Saca-rolha (pp. 160-1). Você se move facilmente a partir dos quadris ou seu movimento é rígido e brusco? Consegue manter as pernas unidas e a conexão com o centro de força (pp. 19 e 37) por todo o exercício? O movimento das pernas desenha um círculo ou se parece mais com um quadrado?
- **Dia 1:** Sequência de 45 minutos, centralização e alinhamento
- **Dia 2:** Sequência de 30 minutos, concentração, precisão e abdome
- **Dia 3:** Sequência de 45 minutos, precisão, respiração, caixa (p. 30)
- **Dia 4:** Sequência de 15 minutos, fluidez e estabilidade

Meta: fazer o exercício com controle, precisão e fluidez, tendo em mente o centro de força, a contração do abdome e o alongamento.

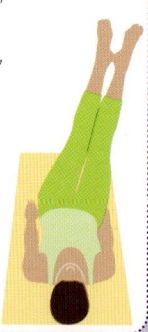

PLANO DE ATIVIDADES

Semana 3: foco na centralização
Base: faça a Tesoura (pp. 168-9). As costas estão arqueadas? A coluna está imóvel e apoiada durante o movimento das pernas?
- **Dia 1:** Sequência de 30 minutos, caixa, alinhamento, fluidez de movimento
- **Dia 2:** Sequência de 30 minutos, estabilidade, precisão e alongamento
- **Dia 3:** Sequência de 45 minutos, precisão, controle e respiração
- **Dia 4:** Sequência de 30 minutos, controle e alinhamento

Meta: não fazer nenhum movimento indesejado da coluna ao alongar os membros de forma suave e controlada.

Semana 4: foco na flexibilidade
Base: faça o Balanço com as pernas afastadas (pp. 156-7). Você consegue manter as duas pernas estendidas para o alto? A coluna rola uniformemente no chão?
- **Dia 1:** Sequência de 30 minutos, precisão, controle e alinhamento
- **Dia 2:** Sequência de 30 minutos, respiração, abdome e estabilidade
- **Dia 3:** Sequência de 45 minutos, abdome, centro de força e coordenação
- **Dia 4:** Sequência de 15 minutos, controle e concentração

Meta: manter as pernas retas e alongadas e rolar a coluna uniformemente, vértebra por vértebra.

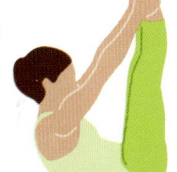

Semana 5: foco na força
Base: tente fazer o Teaser I, Teaser II e Teaser III (pp. 170-5) sem intervalos. Em uma escala de 1 a 10, qual a dificuldade de cada exercício e sequência?
- **Dia 1:** Sequência de 45 minutos, centralização, controle e coordenação
- **Dia 2:** Sequência de 30 minutos, abdome, alinhamento e concentração
- **Dia 3:** Sequência de 15 minutos, alinhamento, coordenação, fluidez de movimento
- **Dia 4:** Sequência de 45 minutos, controle, precisão, centro de força

Meta: ao fazer a sequência novamente, ela deverá parecer mais fácil.

Semana 6: foco na fluidez de movimento
Base: faça o Balanço (pp. 176-7). O movimento é fluido e controlado ou brusco e irregular? Você consegue balançar suavemente sem interrupções?
- **Dia 1:** Sequência de 30 minutos, centralização, respiração e coordenação
- **Dia 2:** Sequência de 45 minutos, estabilidade, controle, caixa
- **Dia 3:** Sequência de 15 minutos, alinhamento, alongamento, coordenação
- **Dia 4:** Sequência de 45 minutos, precisão, centralização e respiração

Meta: executar o movimento com mais regularidade ao ativar o centro de força para começar a balançar sem oscilações ou interrupções.

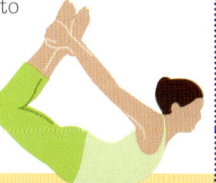

Antes de começar esse programa, verifique a base para cada área do corpo e registre suas percepções sobre a reação de cada parte a cada movimento. Daqui a seis semanas, faça uma autoavaliação de acordo com as metas estipuladas acima para ver o quanto você progrediu. Aproveite as próximas seis semanas!

O Cem

Fortaleça o abdome • **Pratique** respiração

A versão original clássica de Joseph Pilates para esse exercício requer intensa força abdominal, controle e precisão. O exercício aquece o corpo e estimula o centro de força.

1 Deite-se no mat, ombros abertos, braços relaxados ao longo do corpo, pernas estendidas e unidas em postura de pilates. Concentre-se no centro de força (pp. 19 e 37), contraia as coxas e inspire.

Pernas contraídas em postura de pilates

Pés ligeiramente estendidos

Pescoço alongado e relaxado

Braços ao longo do corpo pressionando o chão

Clavículas abertas

Atenção

Não incline a cabeça para trás. Mantenha o pescoço alongado e olhe para a frente. Use o abdome para sustentar a elevação.

Não deixe os braços soltos. Eles devem se mover firmemente para cima e para baixo a partir da articulação do ombro até as palmas das mãos.

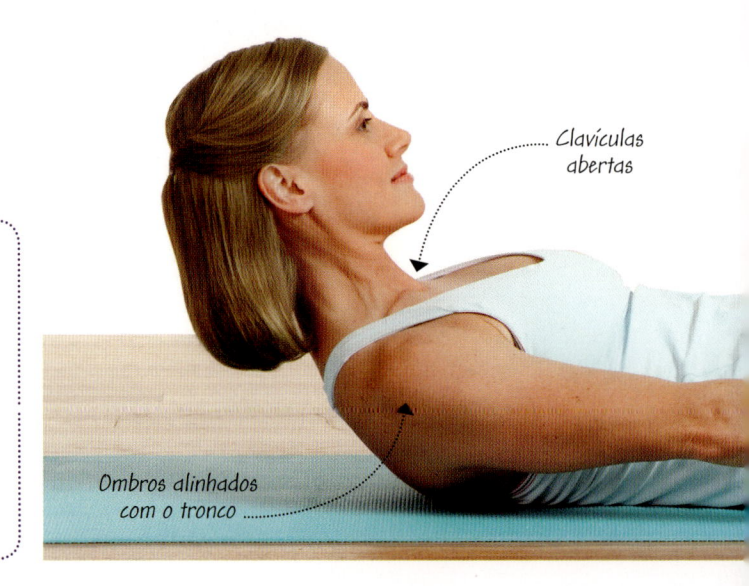

Ombros alinhados com o tronco

O CEM   1 2 3

2 Expire, contraia o abdome e eleve a cabeça e os ombros, estendendo os braços para a frente com vigor. Mantenha o pescoço alongado e os ombros afastados das orelhas. Ao mesmo tempo, erga as pernas, mantendo-as próximas ao chão o máximo que puder.

Cuidado! Caso sinta dor no pescoço ou na lombar, suba um pouco mais as pernas e intensifique o uso dos abdominais.

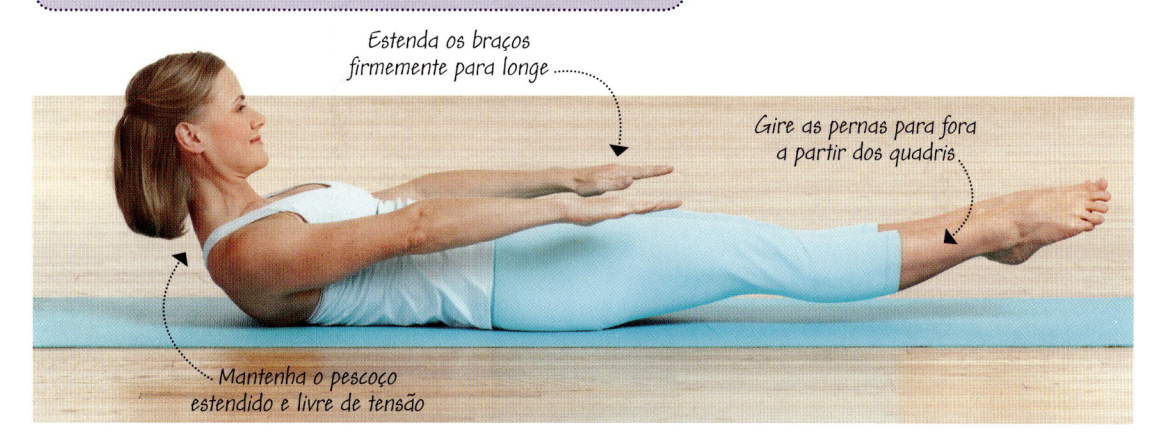

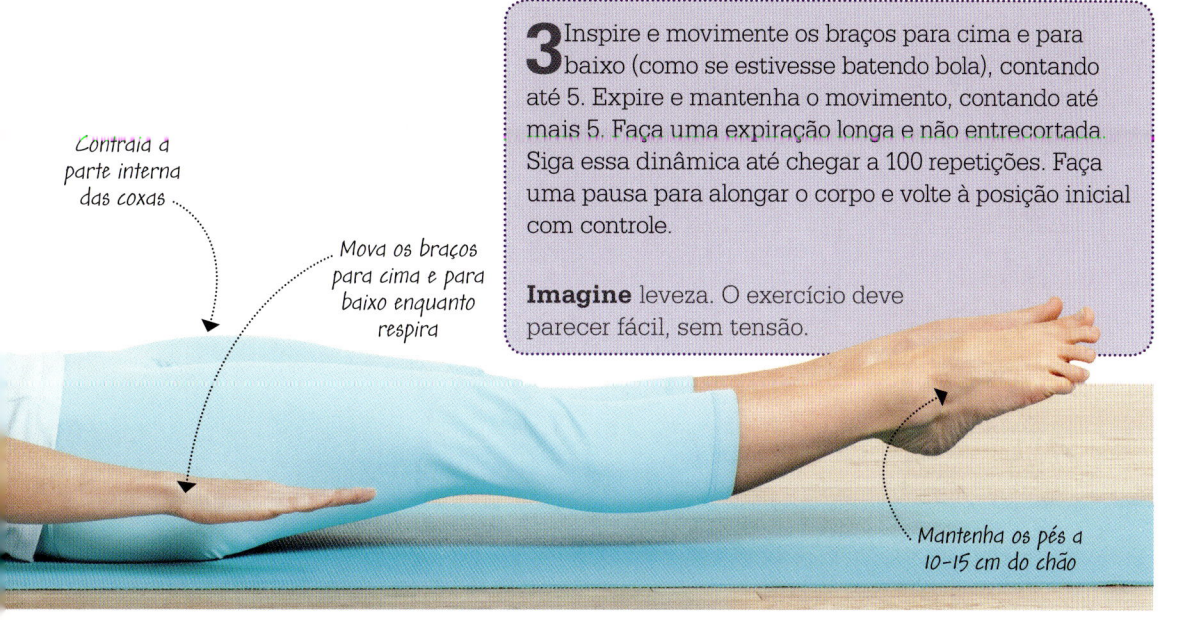

Estenda os braços firmemente para longe

Gire as pernas para fora a partir dos quadris

Mantenha o pescoço estendido e livre de tensão

Contraia a parte interna das coxas

Mova os braços para cima e para baixo enquanto respira

3 Inspire e movimente os braços para cima e para baixo (como se estivesse batendo bola), contando até 5. Expire e mantenha o movimento, contando até mais 5. Faça uma expiração longa e não entrecortada. Siga essa dinâmica até chegar a 100 repetições. Faça uma pausa para alongar o corpo e volte à posição inicial com controle.

Imagine leveza. O exercício deve parecer fácil, sem tensão.

Mantenha os pés a 10-15 cm do chão

Rolamento total

Fortaleça o abdome, as coxas, os glúteos e os braços
Pratique concentração

Exercício que age como uma massagem na coluna. Os abdominais trabalham para tirar a lombar do chão com leveza. É preciso controle e um centro forte para impedir que o impulso leve a erro no movimento das pernas.

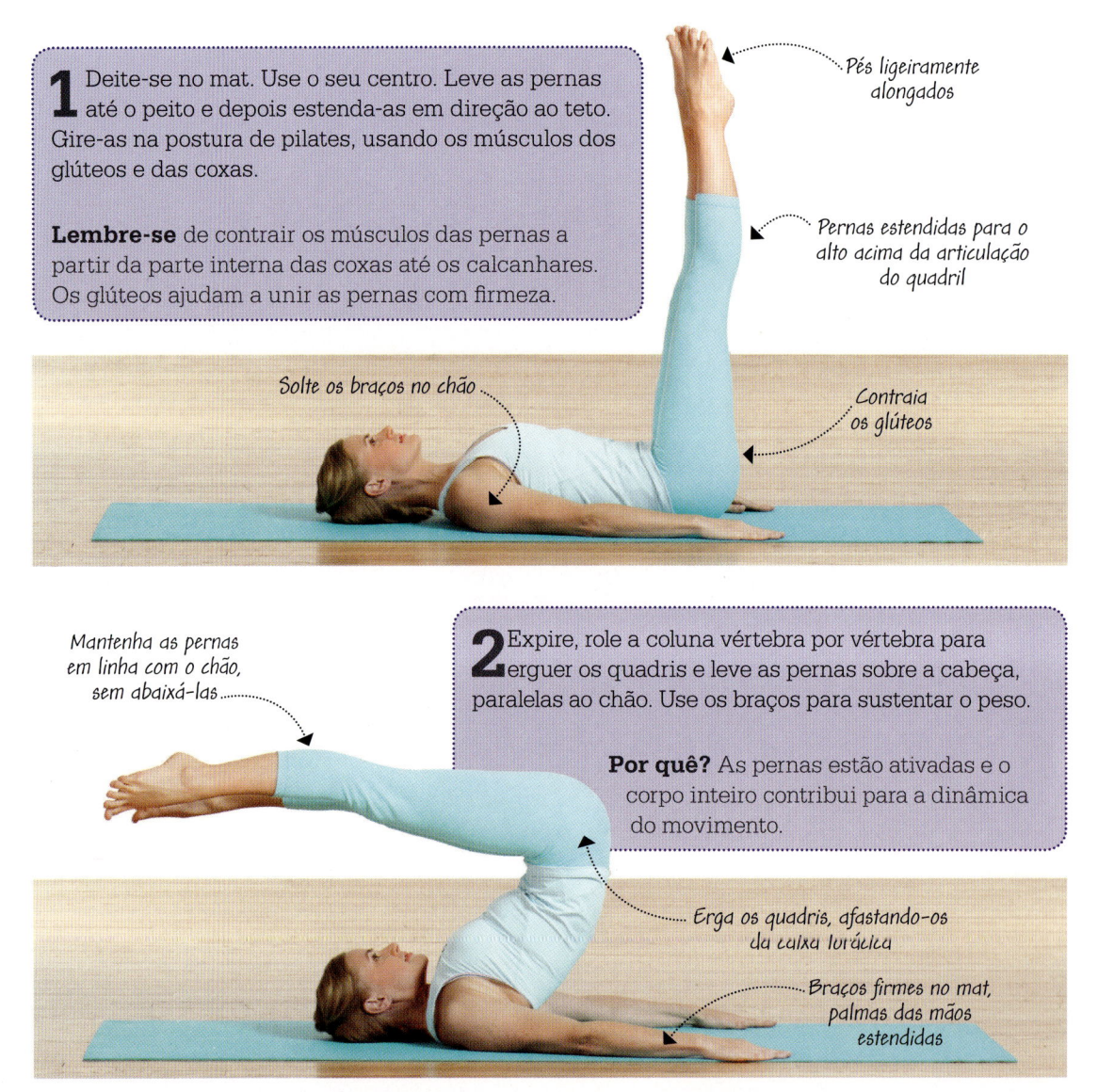

1 Deite-se no mat. Use o seu centro. Leve as pernas até o peito e depois estenda-as em direção ao teto. Gire-as na postura de pilates, usando os músculos dos glúteos e das coxas.

Lembre-se de contrair os músculos das pernas a partir da parte interna das coxas até os calcanhares. Os glúteos ajudam a unir as pernas com firmeza.

Pés ligeiramente alongados

Pernas estendidas para o alto acima da articulação do quadril

Solte os braços no chão

Contraia os glúteos

Mantenha as pernas em linha com o chão, sem abaixá-las

2 Expire, role a coluna vértebra por vértebra para erguer os quadris e leve as pernas sobre a cabeça, paralelas ao chão. Use os braços para sustentar o peso.

Por quê? As pernas estão ativadas e o corpo inteiro contribui para a dinâmica do movimento.

Erga os quadris, afastando-os da caixa torácica

Braços firmes no mat, palmas das mãos estendidas

ROLAMENTO TOTAL

3 Inspire e flexione os tornozelos. Expire e desça com controle, vértebra por vértebra. Mantenha as pernas estendidas.

Imagine a coluna como se fosse um fóssil de dinossauro. Visualize cada vértebra se prendendo ao chão à medida que o torso rola para baixo.

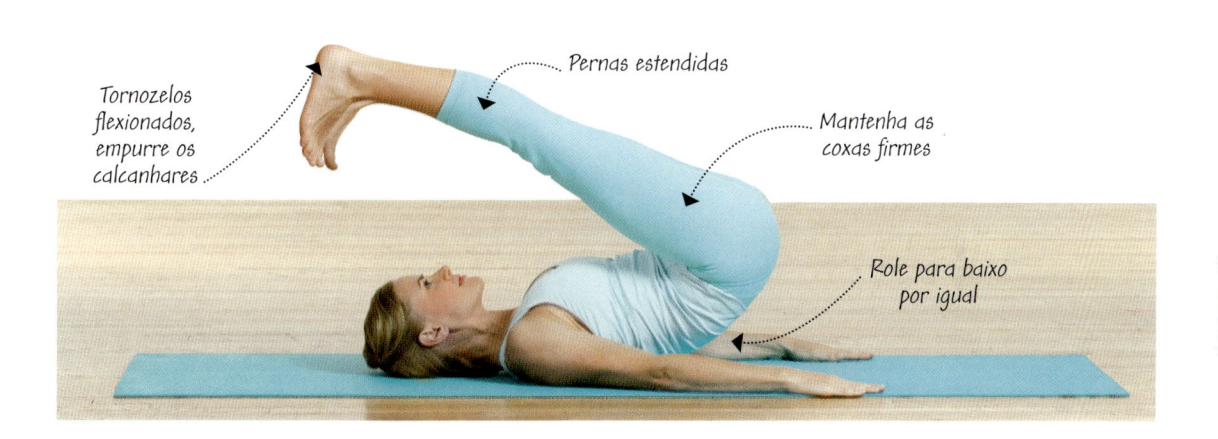

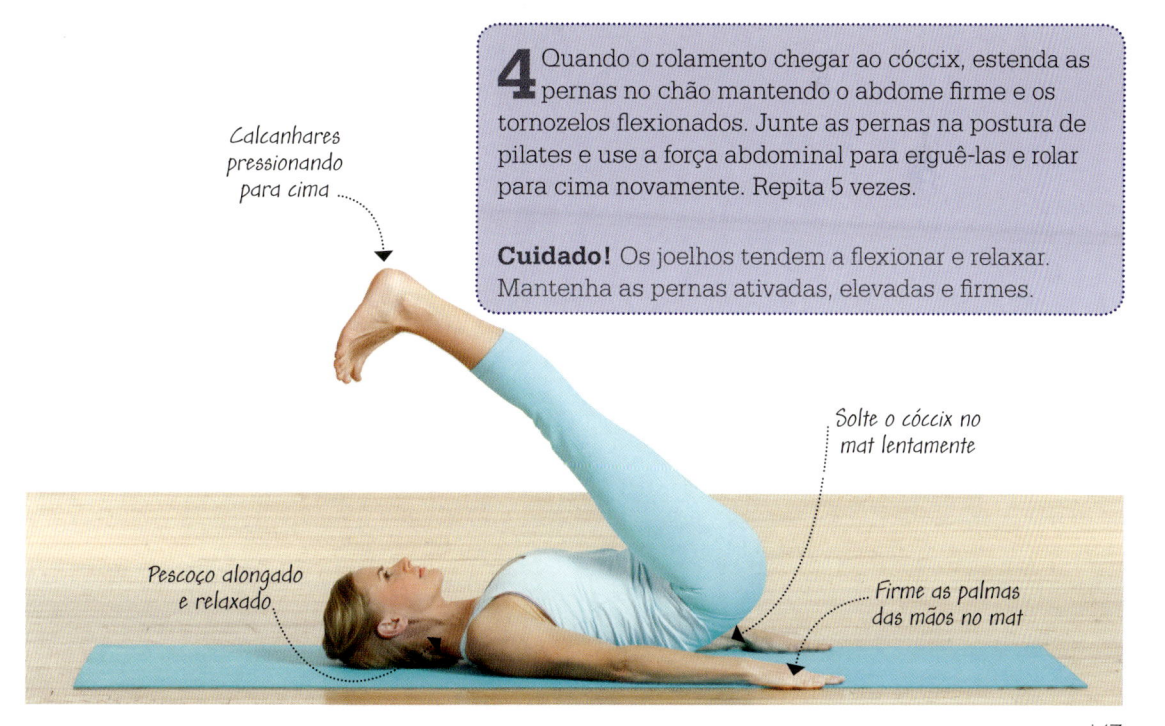

Tornozelos flexionados, empurre os calcanhares

Pernas estendidas

Mantenha as coxas firmes

Role para baixo por igual

4 Quando o rolamento chegar ao cóccix, estenda as pernas no chão mantendo o abdome firme e os tornozelos flexionados. Junte as pernas na postura de pilates e use a força abdominal para erguê-las e rolar para cima novamente. Repita 5 vezes.

Cuidado! Os joelhos tendem a flexionar e relaxar. Mantenha as pernas ativadas, elevadas e firmes.

Calcanhares pressionando para cima

Solte o cóccix no mat lentamente

Pescoço alongado e relaxado

Firme as palmas das mãos no mat

Escalar uma árvore

Fortaleça o abdome • **Pratique** precisão

Exercício que exige muito controle e força e que revela quaisquer desequilíbrios existentes no corpo.

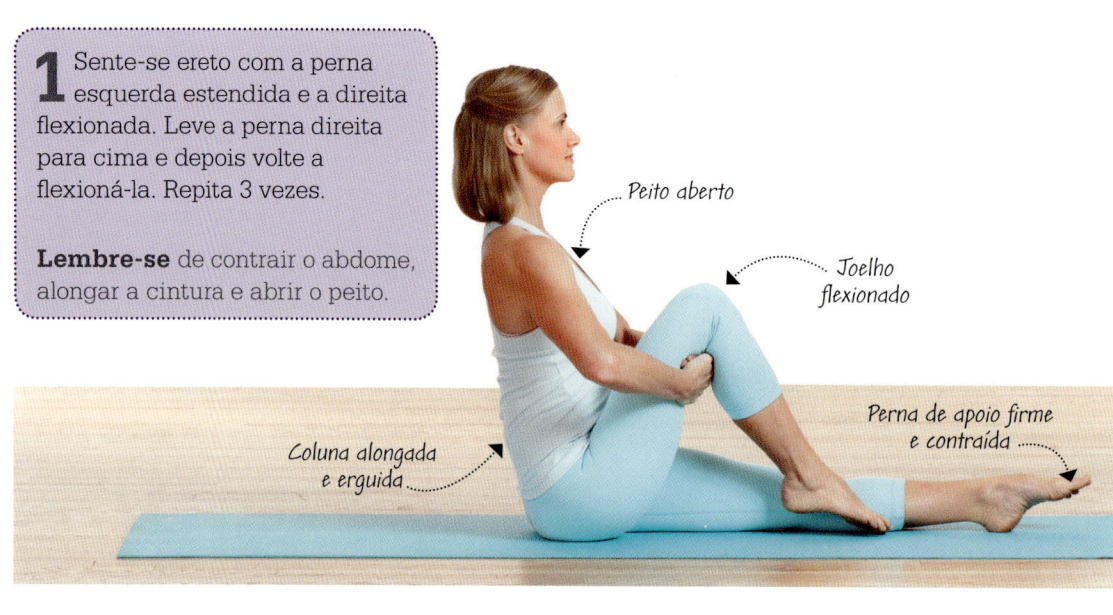

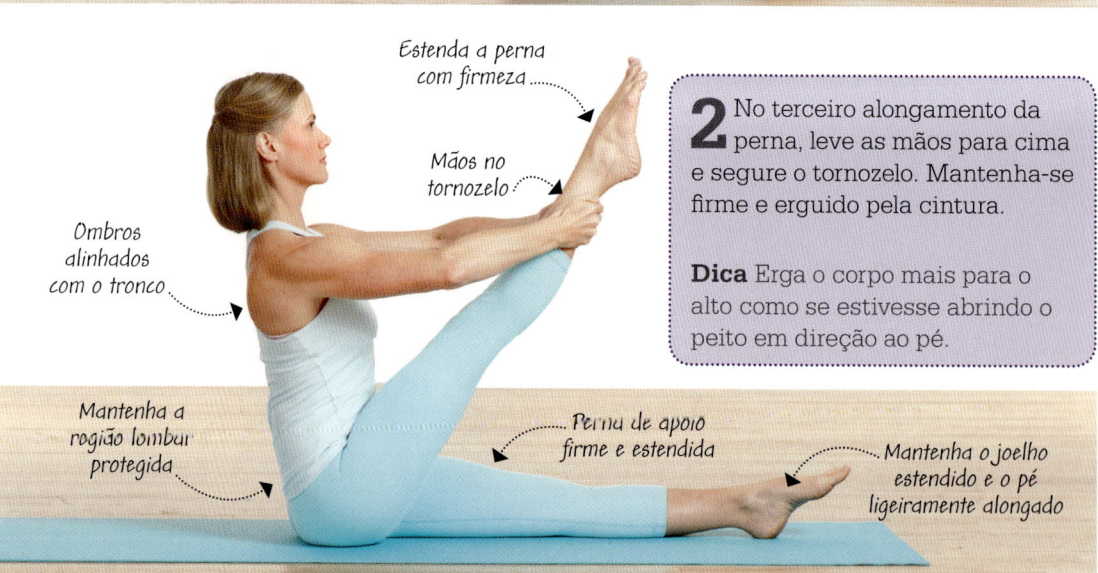

1 Sente-se ereto com a perna esquerda estendida e a direita flexionada. Leve a perna direita para cima e depois volte a flexioná-la. Repita 3 vezes.

Lembre-se de contrair o abdome, alongar a cintura e abrir o peito.

- Peito aberto
- Joelho flexionado
- Perna de apoio firme e contraída
- Coluna alongada e erguida

2 No terceiro alongamento da perna, leve as mãos para cima e segure o tornozelo. Mantenha-se firme e erguido pela cintura.

Dica Erga o corpo mais para o alto como se estivesse abrindo o peito em direção ao pé.

- Estenda a perna com firmeza
- Mãos no tornozelo
- Ombros alinhados com o tronco
- Mantenha a região lombar protegida
- Perna de apoio firme e estendida
- Mantenha o joelho estendido e o pé ligeiramente alongado

ESCALAR UMA ÁRVORE

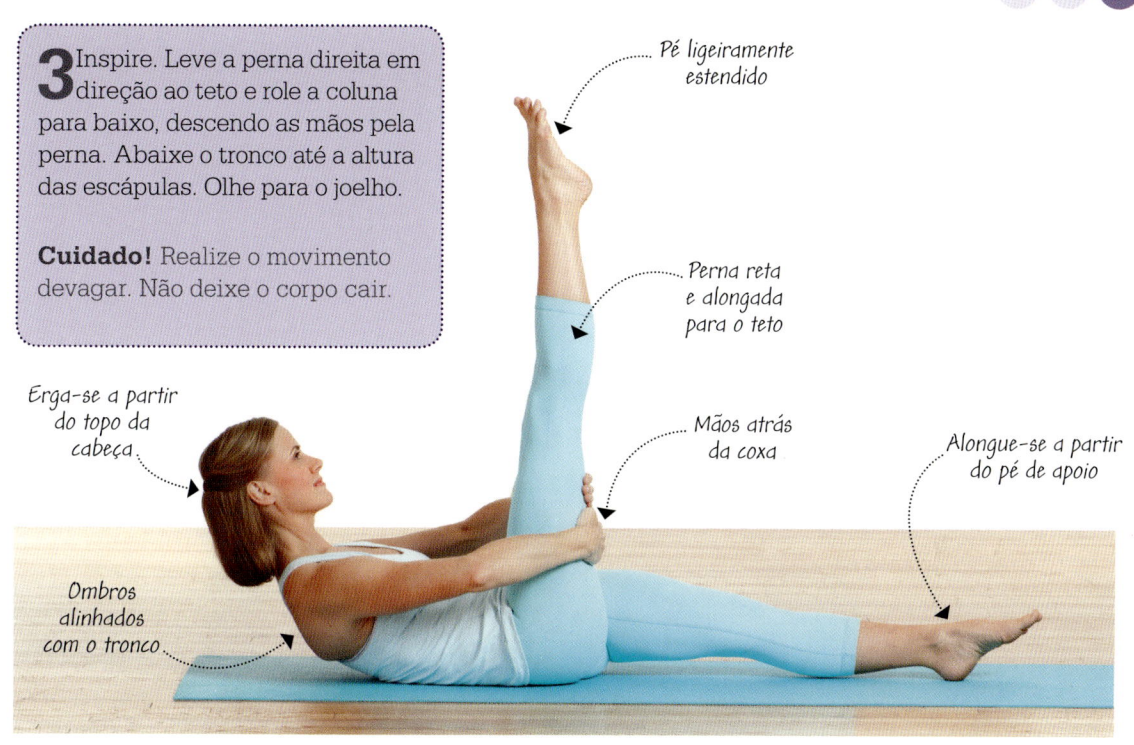

1 2 **3**

3 Inspire. Leve a perna direita em direção ao teto e role a coluna para baixo, descendo as mãos pela perna. Abaixe o tronco até a altura das escápulas. Olhe para o joelho.

Cuidado! Realize o movimento devagar. Não deixe o corpo cair.

- Pé ligeiramente estendido
- Perna reta e alongada para o teto
- Mãos atrás da coxa
- Alongue-se a partir do pé de apoio
- Erga-se a partir do topo da cabeça
- Ombros alinhados com o tronco

4 Expire e escale a perna com as mãos. Mantenha-a reta, repita 2 vezes e faça com a outra perna.

Ajuda Se um lado parece mais difícil, use os abdominais para obter controle.

- Mãos no tornozelo
- Cabeça estendida ao final da coluna
- Cotovelos abertos
- Firme-se ao chão usando a perna de apoio
- Curve a coluna para cima
- Dedos dos pés estendidos

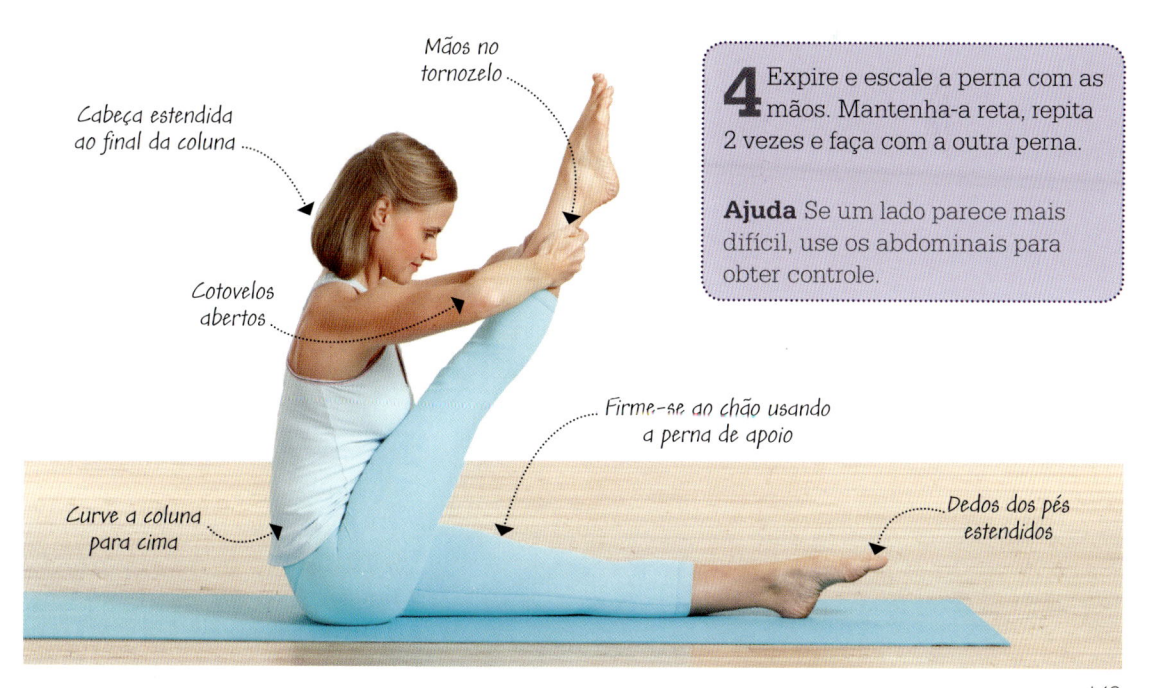

149

Agachamento I

Fortaleça as coxas e os glúteos • **Pratique** concentração

Exercício que usa a força da gravidade para trabalhar os músculos. Exige equilíbrio e foco. A recompensa são glúteos e coxas tonificados.

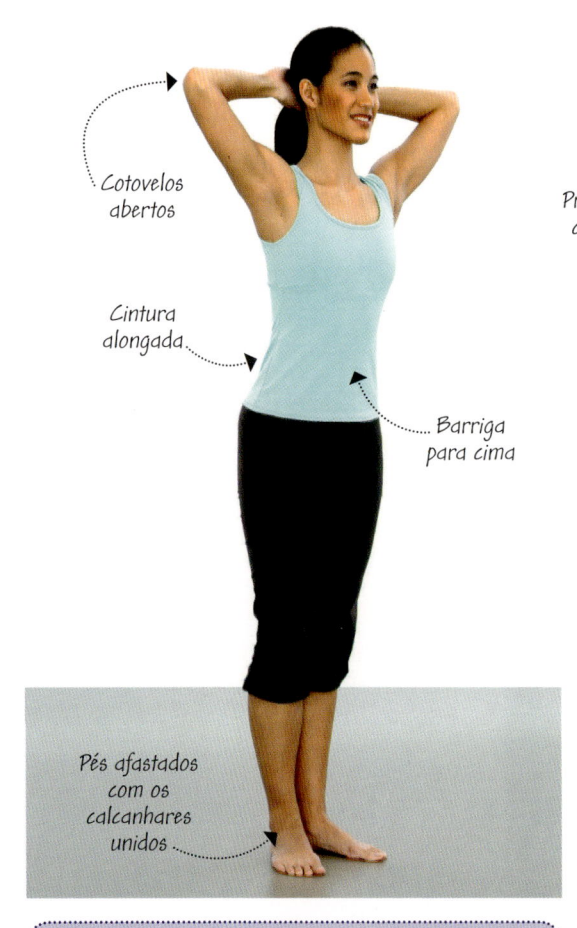

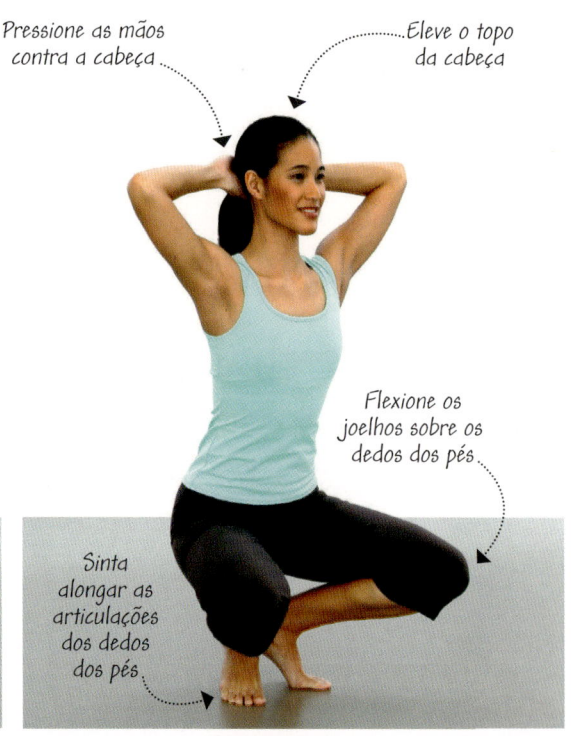

- Cotovelos abertos
- Cintura alongada
- Barriga para cima
- Pés afastados com os calcanhares unidos
- Pressione as mãos contra a cabeça
- Eleve o topo da cabeça
- Flexione os joelhos sobre os dedos dos pés
- Sinta alongar as articulações dos dedos dos pés

1 Fique em pé, na postura de pilates. Ombros encaixados às costas, cintura alongada. Erga-se a partir do centro. Mãos atrás da cabeça, cotovelos abertos.

Lembre-se de manter a elevação a partir do topo da cabeça durante todo o exercício.

2 Inspire, flexione os joelhos e desça o cóccix. Os calcanhares saem do chão. Agachado, pressione os calcanhares para baixo e ergua o corpo. Repita 6 vezes. Inspire para agachar e expire para levantar.

Cuidado! Evite esse exercício caso tenha problemas de joelho.

Agachamento II

Fortaleça os glúteos • **Pratique** precisão

Exercício simples, mas que requer controle e precisão. Oferece ótimos resultados na tonificação muscular se executado corretamente. Concentre-se no alinhamento e na força do core (pp. 10, 19 e 33).

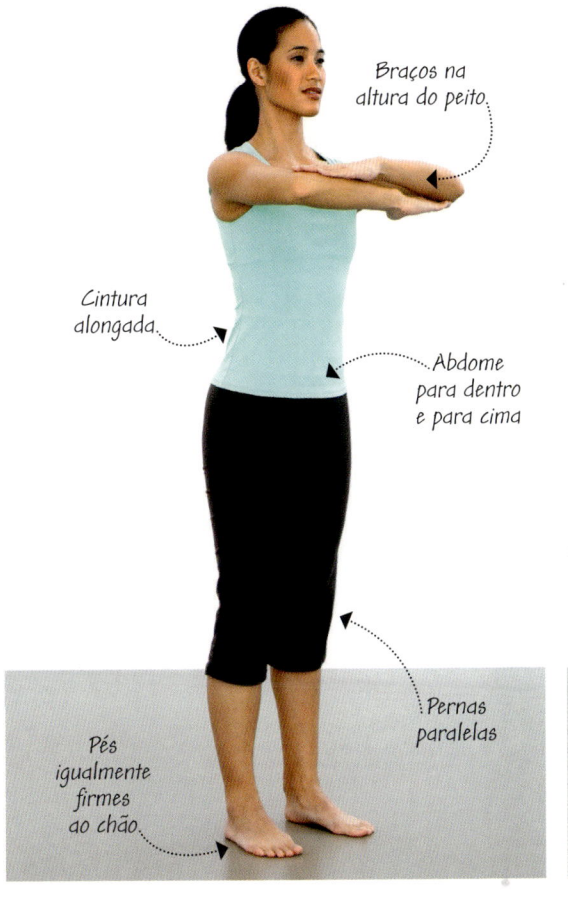

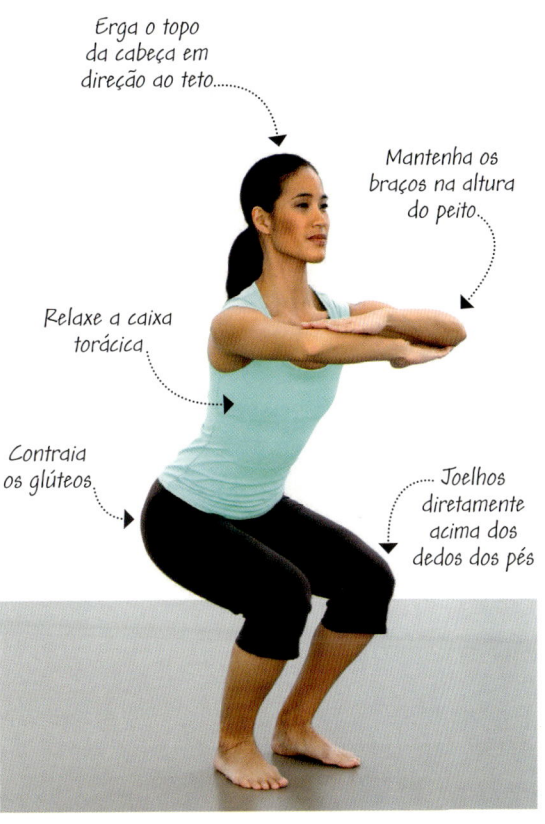

Braços na altura do peito.

Erga o topo da cabeça em direção ao teto.

Cintura alongada.

Mantenha os braços na altura do peito.

Abdome para dentro e para cima.

Relaxe a caixa torácica.

Contraia os glúteos.

Joelhos diretamente acima dos dedos dos pés.

Pernas paralelas.

Pés igualmente firmes ao chão.

1 Em pé, pernas paralelas e afastadas na largura do quadril. Mantenha os braços cruzados em frente ao peito e os ombros relaxados e afastados das orelhas. Contraia o abdome em direção à coluna.

Lembre-se da caixa (p. 30) e mantenha-a estendida e quadrada.

2 Flexione os joelhos e desça o máximo que puder sem desequilibrar. Projete-se para cima usando o centro. Repita 6 vezes. Inspire para agachar e expire para levantar.

Imagine seu centro como um interruptor com controle de intensidade. Ao agachar, aumente a intensidade para sustentar o movimento.

Alongamento reto das duas pernas

Fortaleça o abdome • **Pratique** controle

Exercício que tonifica bem o meio do corpo, alonga a cintura e trabalha o músculo reto abdominal, além de desenvolver força e estâmina.

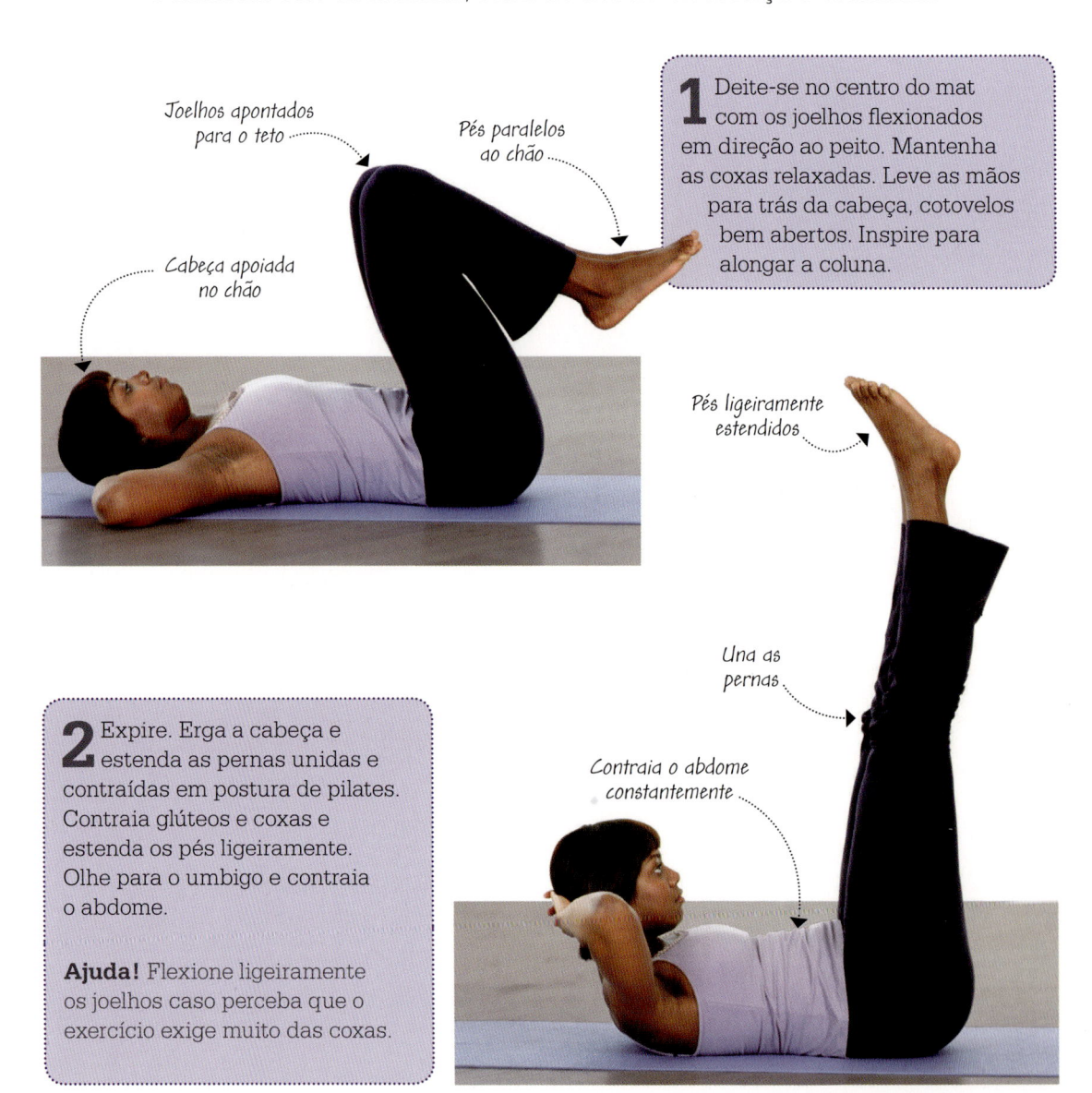

Joelhos apontados para o teto

Pés paralelos ao chão

1 Deite-se no centro do mat com os joelhos flexionados em direção ao peito. Mantenha as coxas relaxadas. Leve as mãos para trás da cabeça, cotovelos bem abertos. Inspire para alongar a coluna.

Cabeça apoiada no chão

Pés ligeiramente estendidos

Una as pernas

2 Expire. Erga a cabeça e estenda as pernas unidas e contraídas em postura de pilates. Contraia glúteos e coxas e estenda os pés ligeiramente. Olhe para o umbigo e contraia o abdome.

Ajuda! Flexione ligeiramente os joelhos caso perceba que o exercício exige muito das coxas.

Contraia o abdome constantemente

ALONGAMENTO RETO DAS DUAS PERNAS

3 Inspire e abaixe as pernas em direção ao mat até onde você consiga controlar o movimento. Expire e puxe as pernas de volta lentamente, contraindo os glúteos. Mantenha o tronco firme e imóvel. Repita 8 vezes.

Dica Concentre-se em seu centro, mantendo o núcleo firme enquanto estende as pernas.

Empurre os calcanhares

Pernas retas e firmes

Não deixe a cabeça cair para trás

Cotovelos no campo de visão periférica

Sinta os músculos da parte de trás das pernas.

Mantenha os ombros fora do chão

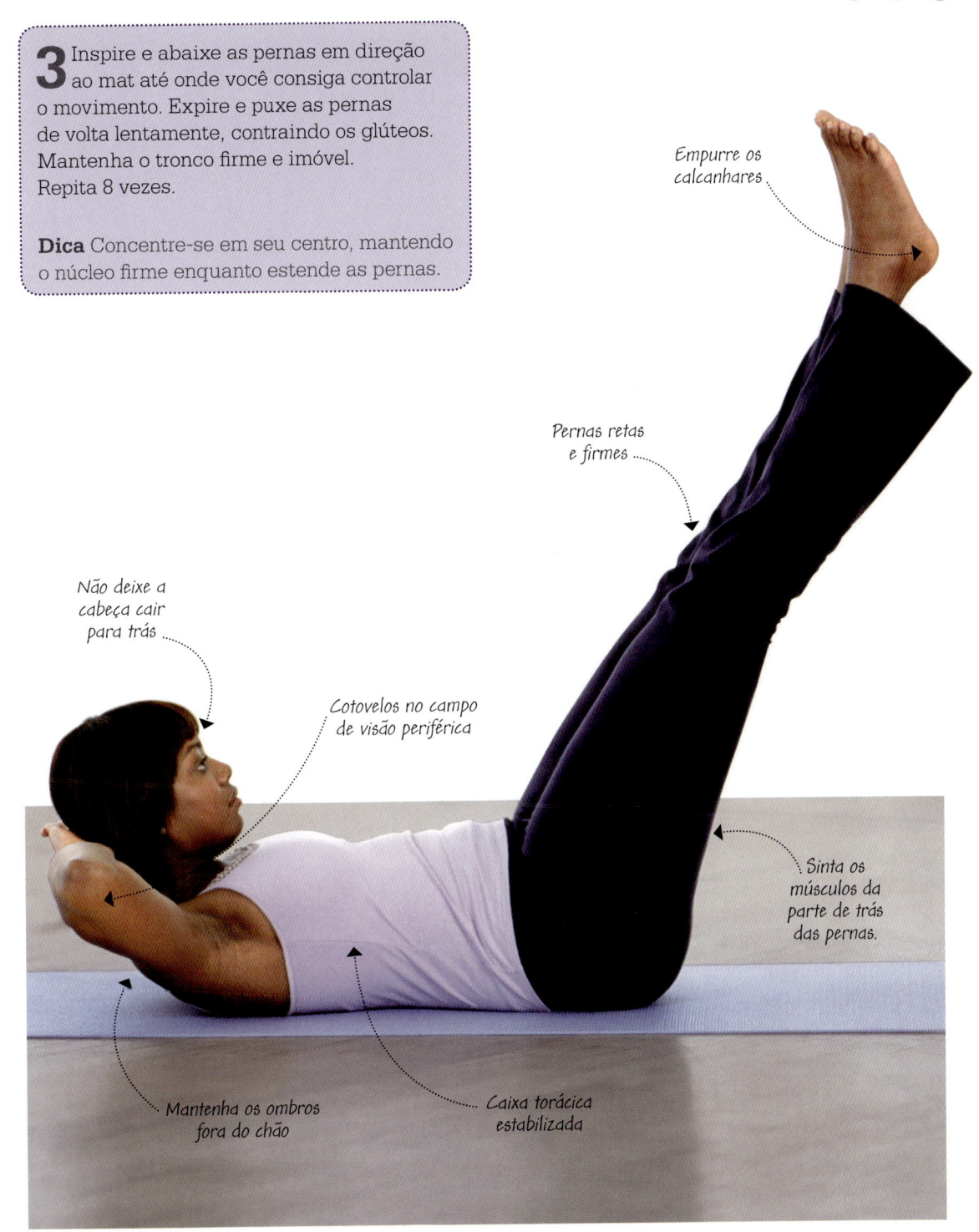

Caixa torácica estabilizada

Cruzado

Fortaleça o abdome e a cintura • **Pratique** fluidez de movimento

Exercício que age como um espartilho. Concentre-se na precisão e na fluidez. Mantenha o controle do movimento quando o cansaço surgir, perto do final, e você verá resultados fantásticos.

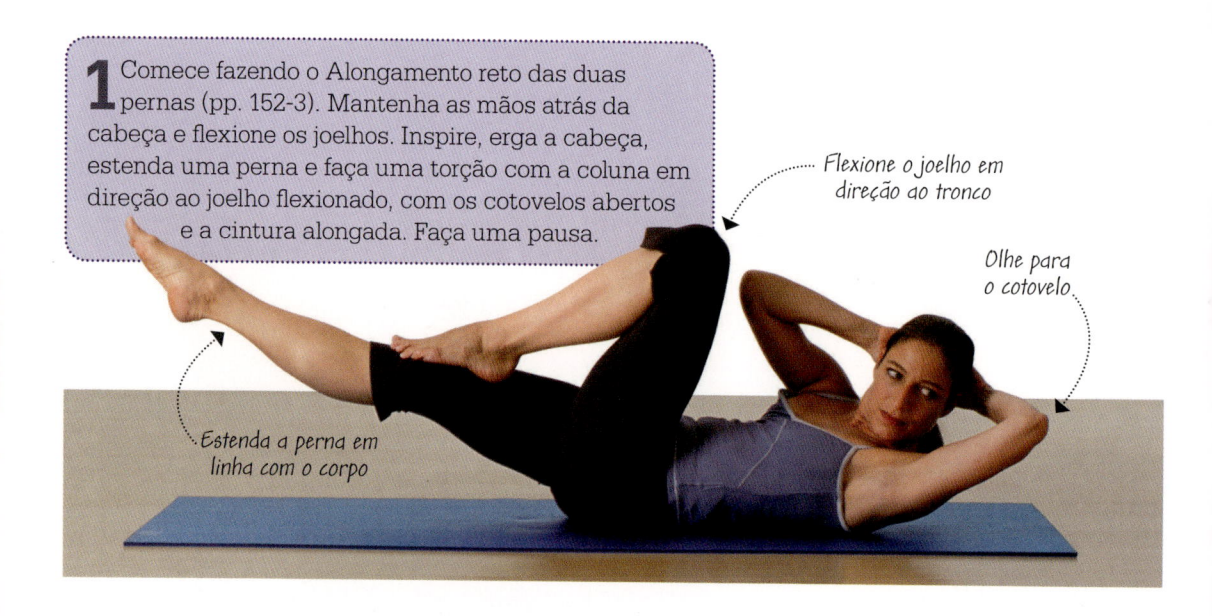

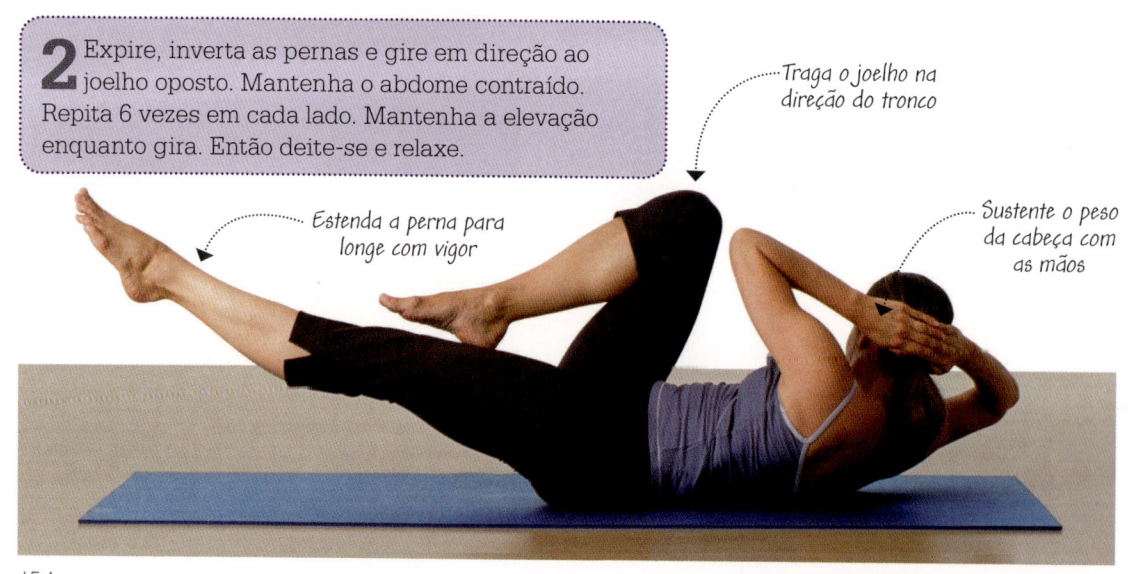

1 Comece fazendo o Alongamento reto das duas pernas (pp. 152-3). Mantenha as mãos atrás da cabeça e flexione os joelhos. Inspire, erga a cabeça, estenda uma perna e faça uma torção com a coluna em direção ao joelho flexionado, com os cotovelos abertos e a cintura alongada. Faça uma pausa.

Flexione o joelho em direção ao tronco

Olhe para o cotovelo

Estenda a perna em linha com o corpo

2 Expire, inverta as pernas e gire em direção ao joelho oposto. Mantenha o abdome contraído. Repita 6 vezes em cada lado. Mantenha a elevação enquanto gira. Então deite-se e relaxe.

Traga o joelho na direção do tronco

Estenda a perna para longe com vigor

Sustente o peso da cabeça com as mãos

Alongamento da coluna para a frente III

Fortaleça a parte superior das costas e o abdome • **Pratique** respiração

Exercício que combina o Alongamento da coluna para a frente I (p. 66) e o II (pp. 104-5). O movimento é controlado a partir da coluna – a respiração e o abdome trabalham para alongá-la.

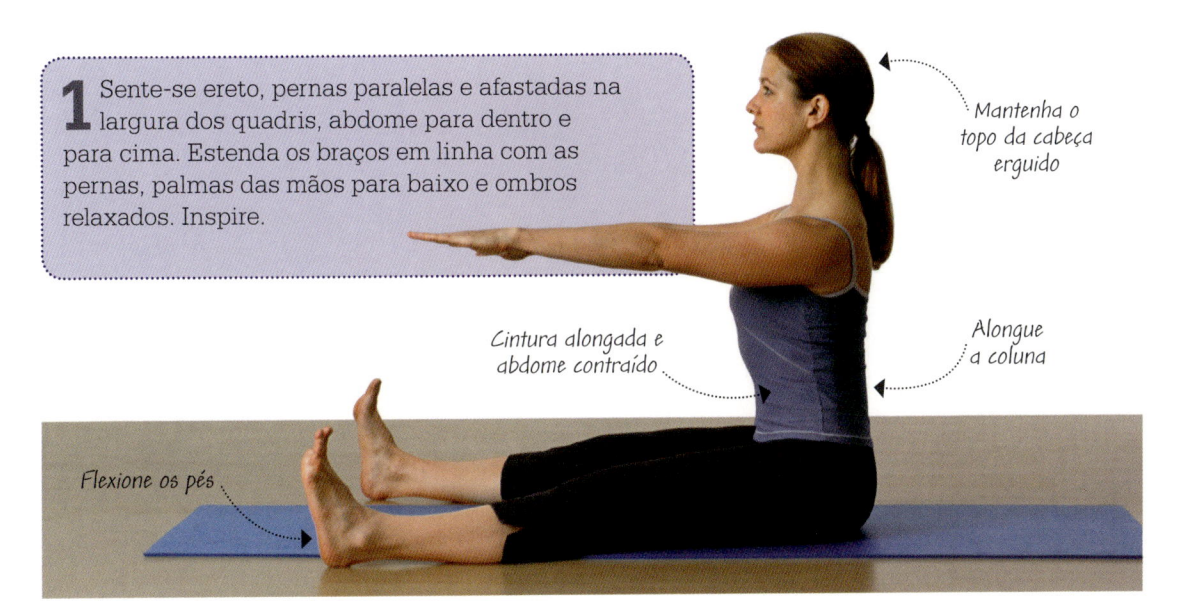

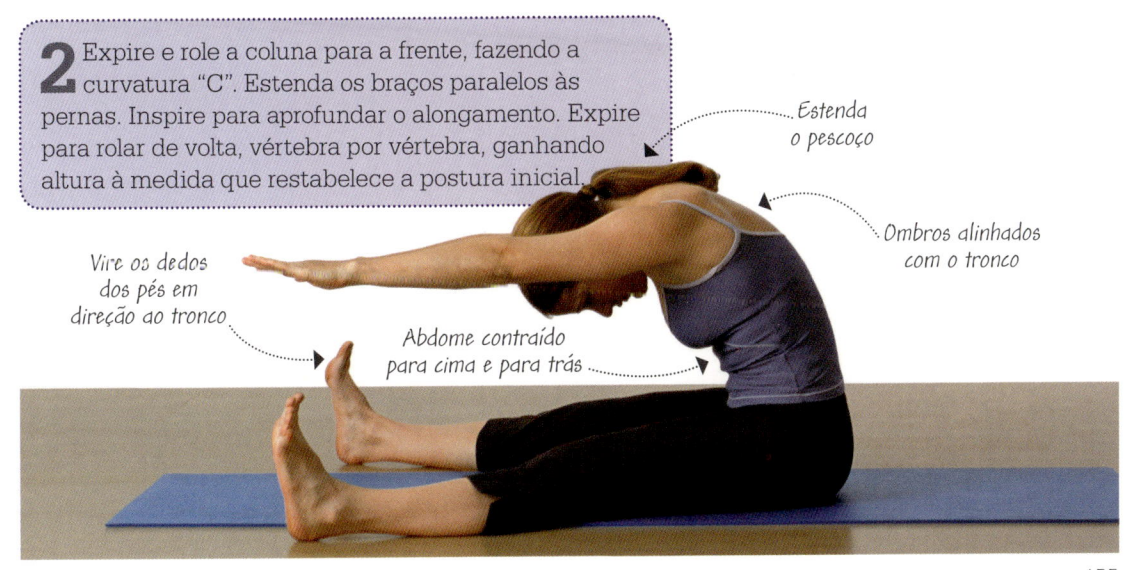

1 Sente-se ereto, pernas paralelas e afastadas na largura dos quadris, abdome para dentro e para cima. Estenda os braços em linha com as pernas, palmas das mãos para baixo e ombros relaxados. Inspire.

Mantenha o topo da cabeça erguido

Cintura alongada e abdome contraído

Alongue a coluna

Flexione os pés

2 Expire e role a coluna para a frente, fazendo a curvatura "C". Estenda os braços paralelos às pernas. Inspire para aprofundar o alongamento. Expire para rolar de volta, vértebra por vértebra, ganhando altura à medida que restabelece a postura inicial.

Estenda o pescoço

Ombros alinhados com o tronco

Vire os dedos dos pés em direção ao tronco

Abdome contraído para cima e para trás

1 2 **3**

Balanço com as pernas afastadas

Fortaleça o abdome • **Pratique** controle

Exercício que requer ritmo, equilíbrio, flexibilidade, força abdominal e controle. O rolamento deve parecer suave e sem esforço, mas, ao mesmo tempo, controlado e preciso.

Afaste as pernas na largura dos ombros

1 Sente-se no mat com espaço para rolar para trás. Levante as pernas em direção ao teto e um pouco mais afastadas do que a largura dos ombros. Segure em volta dos tornozelos. Abra o peito e alinhe os ombros. Concentre-se em seu centro. Inspire.

Imagine seu corpo como um "V" perfeito.

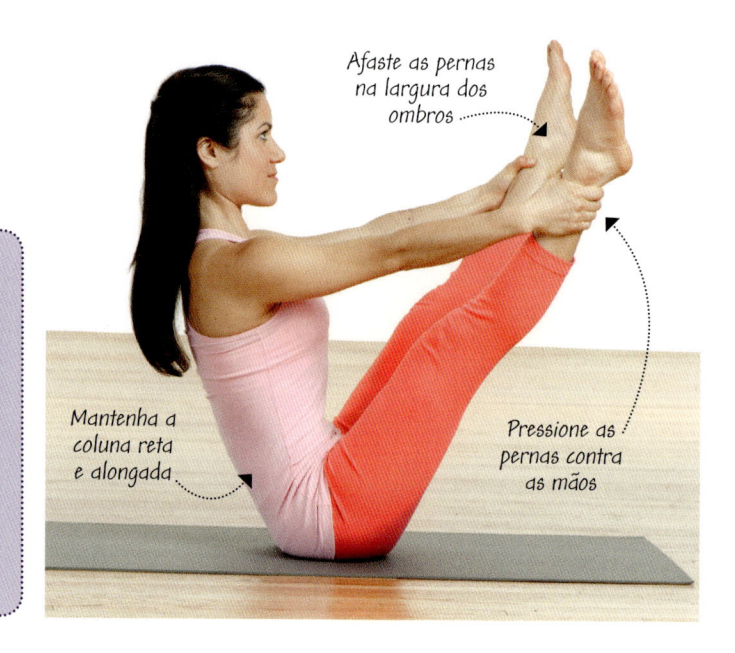

Mantenha a coluna reta e alongada

Pressione as pernas contra as mãos

Mantenha as pernas retas e contraídas

Leve o cóccix em direção ao teto

2 Expire e, mantendo a mesma posição, role o cóccix para baixo e deixe-se balançar para trás até a altura das escápulas. Incline o queixo para o peito e olhe para seu centro.

Lembre-se Mantenha a forma em "V" ao balançar para trás. Estenda bem as coxas.

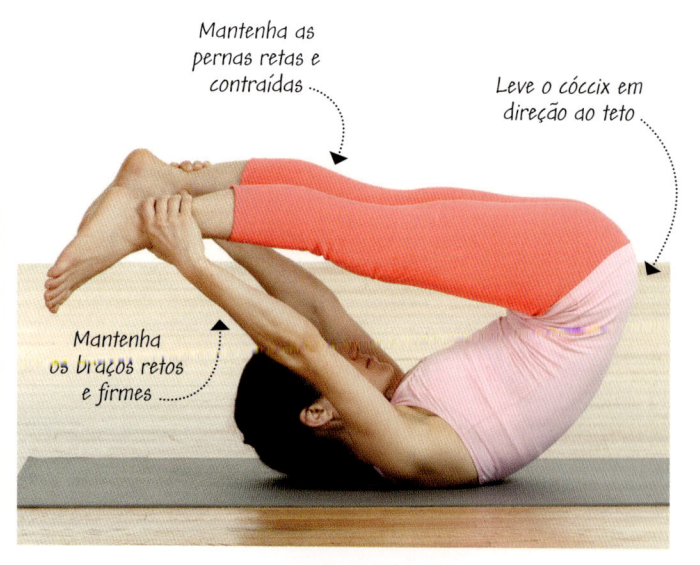

Mantenha os braços retos e firmes

156

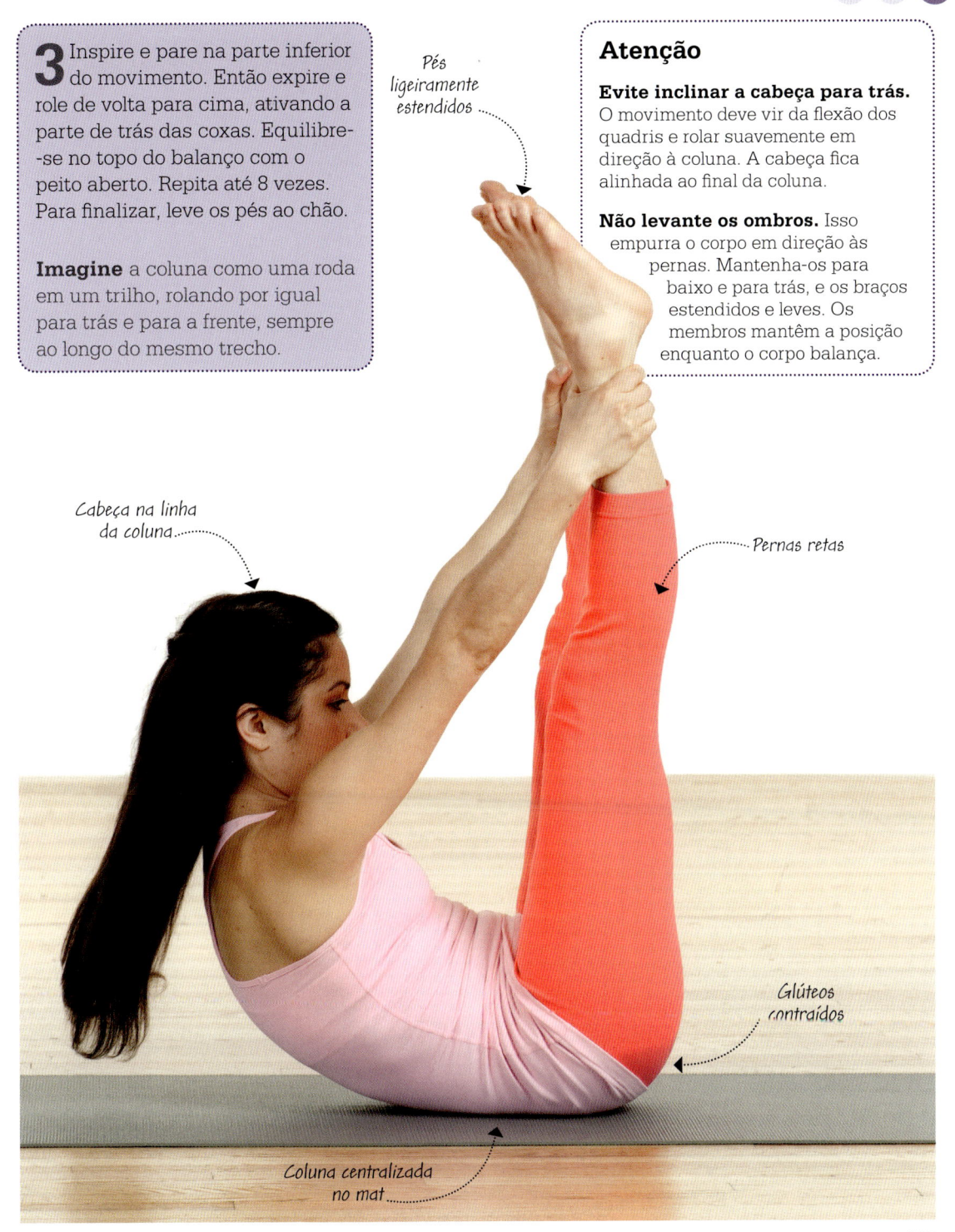

BALANÇO COM AS PERNAS AFASTADAS

3 Inspire e pare na parte inferior do movimento. Então expire e role de volta para cima, ativando a parte de trás das coxas. Equilibre-se no topo do balanço com o peito aberto. Repita até 8 vezes. Para finalizar, leve os pés ao chão.

Imagine a coluna como uma roda em um trilho, rolando por igual para trás e para a frente, sempre ao longo do mesmo trecho.

Atenção

Evite inclinar a cabeça para trás. O movimento deve vir da flexão dos quadris e rolar suavemente em direção à coluna. A cabeça fica alinhada ao final da coluna.

Não levante os ombros. Isso empurra o corpo em direção às pernas. Mantenha-os para baixo e para trás, e os braços estendidos e leves. Os membros mantêm a posição enquanto o corpo balança.

Pés ligeiramente estendidos

Cabeça na linha da coluna

Pernas retas

Glúteos contraídos

Coluna centralizada no mat

Foca

Fortaleça a coluna e o abdome • **Pratique** concentração

Movimento divertido que tonifica o abdome e massageia a coluna. É um desafio tanto para a força do core (pp. 10, 19 e 33) quanto para o equilíbrio e a coordenação.

1 Sente-se ereto no mat. Passe as mãos por entre as pernas e segure a parte de fora dos tornozelos. Incline os quadris para erguer os pés do mat. Contraia o abdome e equilibre-se. Bata um pé contra o outro 3 vezes, imitando uma foca. Alongue a coluna.

Ajuda Pratique sem bater os pés no início se for muito difícil coordenar o movimento.

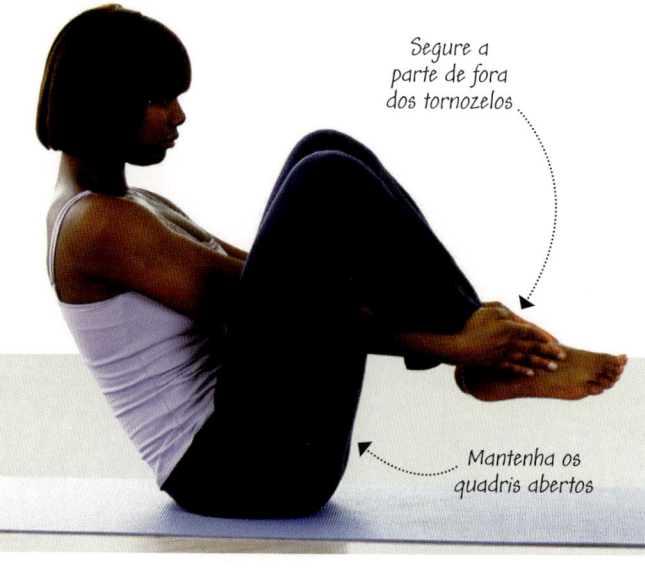

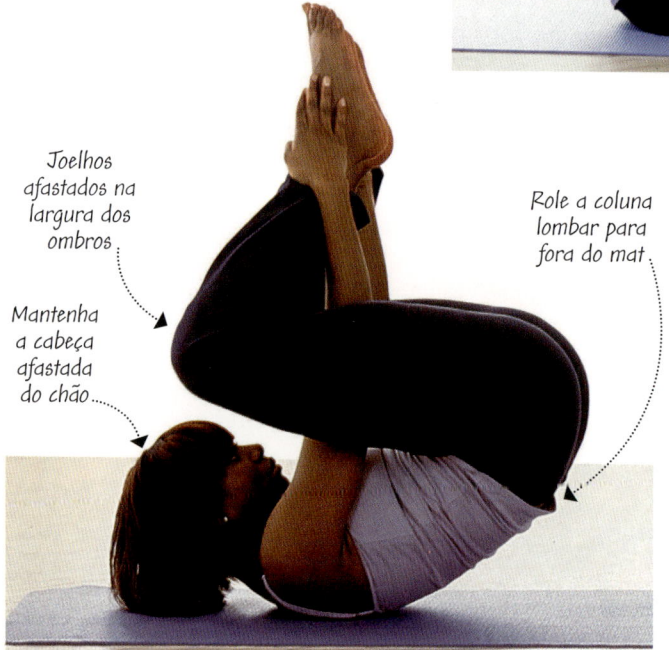

Segure a parte de fora dos tornozelos

Mantenha os quadris abertos

Joelhos afastados na largura dos ombros

Mantenha a cabeça afastada do chão

Role a coluna lombar para fora do mat

2 Inspire e role para trás suavemente até as escápulas. Mantenha o queixo junto ao peito para evitar que a cabeça role para trás. Leve o cóccix em direção ao teto. Pare por um momento neste ponto e bata os pés mais 3 vezes.

FOCA 1 2 **3**

3 Expire e aprofunde a conexão com o centro de força (pp. 19 e 37) para rolar de volta à posição inicial. Bata os pés ao se equilibrar e então role para trás novamente, com suavidade. Repita até 10 vezes. Inspire para rolar para trás e expire para rolar para a frente. O movimento é rápido e fluido.

Dica A expiração enérgica ajuda na conexão com os abdominais, facilitando o rolamento com controle.

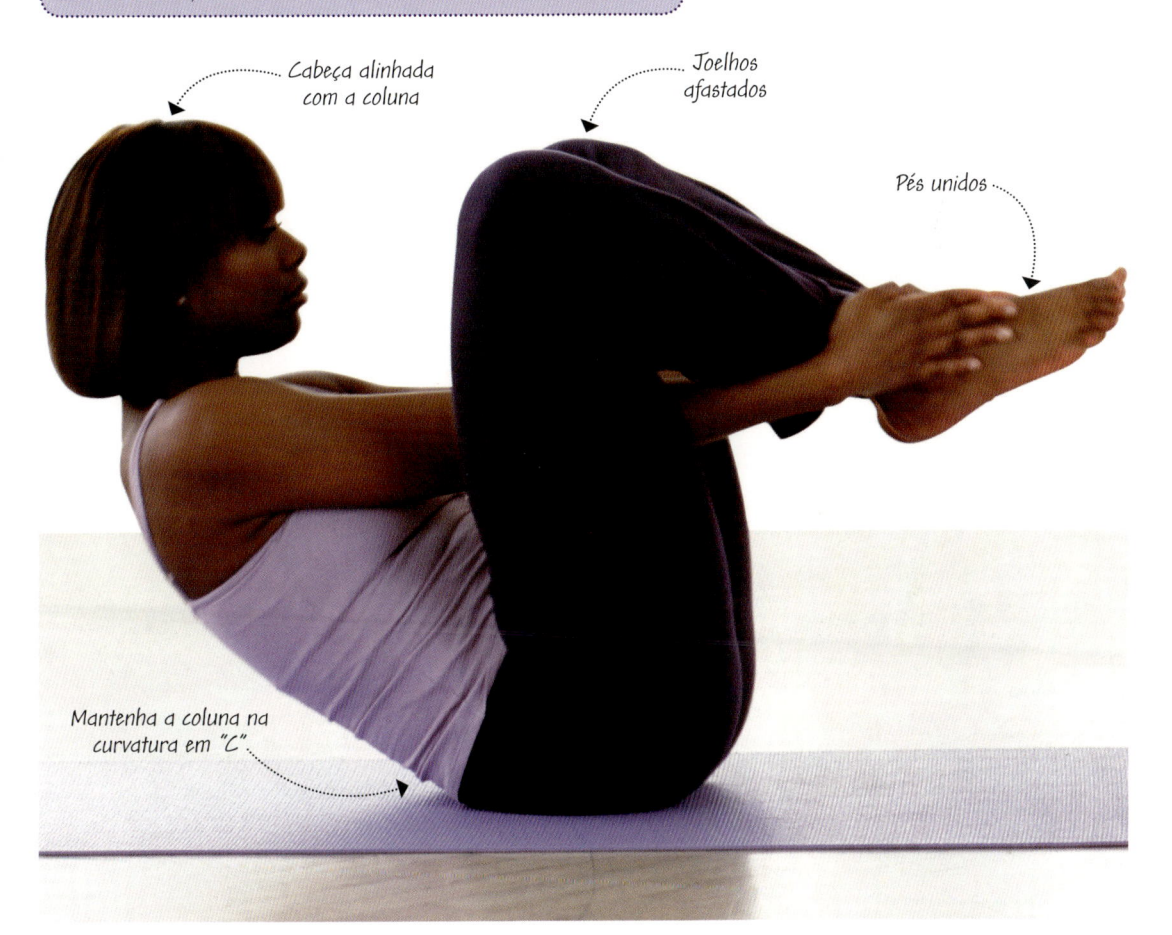

Cabeça alinhada com a coluna

Joelhos afastados

Pés unidos

Mantenha a coluna na curvatura em "C"

Atenção

Não deixe a cabeça cair para trás ao iniciar o rolamento. Mantenha o queixo no peito e o pescoço estendido durante todo o movimento.

Não deixe as costas retas. Mantenha a curvatura em "C" ativa o tempo todo. Sinta como se você pudesse rolar continuamente.

Saca-rolha

Fortaleça o abdome, a parte interna das coxas e os glúteos
Pratique centralização

O Saca-rolha exige controle firme e conexão profunda com o centro de força (pp. 19 e 37). Mova-se com leveza, sem tensão ou esforço, enquanto os abdominais sustentam o peso das pernas.

Pés na postura de pilates

Mantenha os pés juntos e nivelados

Mantenha a caixa alongada e quadrada (p. 30)

Braços estendidos e mãos espalmadas para baixo

Relaxe o tronco no mat

Mantenha as costelas e o ombro esquerdo ancorados

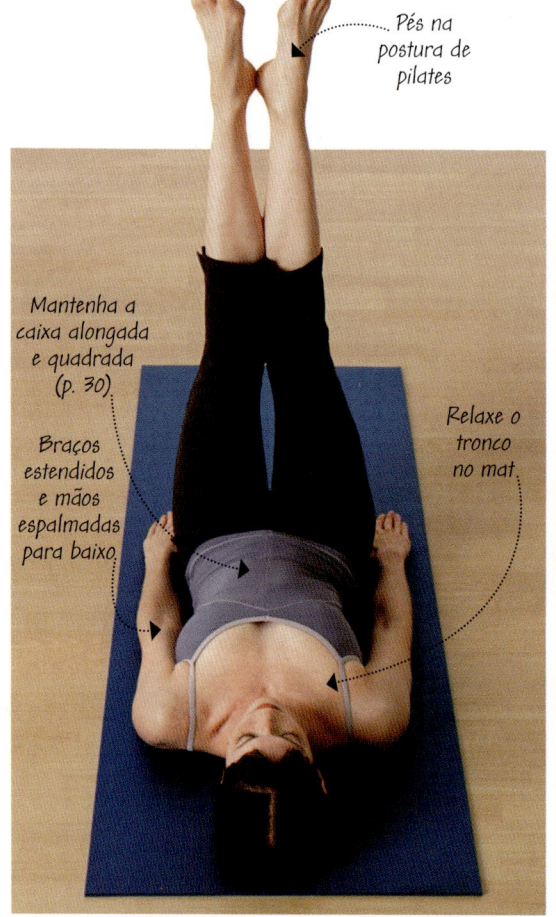

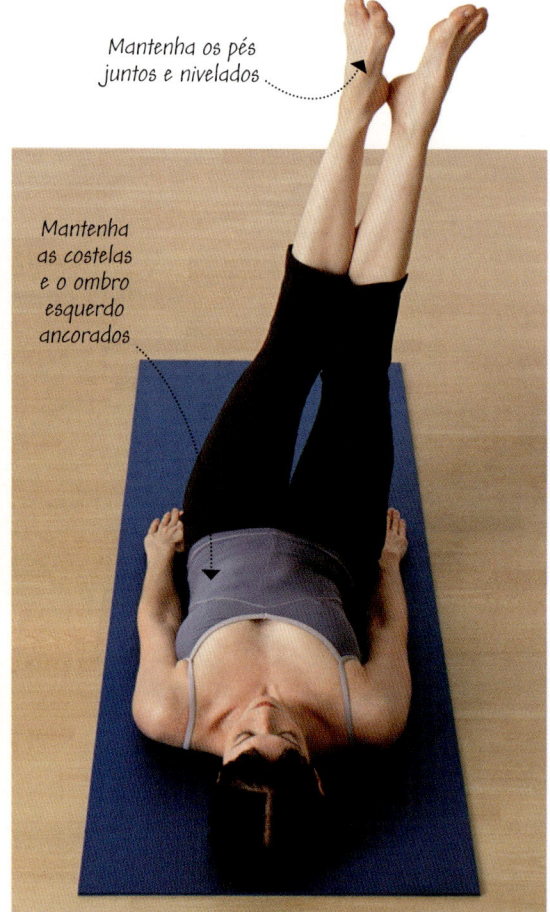

1 Deite-se no mat, pernas estendidas para o alto, acima dos quadris. Imagine um relógio e suas pernas apontando para a posição de 12 horas. Solte os joelhos caso sinta as coxas comprimidas.

2 Inspire e contraia as coxas. Incline a pelve para iniciar o movimento para a direita e levar as pernas à posição de 1 hora. Mantenha o torso firme no chão. Mova apenas as pernas – quadris e costelas não devem levantar.

SACA-ROLHA

1 2 **3**

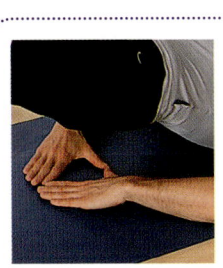

Facilite

Coloque as mãos sobre o mat para apoiar a lombar e pressione os cotovelos contra o solo. Siga com o exercício. Pare caso sinta dor nas costas.

Atenção

Mantenha as pernas e os pés unidos o tempo todo. Sinta o movimento vindo da parte de cima do fêmur e da pelve.

Não balance os ombros ou as costelas. Para isolar o movimento nos quadris, use o centro do corpo e se concentre em controlar o movimento.

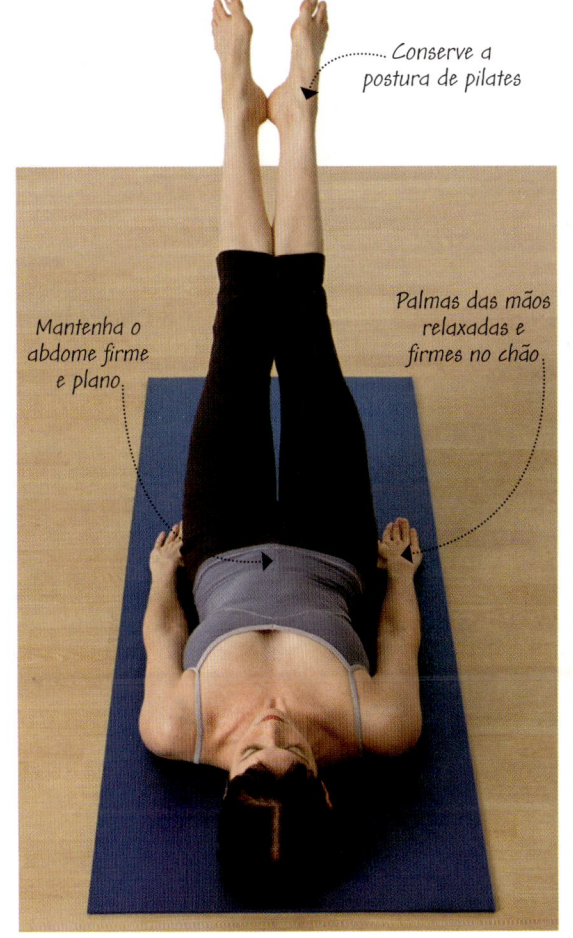

Conserve a postura de pilates

Mantenha o abdome firme e plano

Palmas das mãos relaxadas e firmes no chão

Mantenha as pernas unidas o tempo todo

Caixa torácica firme no chão

3 Faça um semicírculo com as pernas para a frente e para baixo até a posição de 6 horas, abaixando-as conforme se deslocam. Mantenha o abdome contraído, sustentando a região lombar.

4 As pernas fazem um semicírculo: movem-se para a esquerda e para cima até a posição de 11 horas. Expire para completar o círculo e voltar à posição de 12 horas. Repita no sentido oposto. Faça 2 ou 3 séries.

Serrote

Fortaleça a cintura e as costas • **Pratique** respiração

Joseph Pilates criou exercícios capazes de "espremer todo o ar para fora dos pulmões" como se torce a água de um pano molhado. Nesse exercício, flexionar a coluna durante a expiração proporciona tal sensação.

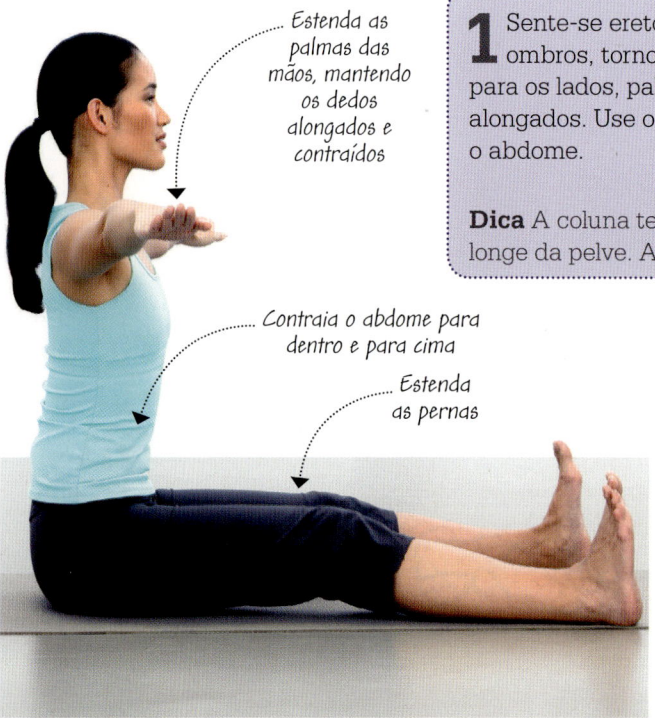

Estenda as palmas das mãos, mantendo os dedos alongados e contraídos

1 Sente-se ereto, pernas afastadas na largura dos ombros, tornozelos flexionados. Estenda os braços para os lados, palmas das mãos para baixo, dedos alongados. Use o seu centro, erga a cintura e contraia o abdome.

Dica A coluna tem que estar subindo e estendida para longe da pelve. As pernas ficam alongadas e ativadas.

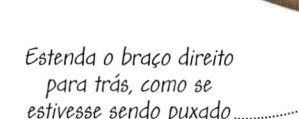

Contraia o abdome para dentro e para cima

Estenda as pernas

Estenda o braço direito para trás, como se estivesse sendo puxado

Mantenha a pelve enquadrada

Atenção

As pernas não devem se deslocar com o movimento de torção, que deve vir das costelas e não dos quadris. A pelve permanece enquadrada. Os pés também não se mexem e os ísquios devem estar bem firmes no chão.

Não deixe que os joelhos virem para dentro. Mantenha pés e joelhos paralelos ao teto para ter um bom alinhamento.

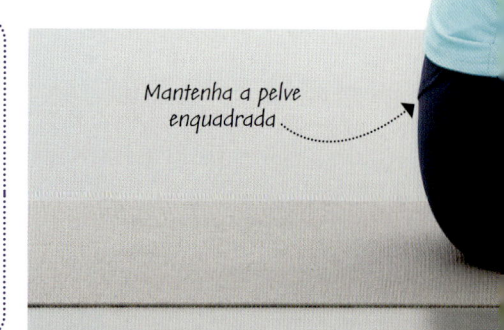

Braços permanecem na linha dos ombros

Alinhe os punhos com os braços

Mantenha a cintura alongada

Estenda as pernas para longe

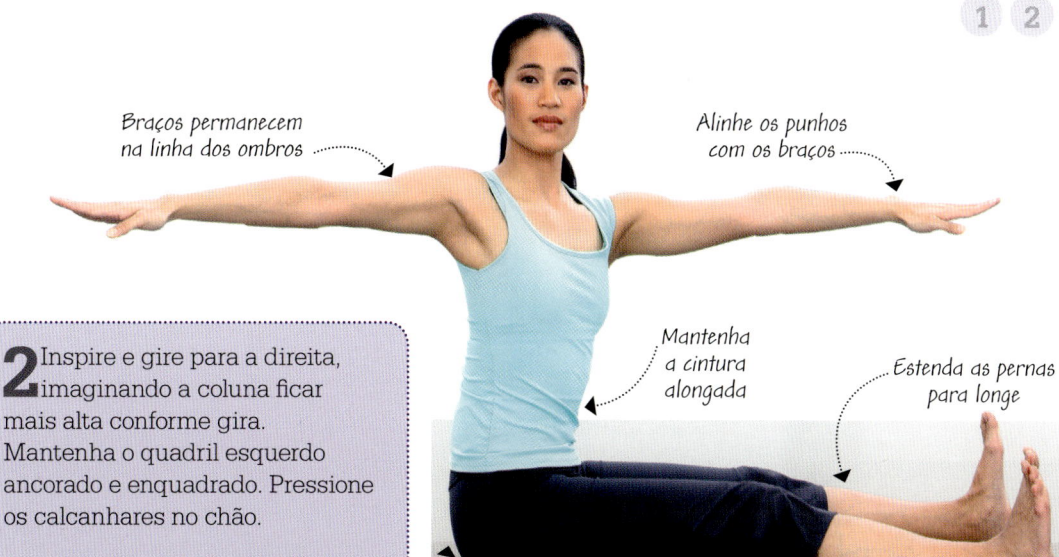

2 Inspire e gire para a direita, imaginando a coluna ficar mais alta conforme gira. Mantenha o quadril esquerdo ancorado e enquadrado. Pressione os calcanhares no chão.

Imagine a caixa torácica girando ao redor de um poste preso ao teto. Cresça conforme gira.

Sente-se ereto sobre os ísquios

3 Expire e role a coluna para a frente, alcançando a parte de fora do pé direito com a mão esquerda. Role um pouco mais para a frente. Inspire e retorne à posição vertical. Gire para a esquerda. Repita 3 vezes de cada lado.

Por quê? Expirar ao rolar para a frente relaxa a caixa torácica. A barriga vai para cima e o ar é espremido para fora dos pulmões a cada impulso para a frente.

Gire as costelas para o lado

Alcance além do pé

Cisne

Fortaleça a coluna, o abdome, os braços e as pernas
Pratique fluidez, respiração, controle e precisão

A execução correta desse exercício é um desafio. Desenvolva a força necessária com a Preparação para o cisne (p. 69). Mova o corpo como uma peça única e harmoniosa, com força e fluidez.

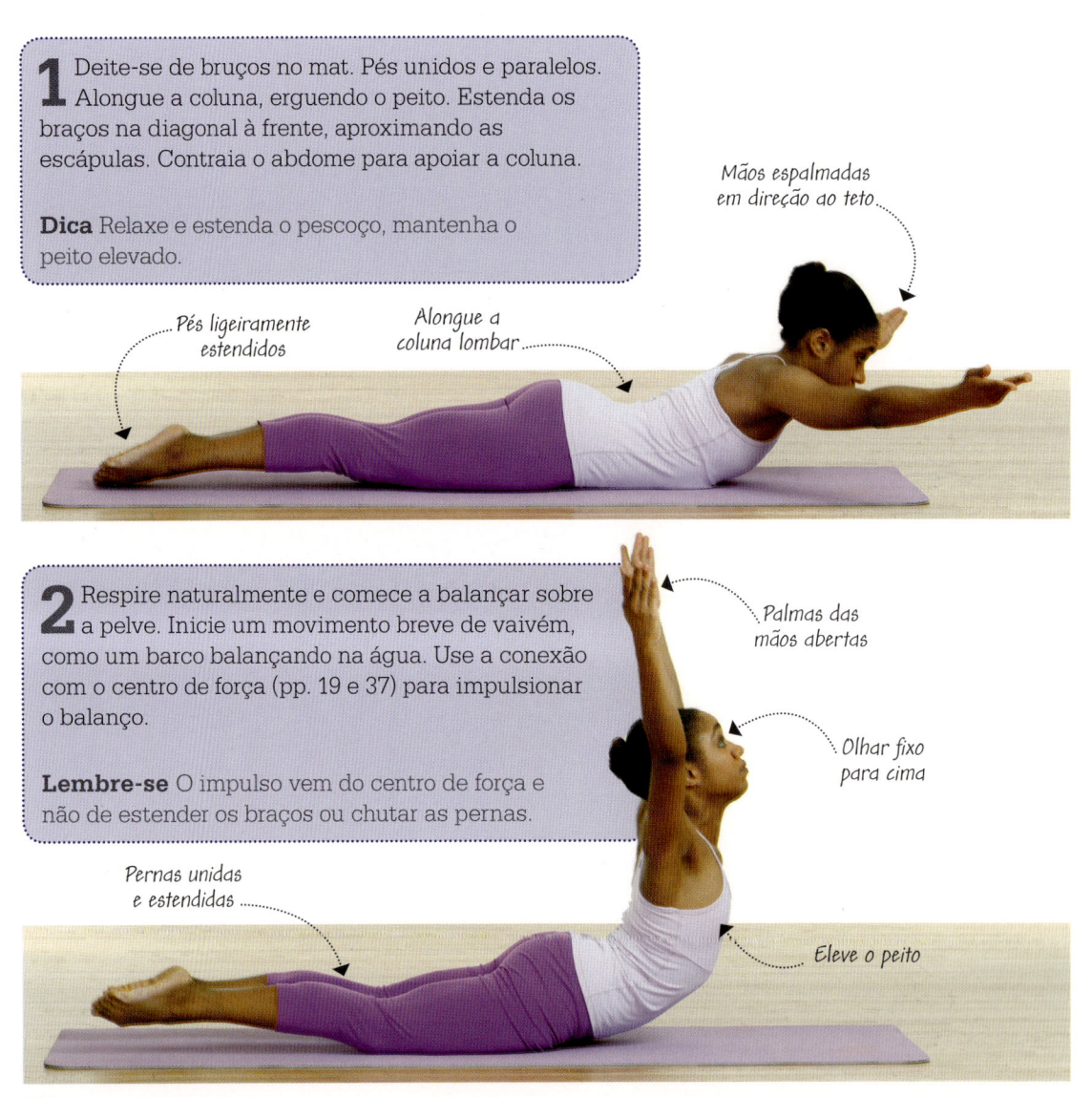

1 Deite-se de bruços no mat. Pés unidos e paralelos. Alongue a coluna, erguendo o peito. Estenda os braços na diagonal à frente, aproximando as escápulas. Contraia o abdome para apoiar a coluna.

Dica Relaxe e estenda o pescoço, mantenha o peito elevado.

Mãos espalmadas em direção ao teto

Pés ligeiramente estendidos

Alongue a coluna lombar

2 Respire naturalmente e comece a balançar sobre a pelve. Inicie um movimento breve de vaivém, como um barco balançando na água. Use a conexão com o centro de força (pp. 19 e 37) para impulsionar o balanço.

Lembre-se O impulso vem do centro de força e não de estender os braços ou chutar as pernas.

Palmas das mãos abertas

Olhar fixo para cima

Pernas unidas e estendidas

Eleve o peito

CISNE

1 2 **3**

3 Conforme o balanço aumenta, estenda as pernas até o teto para aumentar o embalo para baixo. Leve o peito para o alto para que as pernas desçam. Repita até 10 vezes, depois arredonde as costas, flexione os joelhos, erga a parte de baixo do corpo e sente-se nos calcanhares. Faça a postura da criança (p. 17) com os braços relaxados para a frente e o peito apoiado nas coxas. Relaxe a testa e solte a coluna.

Dica Concentre-se em manter o corpo alongado: estenda as pontas dos dedos das mãos na direção oposta dos dedos dos pés; essa extensão traz força para o movimento.

Pernas retas e firmes

A coluna permanece como uma única peça

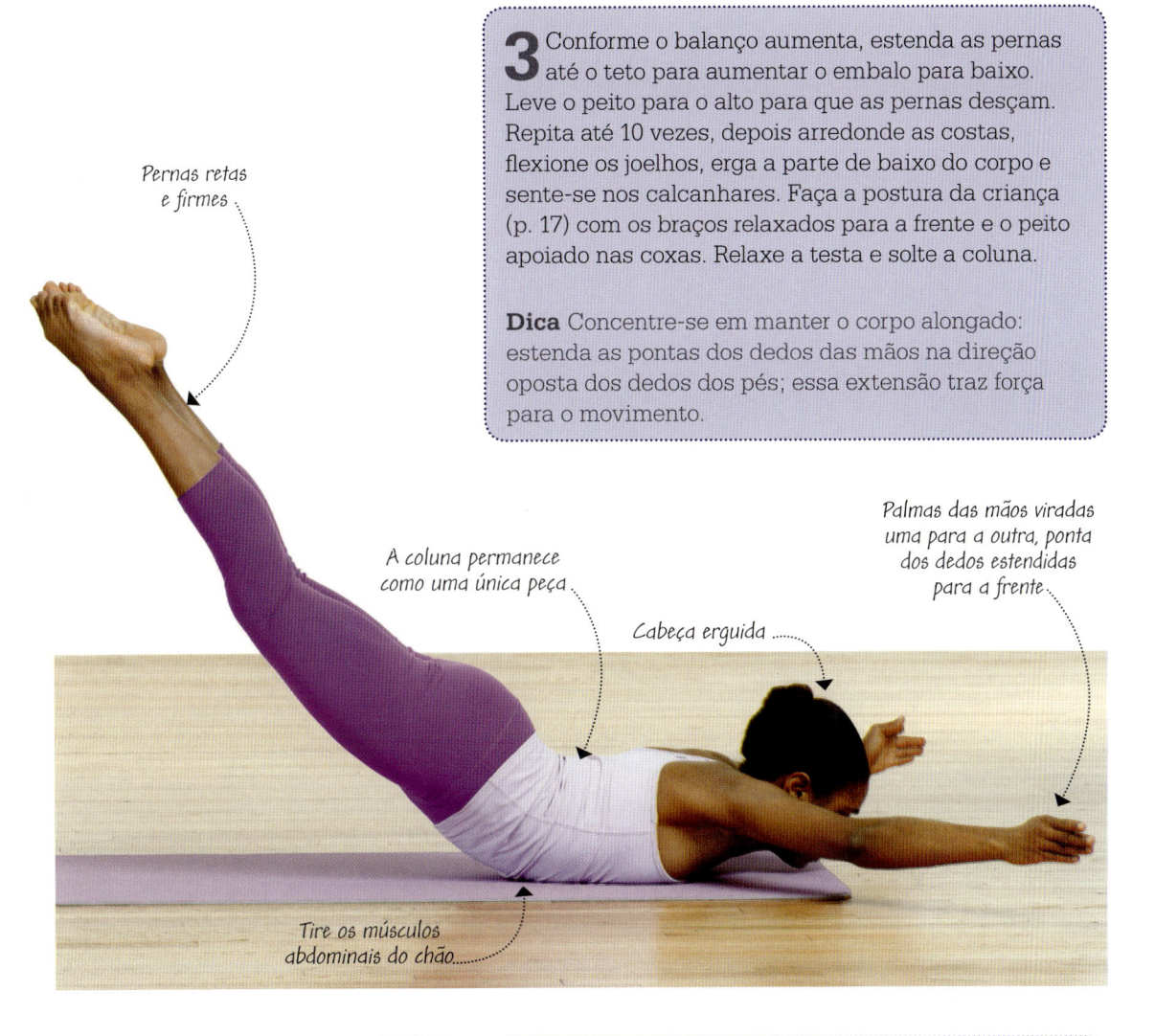

Cabeça erguida

Palmas das mãos viradas uma para a outra, ponta dos dedos estendidas para a frente

Tire os músculos abdominais do chão

Atenção

Tente não quebrar a linha do corpo. Mantenha os músculos conectados, desde os dedos dos pés até o topo da cabeça – seu centro deve sustentar toda a coluna.

Não flexione braços ou pernas. Projete-se com os membros retos e dinamicamente afastados de seu centro.

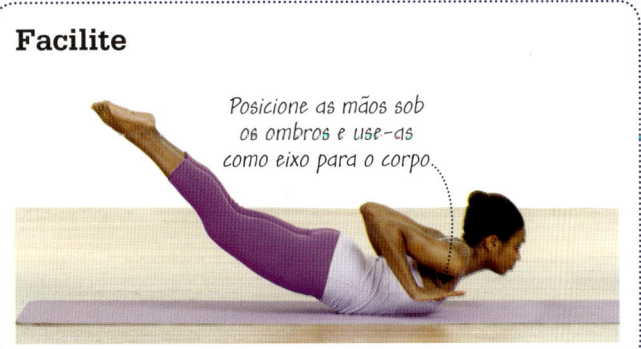

Facilite

Posicione as mãos sob os ombros e use-as como eixo para o corpo

Chute com as duas pernas

Fortaleça a parte superior das costas e a parte de trás das coxas
Pratique concentração

Exercício que abre o peito, dá mobilidade à parte superior das costas e trabalha os músculos isquiotibiais. Concentre-se em sentir a musculatura para garantir um trabalho eficaz.

1 Deite-se de bruços, vire a cabeça para a direita e apoie o rosto no mat. Junte as mãos nas costas, cotovelos para os lados. Solte o corpo e contraia o abdome. Relaxe e alongue a coluna.

Coloque as palmas das mãos o mais para cima que puder

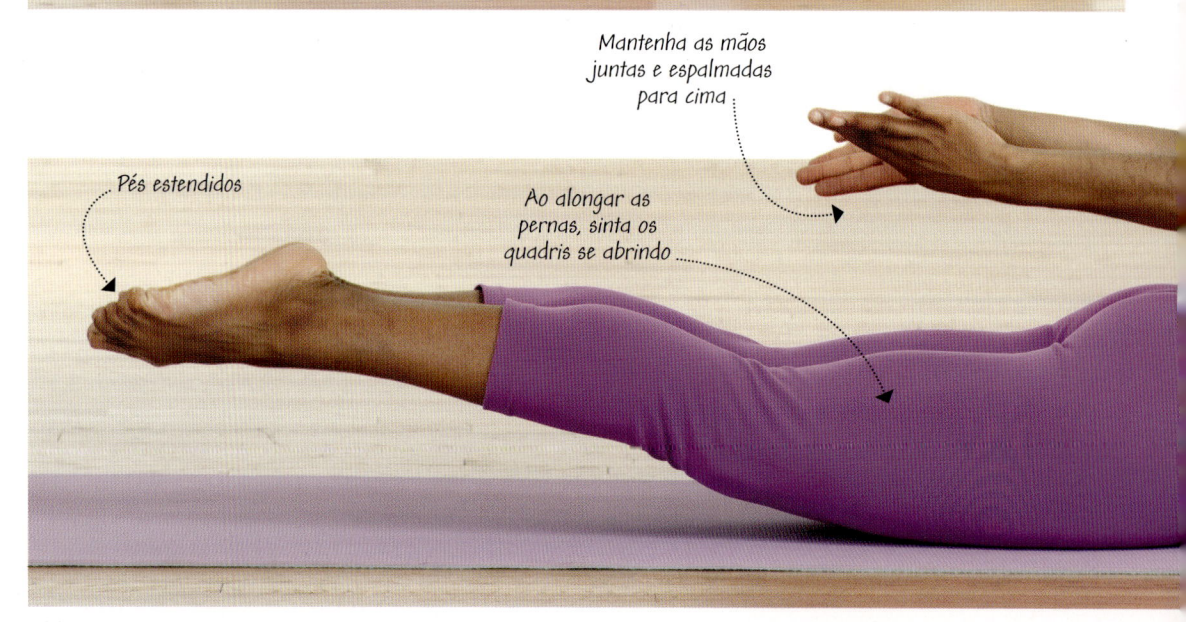

Repouse a cabeça sobre uma das bochechas

Pernas unidas e paralelas

Mantenha as mãos juntas e espalmadas para cima

Pés estendidos

Ao alongar as pernas, sinta os quadris se abrindo

CHUTE COM AS DUAS PERNAS

2 Inspire e leve os calcanhares em direção aos glúteos em 3 chutes rápidos. Apoie a lombar, soltando os quadris e a pelve firmemente no mat ao chutar. Tente não arquear a coluna, que deve permanecer imóvel e estável. Mantenha o abdome contraído.

Atenção

Não deixe que os quadris levantem enquanto as pernas chutam. Mantenha a parte frontal da pelve firme no mat durante o movimento.

Os cotovelos não devem estar muito altos. Mantenha os braços alinhados com os ombros.

Mantenha as pernas unidas enquanto chuta

Abdome contraído

Ombros relaxados

3 Expire. Estenda as mãos em direção aos glúteos ao mesmo tempo que eleva as pernas retas. Alongue os braços atrás do corpo para erguer o tronco. Faça uma pausa, desça o corpo com controle e coloque a outra face sobre o chão. Segure as mãos na parte superior das costas e solte os cotovelos para os lados. Repita 3 vezes, alternando os lados. Ao terminar a série, relaxe a parte inferior do corpo sobre os calcanhares na postura da criança (p. 17).

Sinta o tríceps trabalhar ao estender o braço

Mantenha o olhar fixo à frente

Coloque uma palma sobre a outra, cruze os polegares e mantenha a posição quando estender os braços

Mantenha o abdome contraído

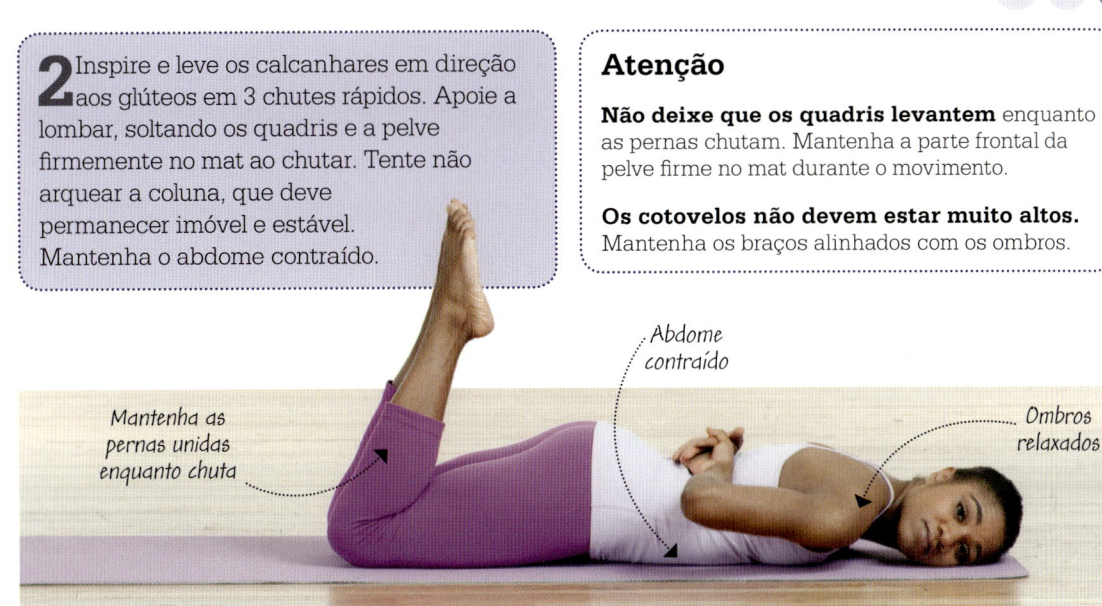

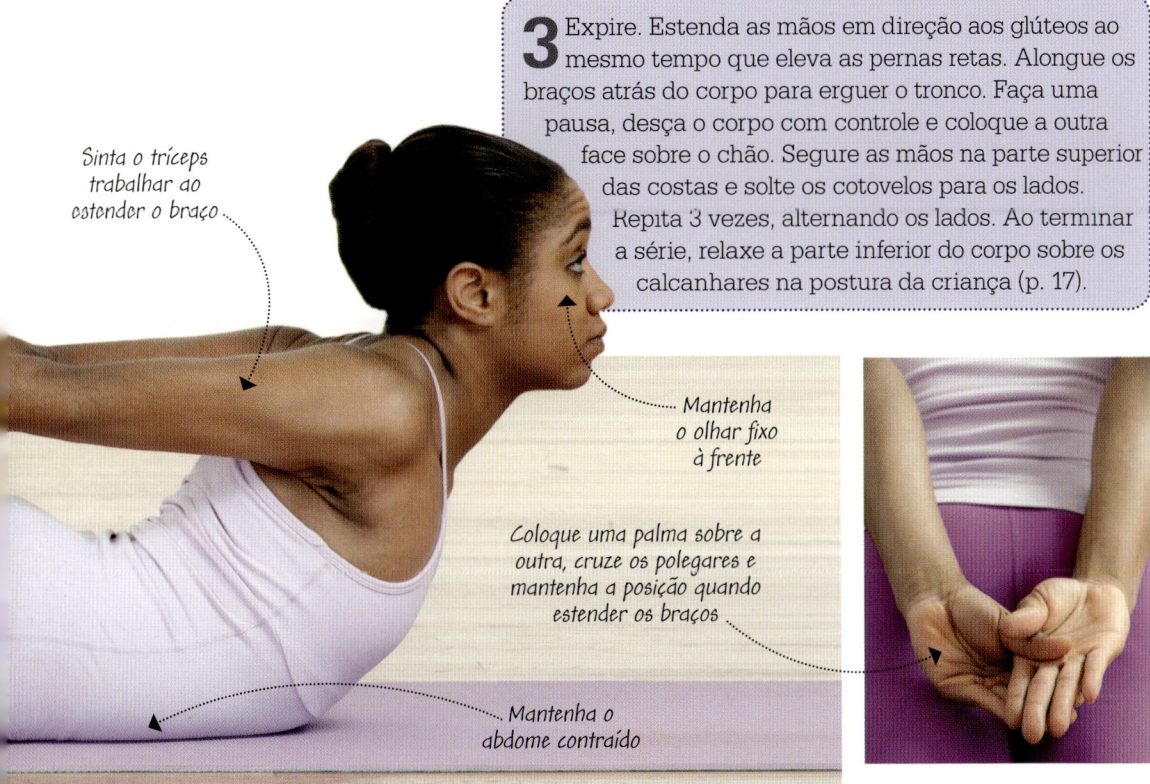

Posição das mãos

167

Tesoura

Fortaleça os glúteos, o abdome e as costas • **Pratique** precisão

Exercício incrivelmente intenso. Proteja os ombros e o pescoço mantendo o centro sempre forte. Trabalhe com alongamento e controle.

1 Deite-se com a barriga para cima, com as pernas estendidas acima dos quadris e unidas em postura de pilates. Braços firmes ao longo do corpo. Palmas das mãos para baixo, pontas dos dedos apertando o chão. Faça uma conexão profunda com o centro de força (pp. 19 e 37), alongue a cintura e contraia o abdome.

Aperte as pernas uma contra a outra

Mantenha os ombros abertos e firmes no chão

Estenda as pernas em direção ao teto

2 Contraia o abdome e eleve os quadris. Erga as pernas estendidas, sem que elas inclinem na direção do peito. Leve as mãos às costas para sustentação, cotovelos no chão.

Abdome contraído

Sustente a lombar com as mãos

Cabeça relaxada

Cotovelos fechados e apoiados

3 Deixe que os quadris desçam um pouco sobre as mãos. Faça uma breve pausa para contrair o abdome ainda mais e se equilibrar. Alongue a caixa (p.30) e sinta os braços sustentando o peso do corpo.

Cuidado! Pare imediatamente se sentir tontura em algum momento.

Pés alongados e estendidos para o teto

Sustente a pelve com as mãos

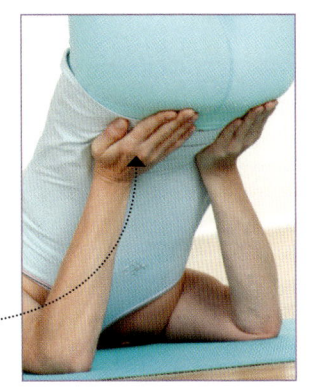

Posição das mãos

Mantenha a conexão da caixa torácica com os quadris

Deixe que os quadris se afastem ligeiramente do resto do corpo

Execute o movimento da tesoura por igual, levando as duas pernas à mesma distância para a frente e para trás

Mantenha a perna reta e alongada na linha do quadril

Mantenha pescoço e ombros relaxados

4 Inspire para realizar a tesoura com as pernas. Expire e inverta. Quando se familiarizar com o movimento, finalize com um pulso duplo da perna. Alterne por 5 séries. Para concluir, desça os quadris devagar.

Imagine que as pernas trabalham contra uma força de resistência, como se esticassem um elástico entre elas.

Abra a parte frontal do quadril enquanto alonga a perna

Teaser I

Fortaleça o abdome • **Pratique** controle

Esse exercício se concentra nos abdominais de tal maneira que o corpo não tem como deixar de trabalhá-los. Trata-se de um dos exercícios abdominais mais intensos e eficazes.

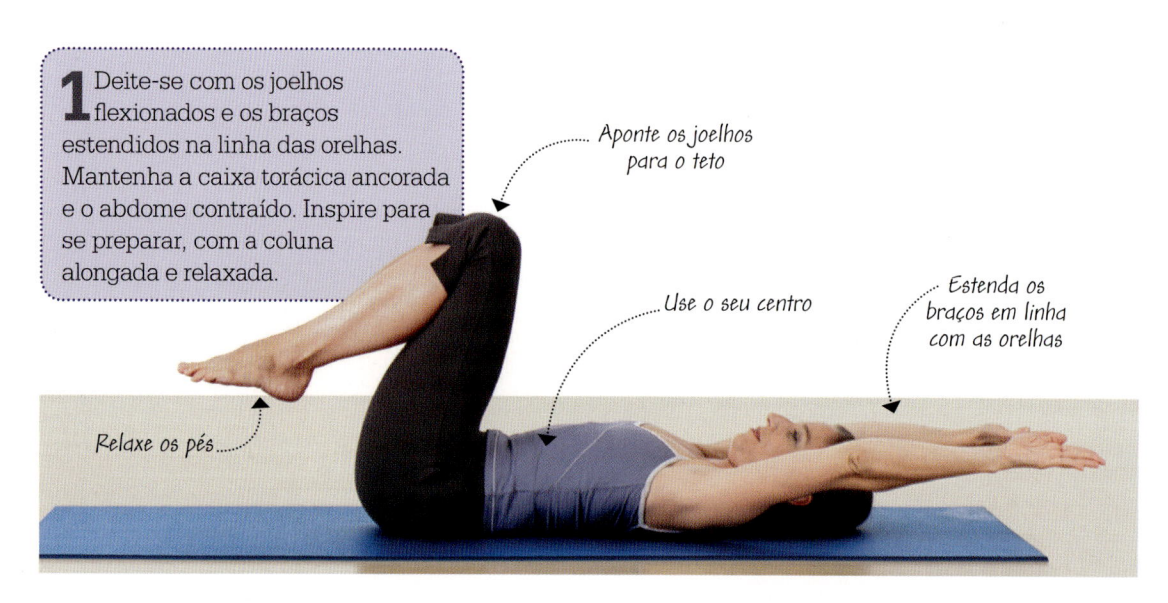

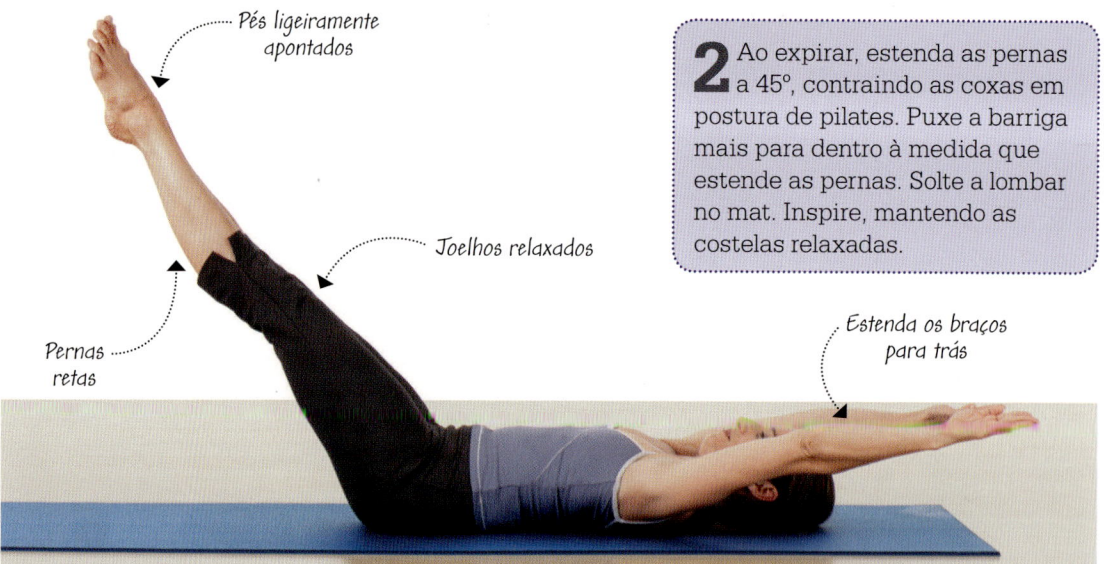

1 Deite-se com os joelhos flexionados e os braços estendidos na linha das orelhas. Mantenha a caixa torácica ancorada e o abdome contraído. Inspire para se preparar, com a coluna alongada e relaxada.

Aponte os joelhos para o teto

Use o seu centro

Estenda os braços em linha com as orelhas

Relaxe os pés

Pés ligeiramente apontados

2 Ao expirar, estenda as pernas a 45°, contraindo as coxas em postura de pilates. Puxe a barriga mais para dentro à medida que estende as pernas. Solte a lombar no mat. Inspire, mantendo as costelas relaxadas.

Joelhos relaxados

Pernas retas

Estenda os braços para trás

TEASER I

3 Expire para rolar a coluna para fora do mat, vértebra por vértebra. Mantenha os ombros relaxados enquanto as mãos apontam para os pés. Contraia ainda mais o abdome e erga-se em direção às pernas. Mantenha as pernas no alto.

Cuidado! Controle o movimento para cima: não dê impulso para elevar o corpo. Use a expiração e a força abdominal.

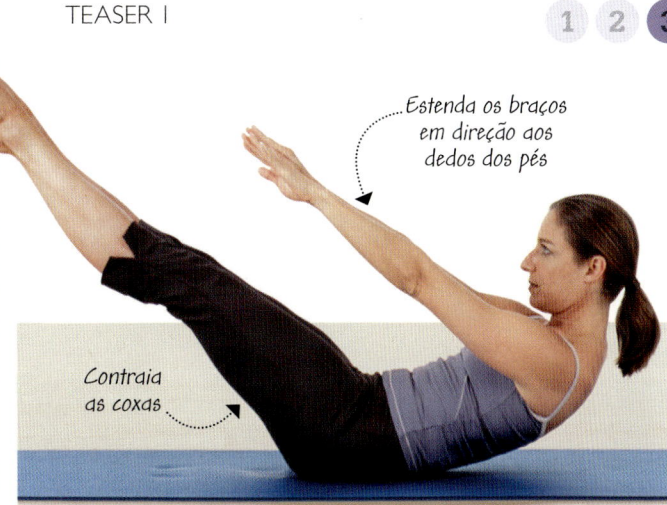

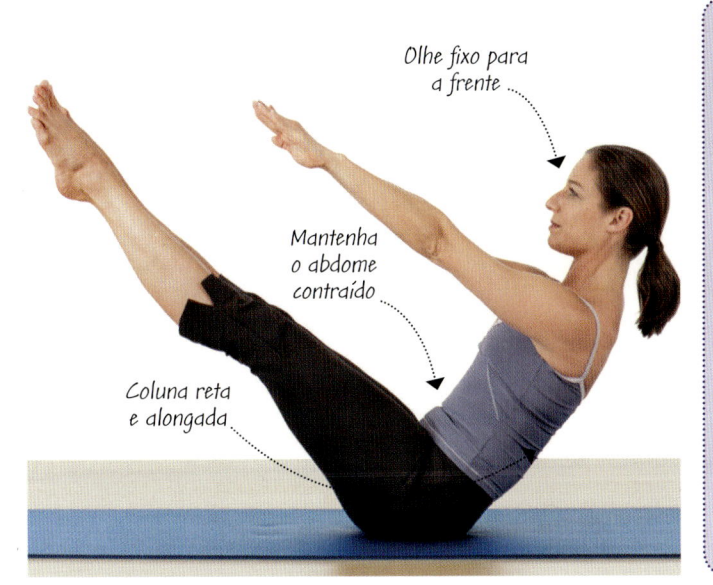

Estenda os braços em direção aos dedos dos pés

Contraia as coxas

Olhe fixo para a frente

Mantenha o abdome contraído

Coluna reta e alongada

4 Mantenha as pernas imóveis enquanto estende os braços paralelos às coxas. Inspire. Mantenha a altura das pernas ao abaixar a coluna, devagar e com controle. Repita 3 vezes.

Ajuda Caso precise desenvolver força para executar esse exercício, pratique-o com os pés apoiados na parede, para se familiarizar com o movimento.

Imagine as pernas subindo para o teto. Elas permanecem erguidas enquanto você desce a coluna até o mat, com os abdominais firmes.

Facilite

Volte ao exercício de Preparação para o teaser (pp. 124-5) caso precise desenvolver força para executar a série, ou flexione os joelhos e relaxe as pernas, diminuindo a carga que o centro precisa erguer. Mantenha-se firme e controlado.

Coloque as mãos atrás das coxas, se preciso, para orientar o movimento enquanto adquire força.

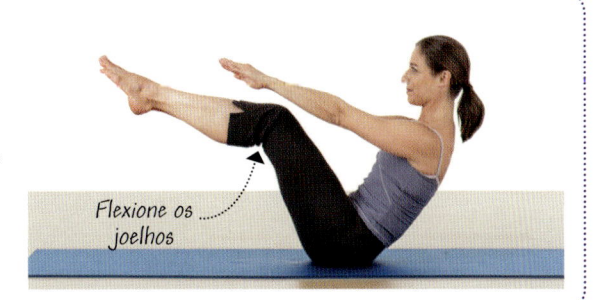

Flexione os joelhos

Teaser II

Fortaleça o abdome e a coluna • **Pratique** centralização

Baseado no Teaser I (pp. 170-1), esse exercício desafia os abdominais inferiores. As pernas descem com controle enquanto o tronco se mantém elevado, firme e estável.

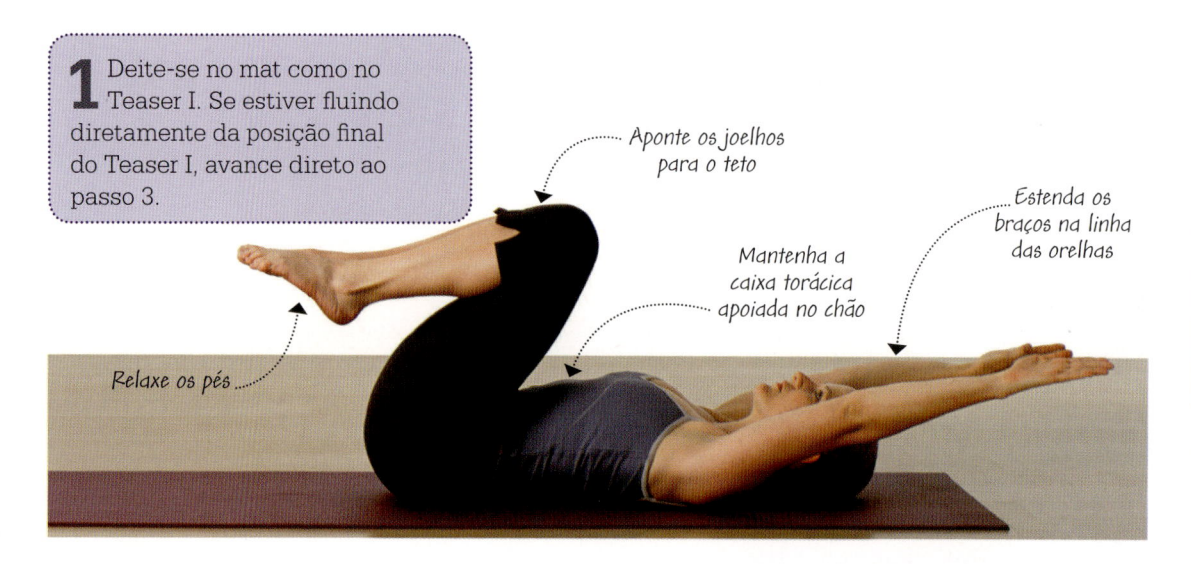

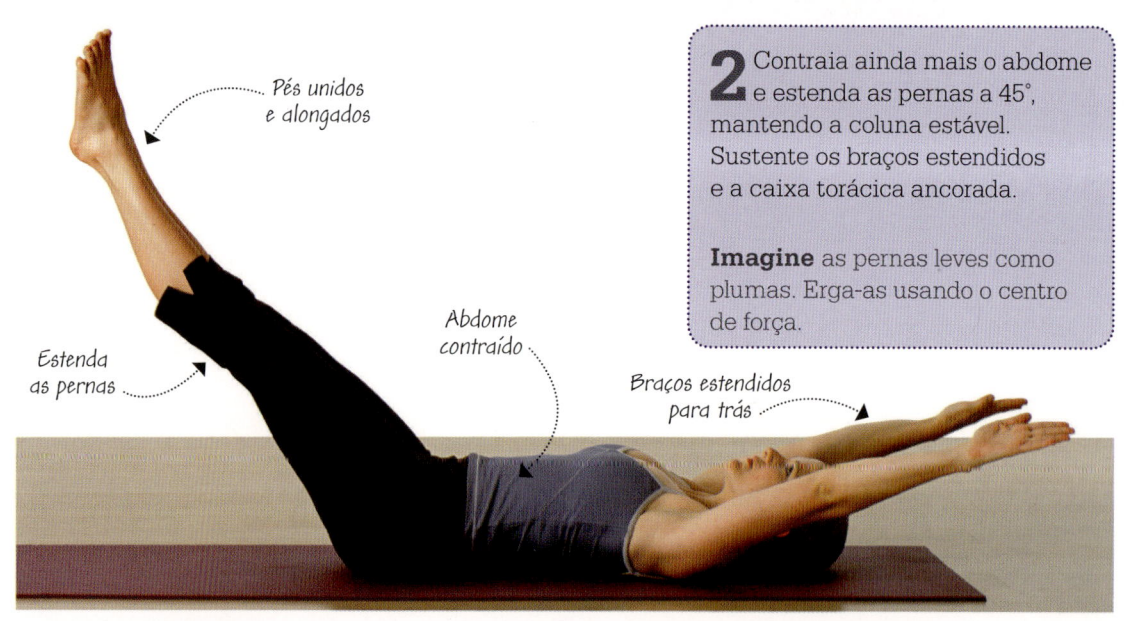

1 Deite-se no mat como no Teaser I. Se estiver fluindo diretamente da posição final do Teaser I, avance direto ao passo 3.

Aponte os joelhos para o teto

Estenda os braços na linha das orelhas

Mantenha a caixa torácica apoiada no chão

Relaxe os pés

2 Contraia ainda mais o abdome e estenda as pernas a 45°, mantendo a coluna estável. Sustente os braços estendidos e a caixa torácica ancorada.

Imagine as pernas leves como plumas. Erga-as usando o centro de força.

Pés unidos e alongados

Estenda as pernas

Abdome contraído

Braços estendidos para trás

TEASER II

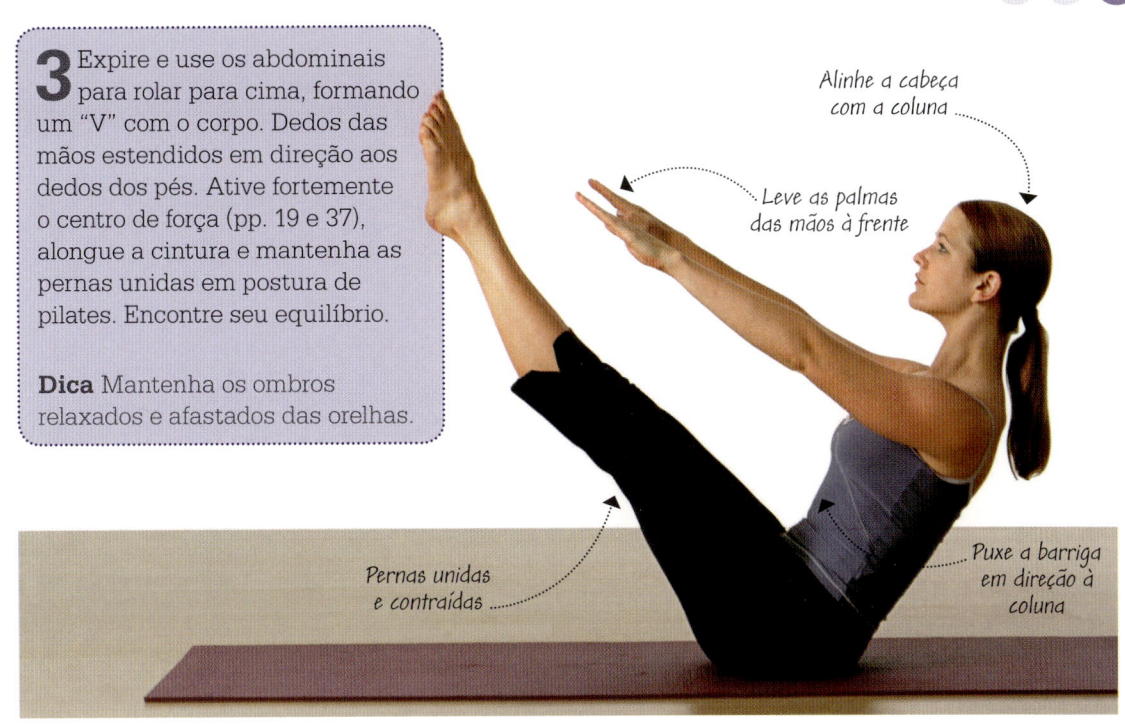

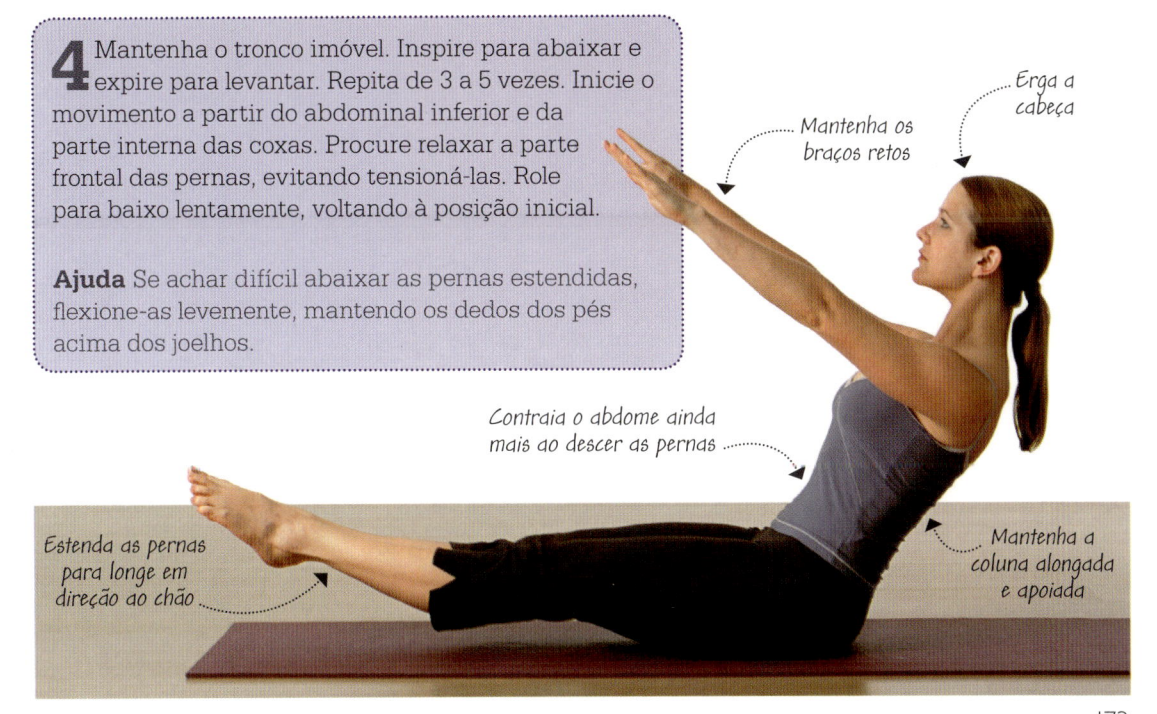

1 2 **3**

3 Expire e use os abdominais para rolar para cima, formando um "V" com o corpo. Dedos das mãos estendidos em direção aos dedos dos pés. Ative fortemente o centro de força (pp. 19 e 37), alongue a cintura e mantenha as pernas unidas em postura de pilates. Encontre seu equilíbrio.

Dica Mantenha os ombros relaxados e afastados das orelhas.

Alinhe a cabeça com a coluna

Leve as palmas das mãos à frente

Pernas unidas e contraídas

Puxe a barriga em direção à coluna

4 Mantenha o tronco imóvel. Inspire para abaixar e expire para levantar. Repita de 3 a 5 vezes. Inicie o movimento a partir do abdominal inferior e da parte interna das coxas. Procure relaxar a parte frontal das pernas, evitando tensioná-las. Role para baixo lentamente, voltando à posição inicial.

Ajuda Se achar difícil abaixar as pernas estendidas, flexione-as levemente, mantendo os dedos dos pés acima dos joelhos.

Erga a cabeça

Mantenha os braços retos

Contraia o abdome ainda mais ao descer as pernas

Estenda as pernas para longe em direção ao chão

Mantenha a coluna alongada e apoiada

Teaser III

Fortaleça o abdome e a parte interna das coxas
Pratique fluidez de movimento

O Teaser I (pp. 170-1) trabalha o tronco e o Teaser II (pp. 172-3), as pernas. O Teaser III combina os dois movimentos em um único exercício imbatível para uma barriga reta e coxas tonificadas.

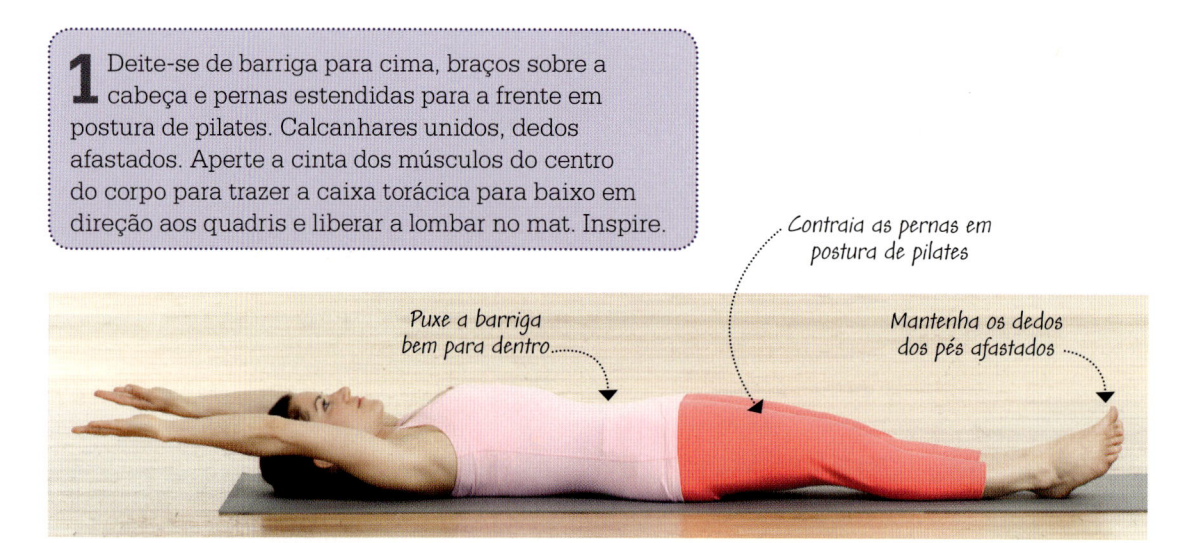

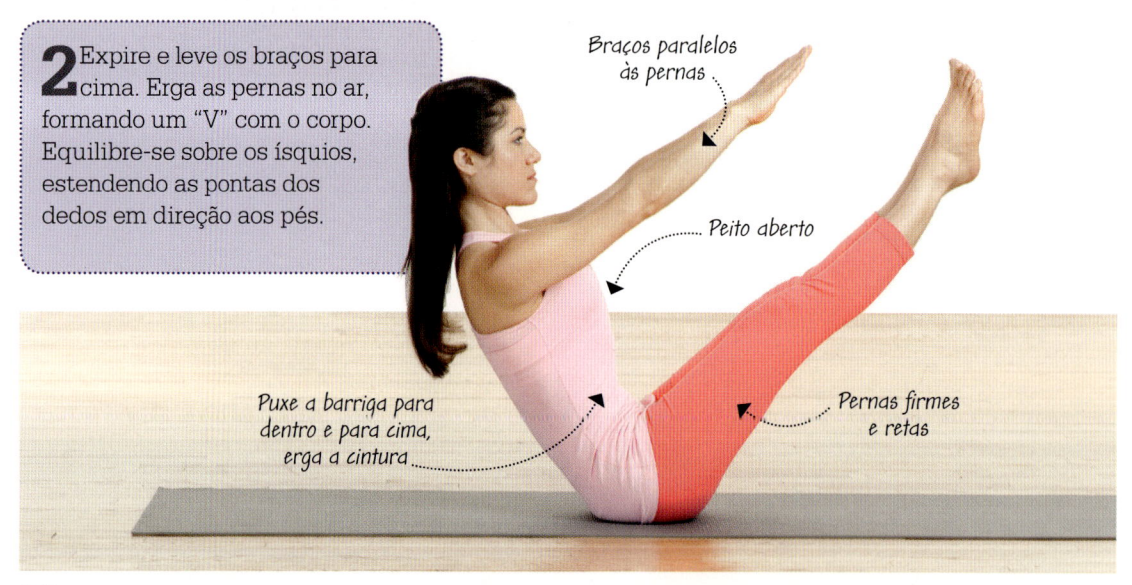

1 Deite-se de barriga para cima, braços sobre a cabeça e pernas estendidas para a frente em postura de pilates. Calcanhares unidos, dedos afastados. Aperte a cinta dos músculos do centro do corpo para trazer a caixa torácica para baixo em direção aos quadris e liberar a lombar no mat. Inspire.

Puxe a barriga bem para dentro

Contraia as pernas em postura de pilates

Mantenha os dedos dos pés afastados

2 Expire e leve os braços para cima. Erga as pernas no ar, formando um "V" com o corpo. Equilibre-se sobre os ísquios, estendendo as pontas dos dedos em direção aos pés.

Braços paralelos às pernas

Peito aberto

Puxe a barriga para dentro e para cima, erga a cintura

Pernas firmes e retas

TEASER III

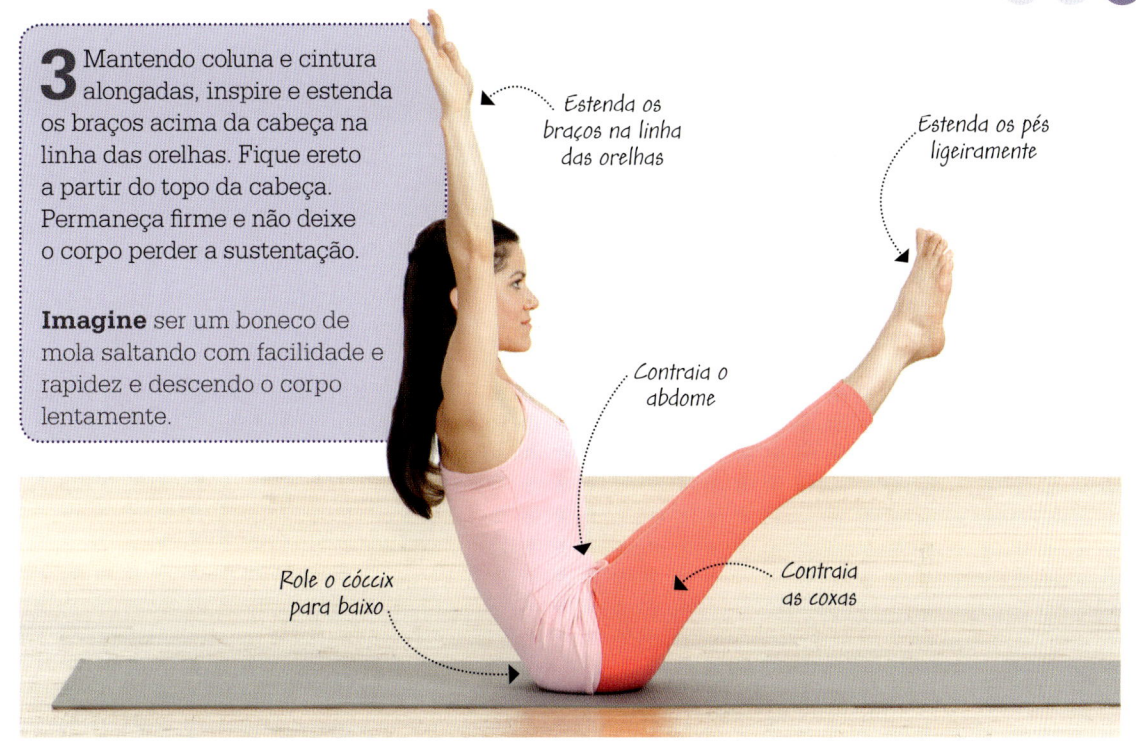

1 2 **3**

3 Mantendo coluna e cintura alongadas, inspire e estenda os braços acima da cabeça na linha das orelhas. Fique ereto a partir do topo da cabeça. Permaneça firme e não deixe o corpo perder a sustentação.

Imagine ser um boneco de mola saltando com facilidade e rapidez e descendo o corpo lentamente.

- Estenda os braços na linha das orelhas
- Estenda os pés ligeiramente
- Contraia o abdome
- Role o cóccix para baixo
- Contraia as coxas

4 Expire, desça o corpo e as pernas devagar e com controle. Inspire e faça uma pausa, mantendo o centro de força ativado. Expire e volte a subir formando o "V". Repita 5 vezes.

Cuidado! As costas não devem arquear ao levar os braços acima da cabeça. Mantenha a caixa torácica para baixo e o cóccix sob o corpo.

- Braços permanecem na linha das orelhas
- Contraia o abdome
- Role a coluna para baixo por igual, como uma roda
- Conserve a postura de pilates

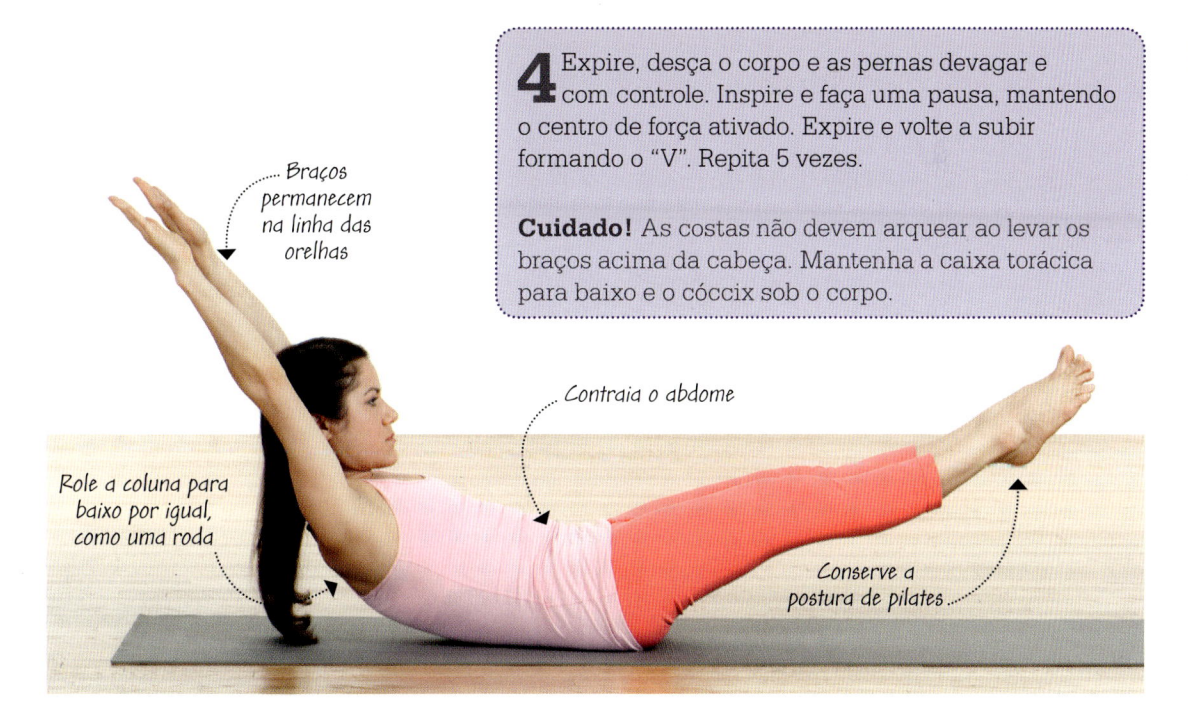

Balanço

Fortaleça as costas • **Pratique** concentração

Exercício complementar ao Teaser, pois movimenta a coluna no sentido contrário para alongar e equilibrar o corpo. É uma forma perfeita de encerrar o treino abdominal.

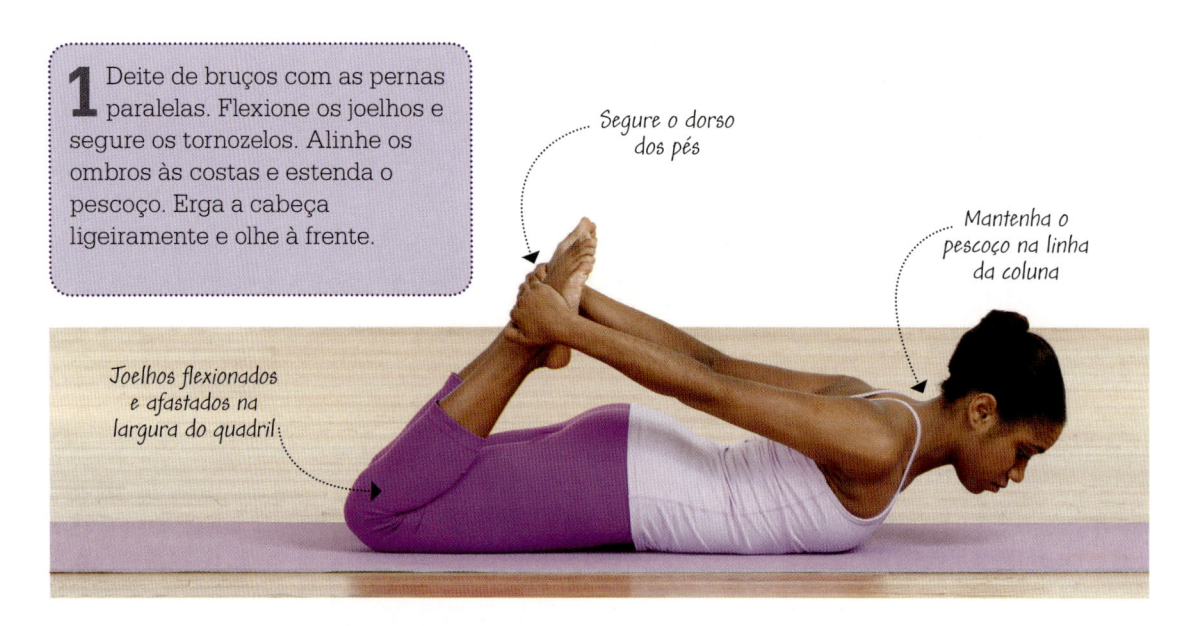

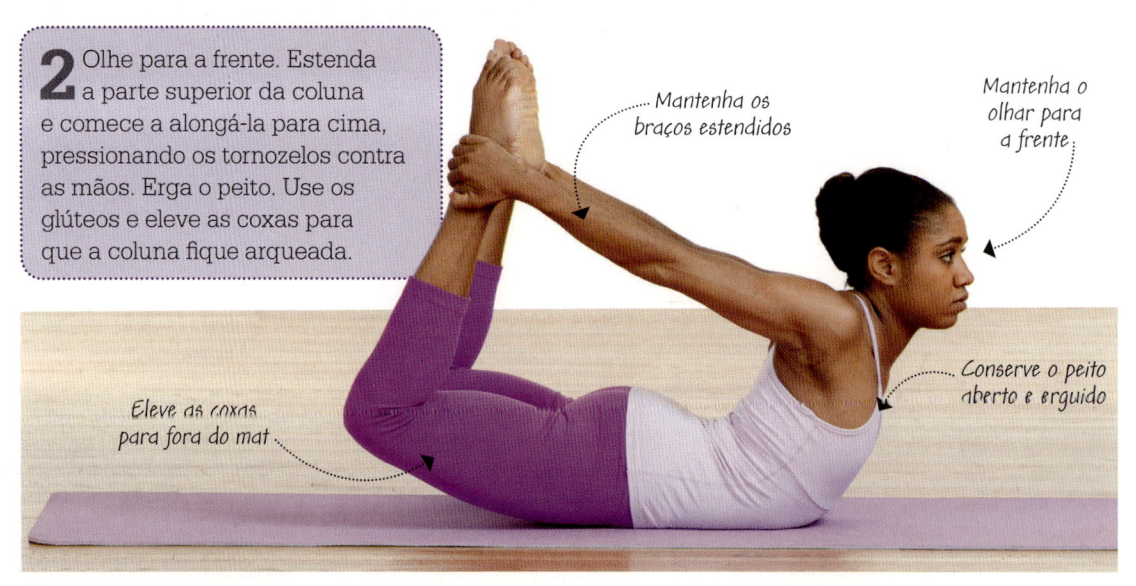

1 Deite de bruços com as pernas paralelas. Flexione os joelhos e segure os tornozelos. Alinhe os ombros às costas e estenda o pescoço. Erga a cabeça ligeiramente e olhe à frente.

- Segure o dorso dos pés
- Mantenha o pescoço na linha da coluna
- Joelhos flexionados e afastados na largura do quadril

2 Olhe para a frente. Estenda a parte superior da coluna e comece a alongá-la para cima, pressionando os tornozelos contra as mãos. Erga o peito. Use os glúteos e eleve as coxas para que a coluna fique arqueada.

- Mantenha os braços estendidos
- Mantenha o olhar para a frente
- Eleve as coxas para fora do mat
- Conserve o peito aberto e erguido

BALANÇO

1 2 **3**

3 Respire naturalmente e comece a balançar para a frente e para trás. Desenvolva o movimento gradualmente até balançar o máximo que puder, com controle, da costela ao quadril. Balance até 10 vezes. Solte os pés e as pernas no mat. Flexione os joelhos e leve os glúteos em direção aos calcanhares na postura da criança (p. 17), estendendo os braços para a frente e repousando a cabeça no chão para alongar a coluna.

Dica Sinta que os abdominais criam um arco controlado da coluna para que a parte frontal do corpo role sem instabilidade.

Segure o dorso dos pés o tempo todo

Estenda os dedos dos pés

Os braços ficam estendidos

Faça o arco das costas com controle

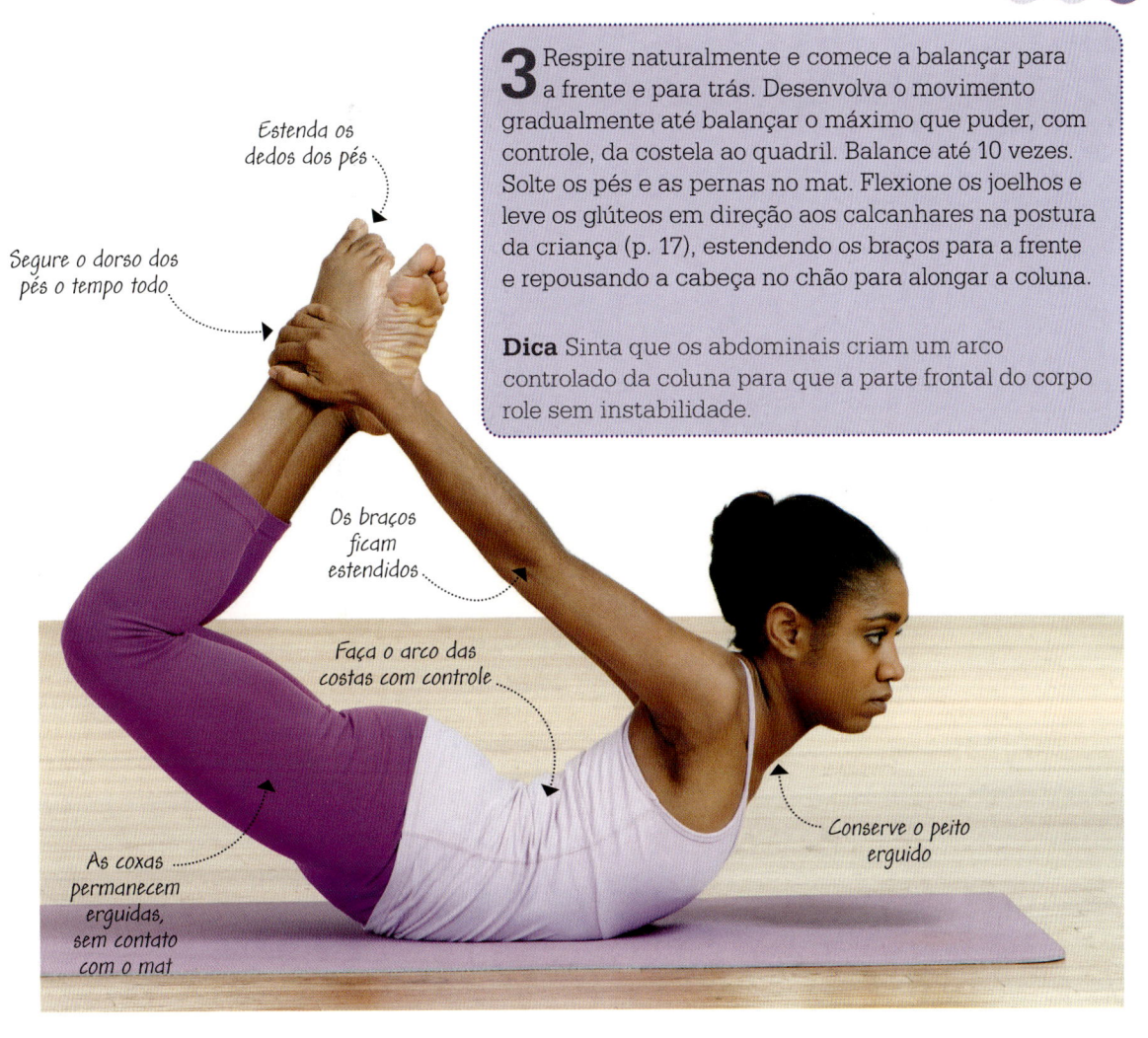

As coxas permanecem erguidas, sem contato com o mat

Conserve o peito erguido

Atenção

Os braços puxam por igual. É preciso aplicar uma pressão uniforme em cada pé para manter o balanço centralizado.

Não comprima a lombar. A coluna deve apresentar uma curva uniforme, com a parte superior das costas abrindo tanto quanto a lombar. Mova a coluna e os membros como uma peça única e fluida. Sinta como se pudesse manter o movimento sem esforço, como o vaivém de um pêndulo.

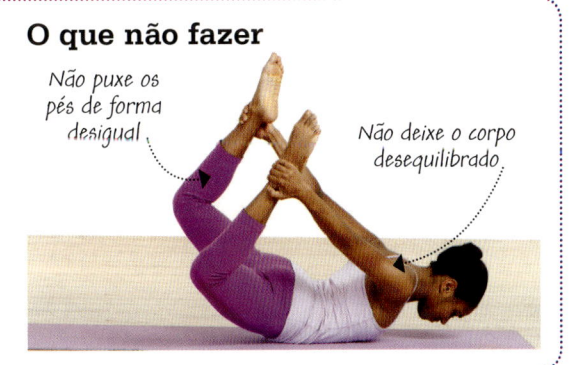

O que não fazer

Não puxe os pés de forma desigual

Não deixe o corpo desequilibrado

Sequência de 15 minutos

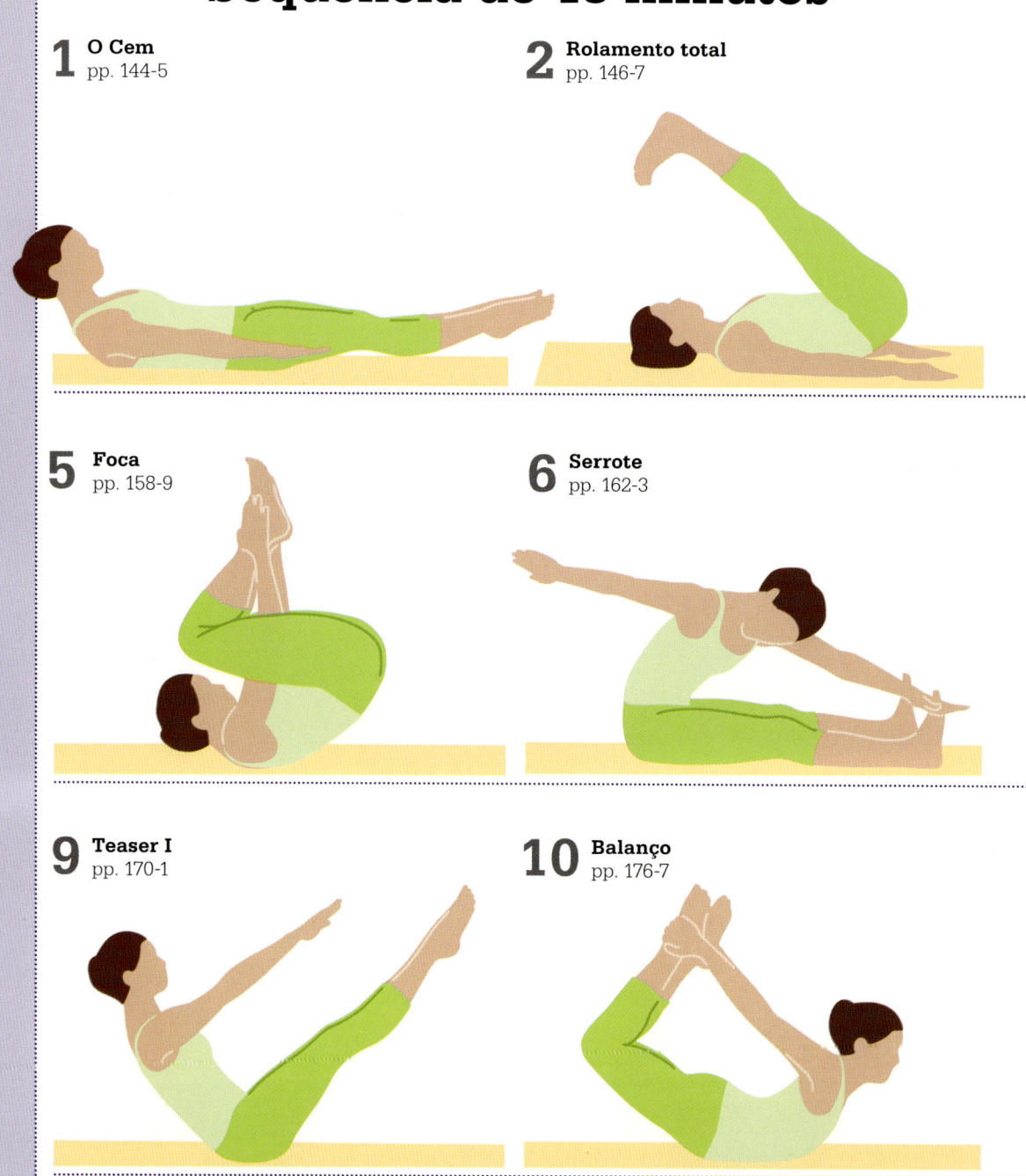

1 O Cem
pp. 144-5

2 Rolamento total
pp. 146-7

5 Foca
pp. 158-9

6 Serrote
pp. 162-3

9 Teaser I
pp. 170-1

10 Balanço
pp. 176-7

SEQUÊNCIA DE 15 MINUTOS

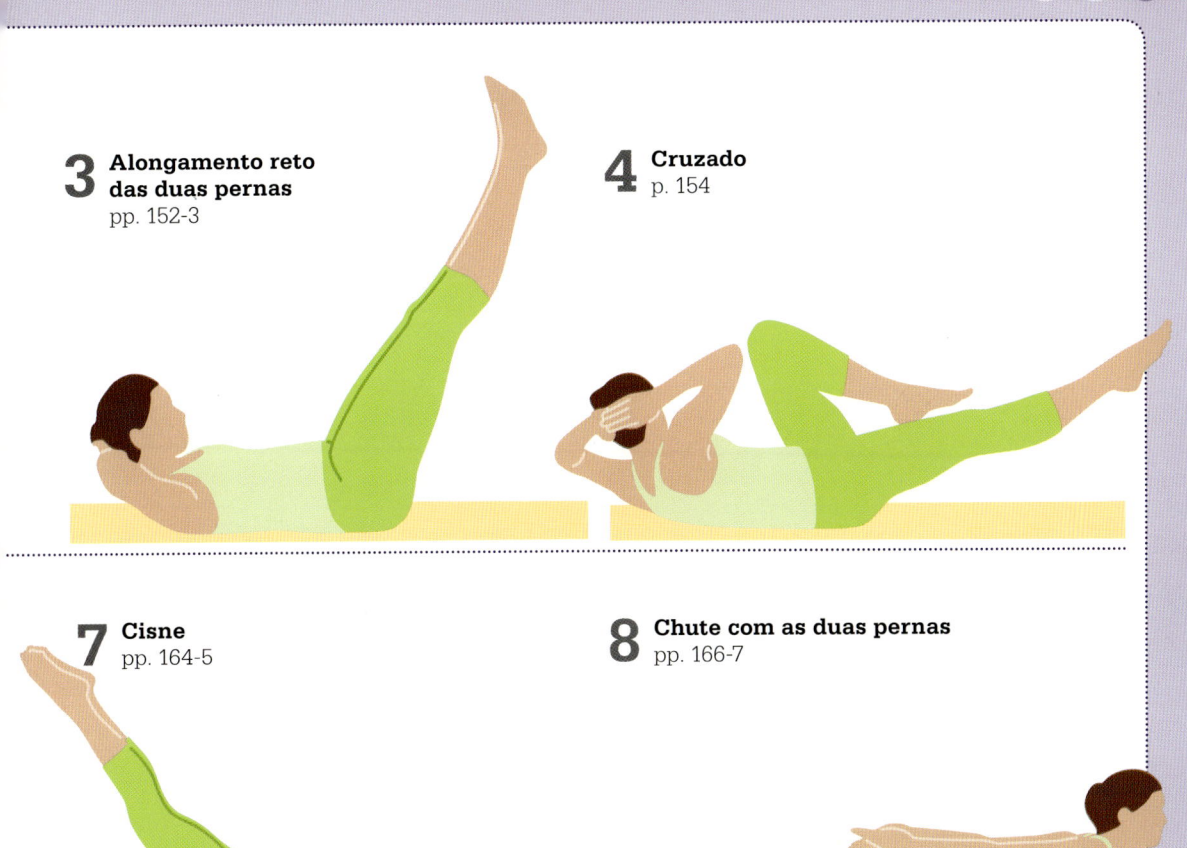

3 Alongamento reto das duas pernas
pp. 152-3

4 Cruzado
p. 154

7 Cisne
pp. 164-5

8 Chute com as duas pernas
pp. 166-7

AVANCE

Sequência de 30 minutos

1 O Cem
pp. 144-5

2 Rolamento total
pp. 146-7

3 Escalar uma árvore
pp. 148-9

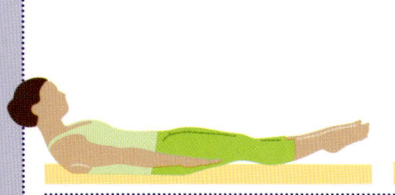

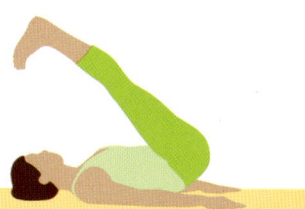

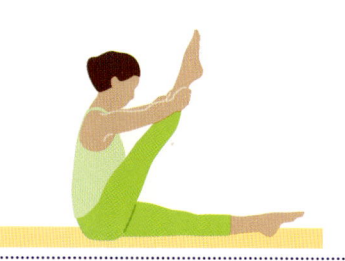

7 Balanço com as pernas afastadas
pp. 156-7

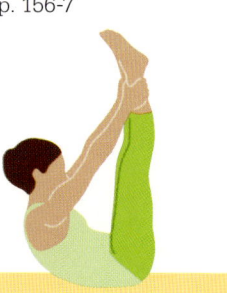

8 Saca-rolha
pp. 160-1

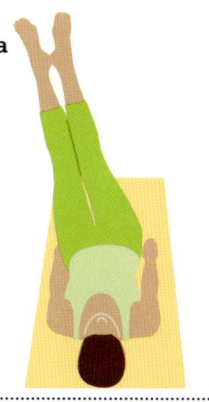

9 Foca
pp. 158-9

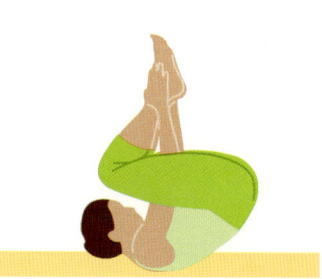

13 Teaser I
pp. 170-1

14 Teaser II
pp. 172-3

15 Balanço
pp. 176-7

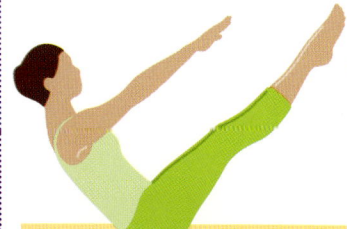

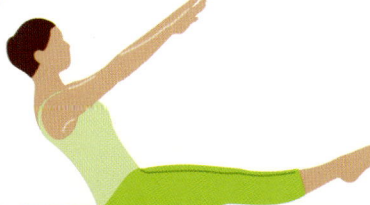

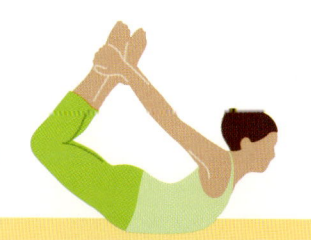

SEQUÊNCIA DE 30 MINUTOS

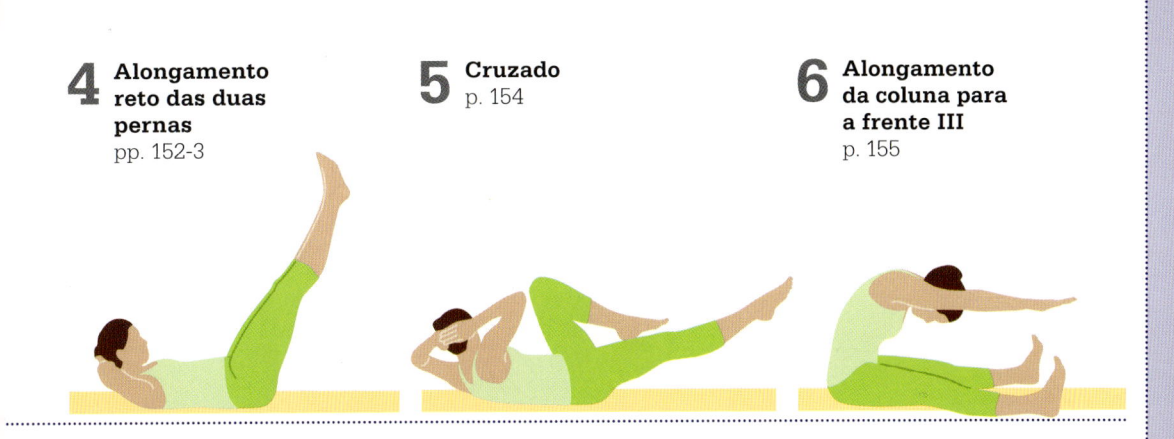

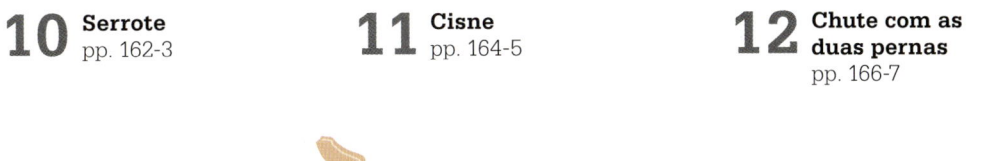

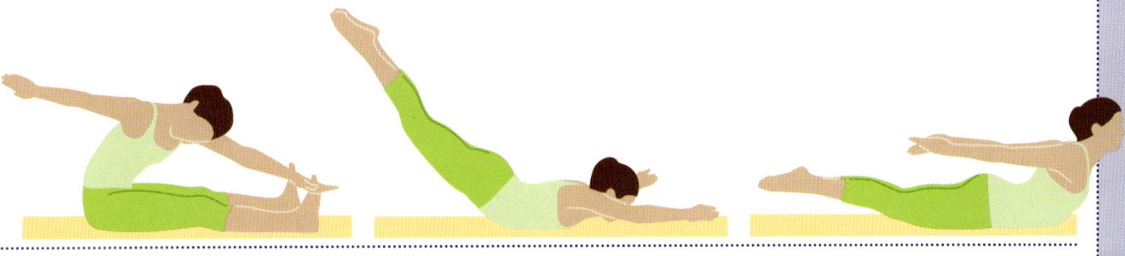

4 Alongamento reto das duas pernas
pp. 152-3

5 Cruzado
p. 154

6 Alongamento da coluna para a frente III
p. 155

10 Serrote
pp. 162-3

11 Cisne
pp. 164-5

12 Chute com as duas pernas
pp. 166-7

16 Agachamento I
p. 150

Sequência de 45 minutos

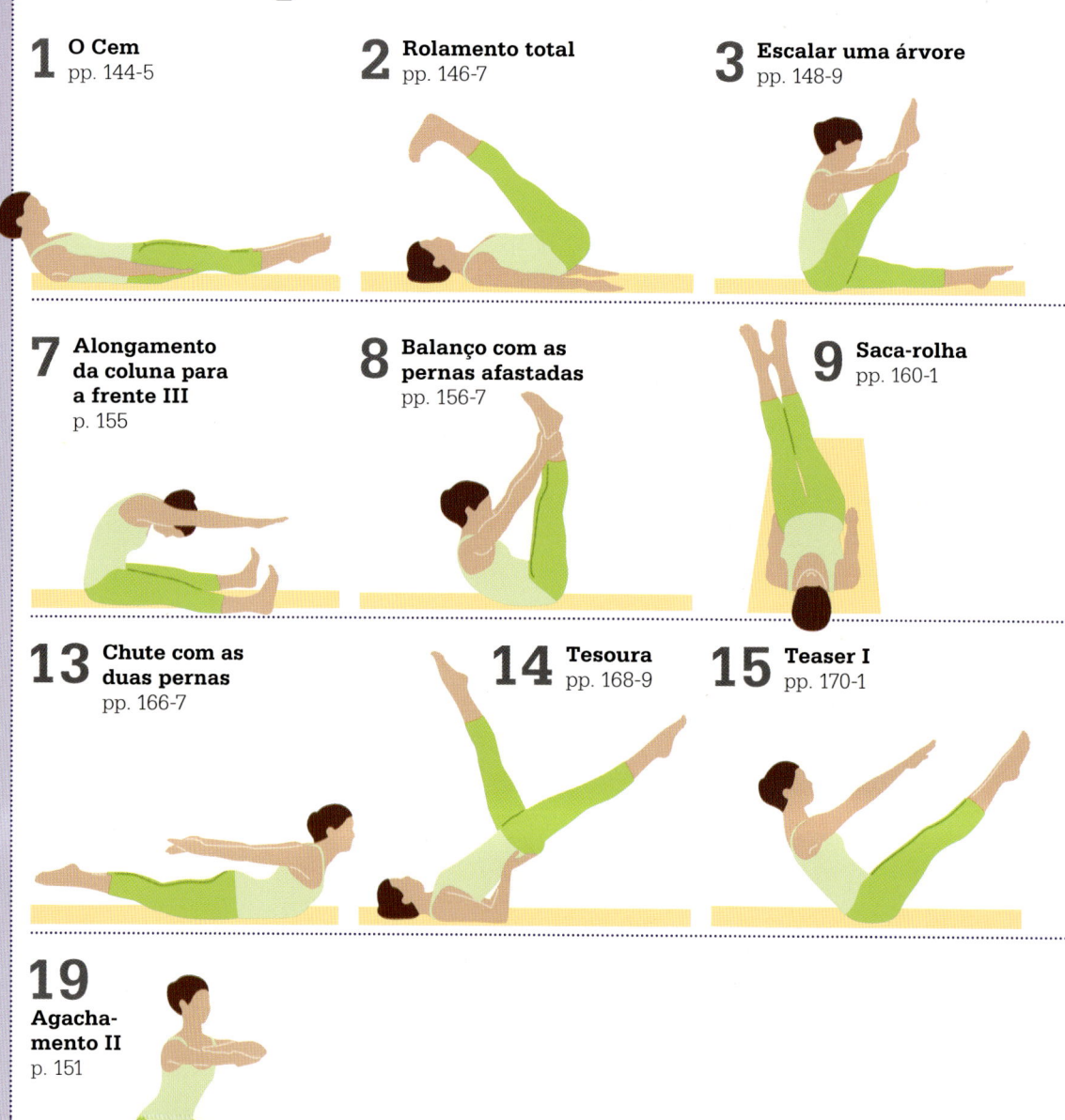

1 O Cem
pp. 144-5

2 Rolamento total
pp. 146-7

3 Escalar uma árvore
pp. 148-9

7 Alongamento da coluna para a frente III
p. 155

8 Balanço com as pernas afastadas
pp. 156-7

9 Saca-rolha
pp. 160-1

13 Chute com as duas pernas
pp. 166-7

14 Tesoura
pp. 168-9

15 Teaser I
pp. 170-1

19 Agachamento II
p. 151

SEQUÊNCIA DE 45 MINUTOS

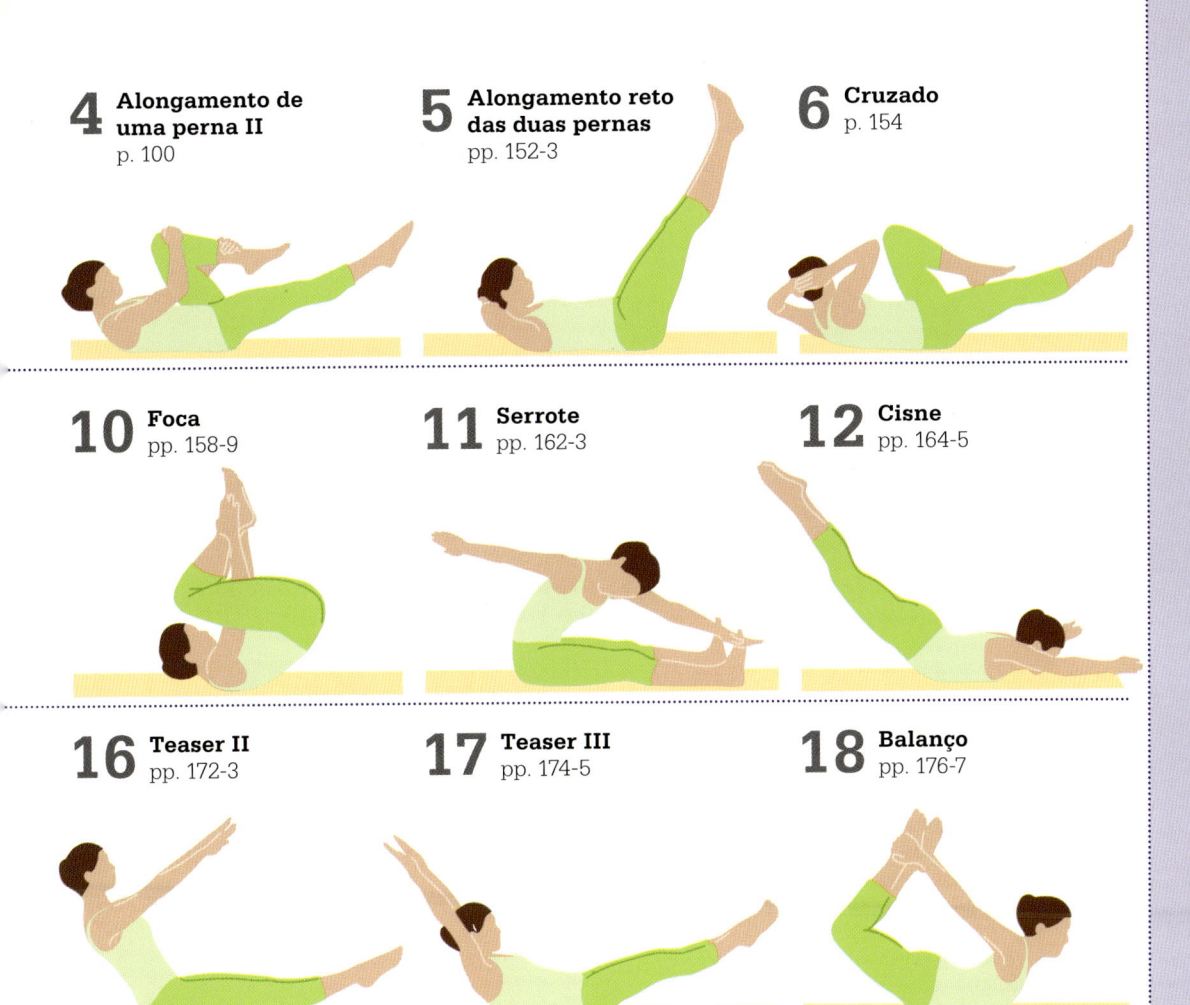

4 Alongamento de uma perna II
p. 100

5 Alongamento reto das duas pernas
pp. 152-3

6 Cruzado
p. 154

10 Foca
pp. 158-9

11 Serrote
pp. 162-3

12 Cisne
pp. 164-5

16 Teaser II
pp. 172-3

17 Teaser III
pp. 174-5

18 Balanço
pp. 176-7

Avaliação

Como você progrediu nas últimas seis semanas? Revise as fotos tiradas na primeira semana do programa e compare as linhas do corpo para verificar as mudanças no alinhamento (pp. 142-3). Como você se sente em relação ao início do programa? Houve alguma melhora? Se sim, parabéns! Mantenha-se assim!

Problemas comuns

Não desanime se tiver progredido menos do que esperava. Os exercícios dessa seção final são alguns dos mais difíceis e intensos do repertório de pilates. Pode-se levar anos para dominá-los. Os movimentos oferecem desafios constantes, mesmo depois de algumas décadas de prática. Esta é a beleza de pilates – sempre há algo a aperfeiçoar, característica que proporciona inspiração e encantamento àqueles que tornam a prática de pilates parte de suas vidas. Lembre-se de rever os princípios e técnicas-chave à medida que se exercita. Estude o método se tiver dificuldade, pois isso o ajudará durante a prática. A seguir estão alguns problemas comuns que podem surgir nesse estágio.

"Não estou gostando desse nível; sinto-me travado e é muito difícil."

Pilates é árduo! Não perca a concentração. Se achar complicado fazer muitos exercícios intensos, misture e combine os níveis de programas. Substitua os exercícios que achar difíceis por outros parecidos dos programas "Para começar" (pp. 26-87) e "Continue" (pp. 88-139). Isso proporcionará o desenvolvimento da força necessária enquanto se exercita em uma zona de conforto. Tenha como meta avançar gradualmente além dessa zona, introduzindo um ou dois exercícios a cada vez. Será mais fácil manter o programa a longo prazo se você juntar exercícios de cada nível e montar sessões balanceadas que desafiem o corpo adequadamente.

"Estou desapontado por não ter o corpo que queria nesse estágio."

Talvez as expectativas não tenham sido realistas. O pilates é ótimo para o condicionamento físico, faz o praticante se sentir energizado, tonificado e inspirado. Mas se o objetivo principal é perder peso, considere também modificar a dieta e incluir mais exercícios cardiovasculares na agenda de treinos. Monitore a si mesmo para ver as mudanças no corpo e ter incentivo. Meça a circunferência da cintura, dos braços e da parte superior das coxas. Após seis semanas, tire novas medidas. Pode ser que não haja perda de peso, mas certamente haverá redução de alguns centímetros e a aparência deverá ter melhorado bastante com o aumento do tônus e da definição muscular.

"Eu acho o Cem impossível e nem um pouco divertido!"

Você não é o único! Mas esse pode ser um exercício graciosamente leve e controlado, muito eficaz para aquecer o corpo e combinar todos os princípios de pilates (pp. 8-11). Além disso, o exercício parecerá árduo, fatigante e tenso se a concentração estiver incorreta. Ao executar o Cem, ou qualquer exercício que achar difícil, mude o estado mental. Troque a apreensão pela animação diante do desafio. Pense em leveza e tranquilidade durante o exercício. Imagine a cabeça sendo erguida delicadamente e as pernas sendo suspensas levemente em vez de senti-las penduradas à pelve. A respiração é forte e regular; os braços batem de forma rápida e com fluidez, sem balançar a coluna e causar tensão. Mude a abordagem mental e logo você vai adorar o Cem!

AVALIAÇÃO

Avalie suas conquistas

Não atingiu seus objetivos? Não perca a inspiração. Comemore cada conquista à medida que pratica. Por exemplo, ser capaz de erguer-se facilmente para realizar o Teaser II (pp. 172-3) ou rolar a coluna com mais controle no Rolamento total (pp. 146-7). As conquistas se acumulam – logo você estará estabelecendo novas metas para o futuro.

Exercícios desafiadores

Aqui você encontrará o plano para ajudar durante os treinos das próximas seis semanas. Ao final desse período, revise os objetivos e avalie seu progresso.

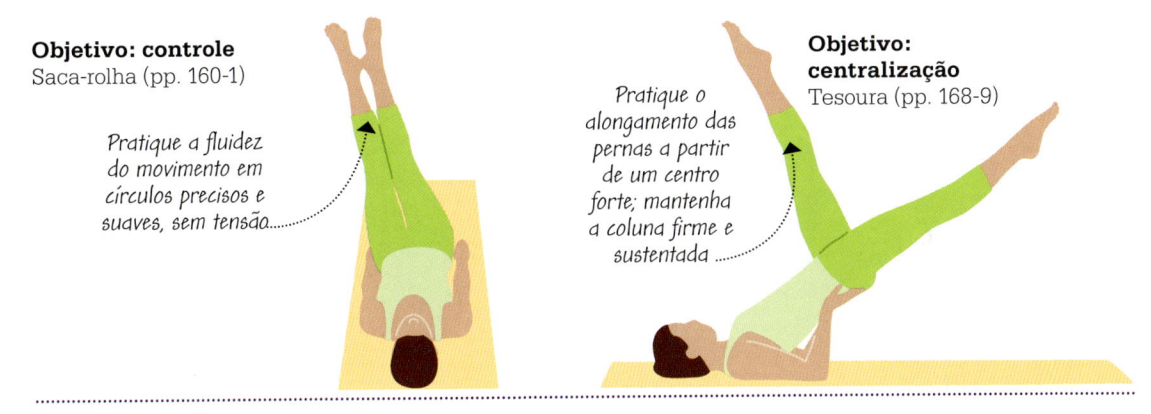

Objetivo: controle
Saca-rolha (pp. 160-1)

Pratique a fluidez do movimento em círculos precisos e suaves, sem tensão.

Objetivo: centralização
Tesoura (pp. 168-9)

Pratique o alongamento das pernas a partir de um centro forte; mantenha a coluna firme e sustentada.

Objetivo: flexibilidade
Balanço com as pernas afastadas (pp. 156-7)

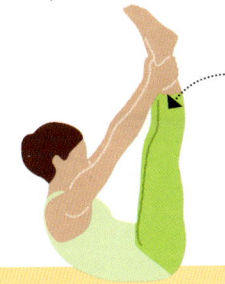

Pratique a extensão das pernas em direção ao teto; mantenha a coluna alongada e rolando por igual no mat.

Objetivo: força
Teaser I, Teaser II, Teaser III (pp. 170-5)

Pratique toda a sequência, fluindo de um exercício para outro sem interrupção.

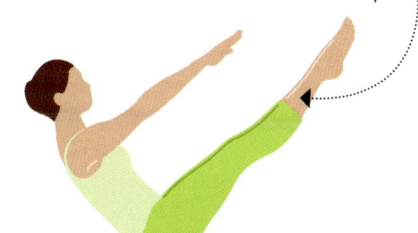

Objetivo: fluidez de movimento
Balanço (pp. 176-7)

Pratique o movimento de forma suave e uniforme, sem pausas.

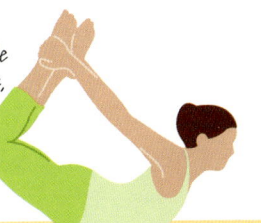

O futuro

Espera-se que esse programa tenha sido inspirador para dar continuidade à prática de pilates. Pense em seus objetivos futuros e nas áreas em que deseja se concentrar ao se exercitar. Combine exercícios de cada nível para manter o interesse e desafiar ainda mais os músculos. Boa sorte!

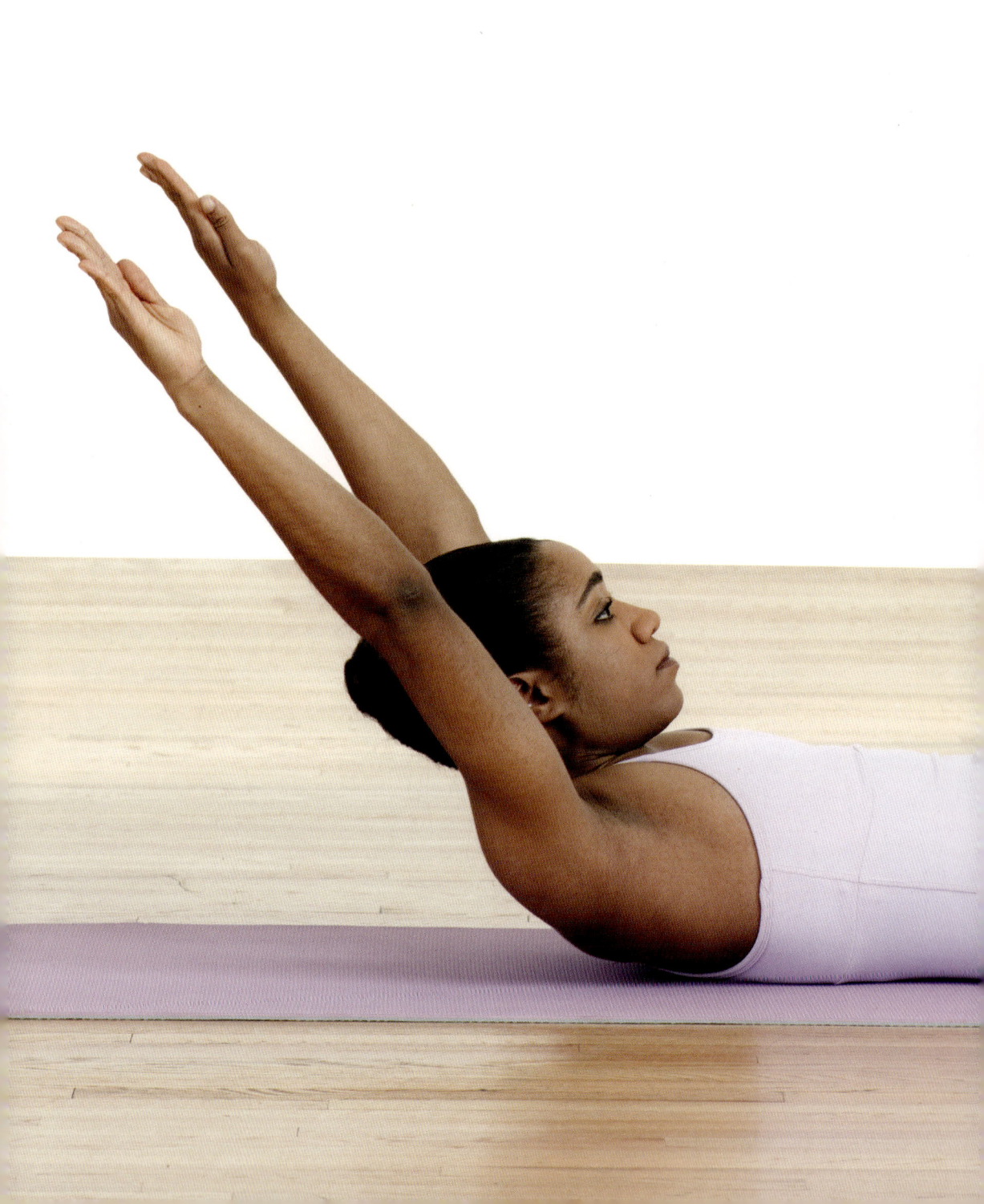

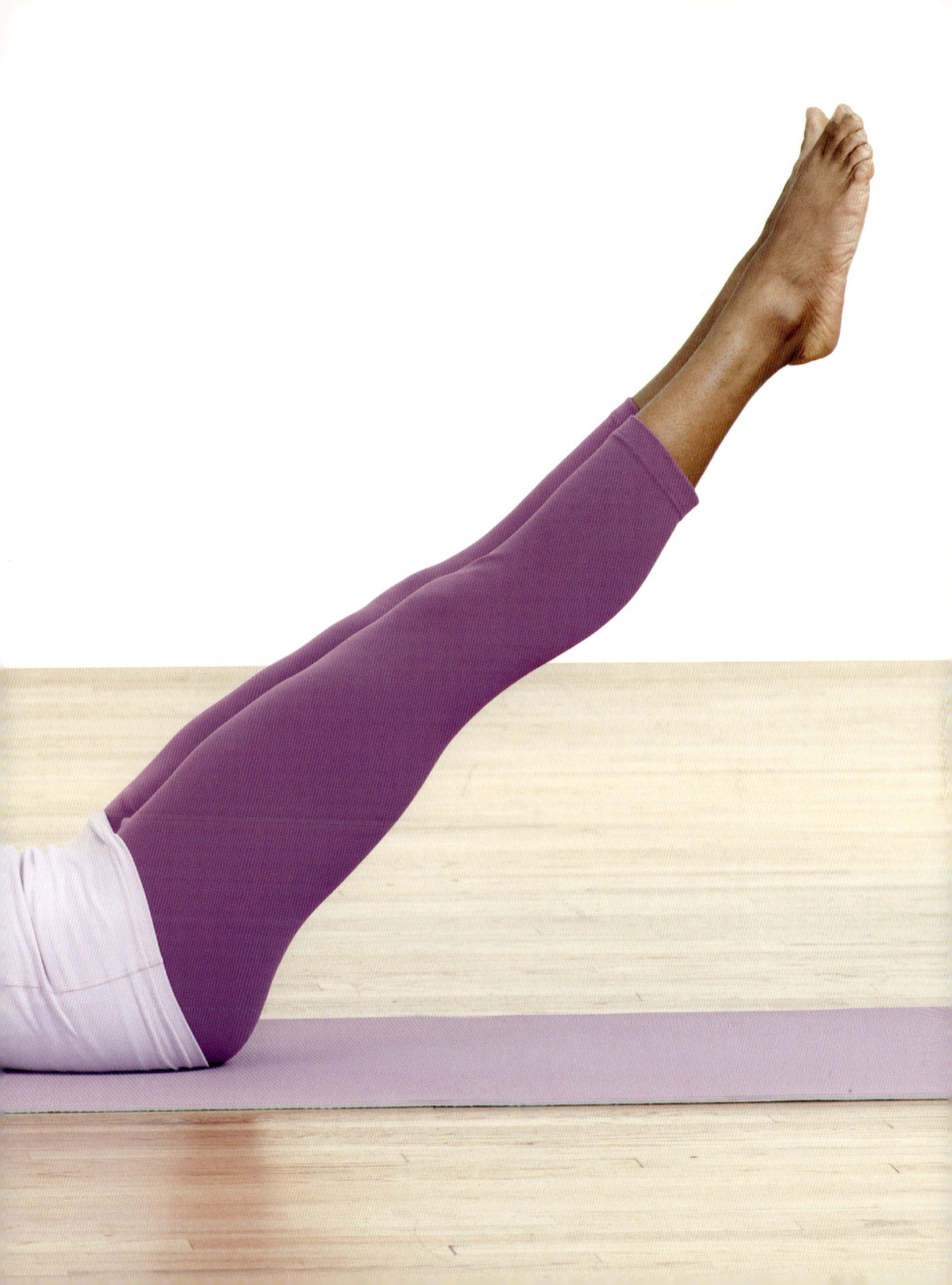

Índice

A

abdome 10
  abdominal inferior 32, 172
  abdominal oblíquo 18, 19, 51
  Afastar o pescoço 41
  alongamento 106
  Alongamento da coluna para a frente I e II 66, 104-5
  Alongamento do pescoço 112-3
  Balanço 176-7
  barriga para dentro 34
  camadas 19
  centro de força 33, 37
  contrair o abdome 32, 36
  controle 60
  músculos abdominais profundos 10, 19, 22, 33, 54, 94, 124, 144
  Preparação para o cem 54-5
  respiração lateral 22, 23
  Rolamento para cima 58-9
  Rotação de pescoço 106-7
  Saca-rolha 160-1
  Semirrolamento para cima 94-5
  Teaser com torção 126-7
  Teaser, preparação e I, II e III 124-5, 170-5
  Tique-taque 68
  tonificação muscular 15, 41, 68, 158
    acima da cabeça, Aro flexível 108
    alinhamento 10, 12, 20, 30
    Alongamento de uma perna I 64
    Alongamento do joelho 71
    Aro flexível 111
    Chutes laterais 75, 118
    foco em 28, 29, 90, 142
    Quatro apoios 34
    vertebral 39
Agachamento 150, 151, 181, 182
água 25
alívio do estresse 17, 20
almofada 25
Alongamento 33
  foco em 28, 29
Alongamento da coluna para a frente I 66, 80, 82, 85
Alongamento da coluna para a frente I e II 66, 104-5
Alongamento da coluna para a frente II 104-5, 113, 134, 136
Alongamento da coluna para a frente III 155, 181, 182
Alongamento das duas pernas
  Continue 90, 102-3, 132, 134, 136, 139
  Para começar 65, 81, 82, 85
Alongamento de uma perna
  Continue 91, 100-1, 132, 134, 136
  Para começar 29, 64, 81, 82, 84, 87
Alongamento do joelho 70-1, 83, 84
Alongamento do pescoço 112-3
Alongamento lateral em pé 51, 80, 83, 85
Alongamento reto das duas pernas 152-3, 179, 181, 183
Alongamento reto de uma perna 101, 136, 139, 183
alongamentos
  abdominais 106-7
  Alongamento da coluna para a frente I, II e III 66, 104-5
  Alongamento das duas pernas I e II 65, 102-3
  Alongamento de uma perna I e II 29, 64, 100-1
  Alongamento do joelho 70-1
  Alongamento reto das duas pernas 152-3
  Alongamento reto de uma perna 101
  dinâmica 14
  isquiotibiais, músculos 66, 101
  Sereia 76-7
alongando
  coluna 66
  isquiotibiais, músculos 66
anatomia 18-9
aquecimento, exercícios 28, 34-9
"C" sentado 36
centro de força 37
postura de pilates 35
pressão no pescoço 38
Quatro apoios 34
Rolamento dos quadris 39, 82, 84
Aro flexível 24, 108-11
  Acima da cabeça 108, 137
  Bombeando 109, 137
  Braços 111, 135, 137
  Coxas, parte interior 111, 135, 137
  Peito 108, 137
  Pliés 110, 134, 137
  sequências de "Continue" 134, 135, 137
arquear a coluna 31, 86
articulações 14, 18
assoalho pélvico 10, 19, 33, 34
avaliação
  Avance 184-5
  Continue 138-9
  Para começar 86-7

B

balançar 52
Balanço 143, 176-7, 178, 180, 183, 185
Balanço de braços 50, 85
Balanço com as pernas afastadas 143, 156-7, 185
  Preparação 122-3, 135, 137
  sequências de "Avance" 180, 182
barriga
  Afastar o pescoço 41
  Alongamento da coluna para a frente I, II e III 66, 104-5, 155
  Alongamento das duas pernas 2 102-3
  Alongamento de perna 64, 65
  Alongamento de uma perna I e II 64, 100-1
  Alongamento do joelho 70-1
  Alongamento do pescoço 112-3
  Alongamento reto das duas pernas 152-3
  Balanço com as pernas afastadas 122-3, 156-7
  Cem, O 54-5, 144
  Cisne 164-5
  Cruzado 154
  Dez por dez 92-3
  Escalar uma árvore 148-9
  Foca 158-9
  inferior 34
  Parede: rolamento para baixo 42-3
  respiração lateral 23
  Rolamento para cima 58-9
  Rolamento para trás 56-7
  Rolamento total 146-7
  Rolar como uma bola 62-3, 98-9
  Saca-rolha 160-1
  Semirrolamento para cima 94-5
  Teaser com torção 126-7
  Teaser, preparação e I, II e III 124-5, 170-5
  Tesoura 168-9
  tonificar 64
  ver benefícios do pilates 12-7
bíceps 19
  Flexão para a frente 48, 85
  Flexão para o lado 49, 85
  tonificar 49
braços
  Aro flexível 108, 109, 111
  Balanço de braços 50
  bíceps 48, 49
  bombeando 54-5, 93, 145
  braços – parte superior 68
  Cisne 69, 164-5
  Expansão de peito 52-3
  Flexão para a frente 48
  Flexão para o lado 49
  Miniponte 96
  Parede: cadeira 45
  Parede: círculos 46
  Rolamento total 146-7
  tonificar 15, 45, 46, 48, 50, 97, 108
  tríceps 53

C

"C" sentado 34, 36, 84, 99
calma 17, 22
Cem, O 23, 144, 55, 104
  Dez por dez 92-3
  Preparação 29, 54-5, 81, 82, 85, 87
  sequências de "Avance" 178, 180, 182

ÍNDICE

Centralização 29, 40, 87
   Alongamento das duas pernas I e II 65, 102-3
   Aro flexível 109
   Balanço com as pernas afastadas 122-3
   Chutes laterais: frente 72-3, 114-5
   Flexão para o lado 49
   foco em 28, 29, 87, 91, 139, 143, 185
   Parede: em pé 44
   Saca-rolha 160-1
   Sereia 76-7
   Teaser II 172-3
   Teaser com torção 126-7
centro, músculos 10, 19, 20
   Alongamento reto de uma perna 101
   Balanço de perna 130, 131
   Centralização 40
   centro de força 37
   Chutes laterais 75
   estabilidade 33
   Parede: em pé 44
   Ponte com os ombros 78-9
   Rolar como uma bola 62-3
   Sereia 76-7
   Teaser com torção 126-7
Chute com as duas pernas 166-7, 179, 181, 182
chutes
   Chute com as duas pernas 166-7
   ver também Chutes laterais
Chutes laterais 72-5
   Círculos 118-9, 135, 137
   Elevação dupla das pernas 74, 84
   Elevação mais baixa 75, 85
   Frente I e II 72-3, 83, 84, 114-5, 133, 135, 136
   Parte interna da coxa 120-1, 137
   Tesoura 116-7, 132, 135, 136
   Chutes laterais: elevação dupla das pernas 74, 84
   Chutes laterais: elevação mais baixa 75, 85
   Chutes laterais: frente 72-3, 83, 84
   cinto de força 10, 37

cintura
   alongamento 76
   Alongamento lateral em pé 51
   Alongamento reto das duas pernas 152-3
   Chutes laterais 72-3, 74
   Cruzado 154
   músculos oblíquos 51
   Sereia 76-7
   Serrote 162-3
   Teaser com torção 126-7
   Tique-taque 68
   tonificar 15, 51, 67, 72
   Torção de coluna 67
circulação sanguínea 14, 22
círculos
   Círculos com a perna 60-1
   Chutes laterais: círculos 118-9
   Parede: círculos 46-7, 84
Cisne 164-5, 179, 181, 183
   preparação 69, 81, 82, 84, 106
   problemas 86
cóccix 19
colesterol, nível de 13
coluna 10, 14
   alinhamento 39
   alongamento 31, 33, 38
   anatomia 18, 19
   cair para a frente 36
   curvatura natural 31
   massagem 146, 158
   mobilização 34
   movimento sequencial 39, 42, 58
   músculos da coluna vertebral 33
   neutra 31
   Rolamento total 146-7
   Serrote 162-3
   soltar 43, 146
coluna neutra 31
coluna, torção de, 67, 80, 83, 85
   Cisne 164-5
   Teaser II 172-3
concentração 9, 16, 34
   Agachamento 150
   Alongamento de uma perna 64
   Aro flexível 110

Balanço 176-7
Chute com as duas pernas 166-7
Chutes laterais 75, 120-1
Círculos com a perna 60-1
Foca 158-9
foco em 28, 29
Miniponte 96
Rolamento total 146-7
Rolar como uma bola 62-3
Tique-taque 68
consciência corporal 138
contrair o abdome 19, 36, 98
avaliação 28, 29
técnica-chave 32
controle 8, 34, 65
   abdominais 60
   Agachamento 151
   Alongamento das duas pernas II 102-3
   Alongamento reto das duas pernas 152-3
   Alongamento de uma perna I 64
   Alongamento do joelho 70-1
   Alongamento do pescoço 112-3
   Aro flexível 108, 110
   Balanço com as pernas afastadas 122-3, 156-7
   Balanço de braços 50
   Balanço de perna: lateral 131
   Cem, O 144
   Centralização 40
   Chutes laterais 72-3, 74
   Cisne 164-5
   Escalar uma árvore 148-9
   foco em 28, 29, 87, 90, 139, 142, 185
   Parede: cadeira 45
   Ponte com os ombros 78-9
   Rolamento para cima 58-9
   Rolamento para trás 56-7
   Rolar como uma bola 62-3, 98-9
   Rotação de pescoço 106-7
   Semirrolamento para cima 94-5
   Teaser, preparação e I e II 124-5, 170-1
   Tique-taque 68
   Torção de coluna 67

coordenação
   Alongamento de uma perna II 100-1
   Alongamento do joelho 70-1
   Balanço com as pernas afastadas 122-3
   Chutes laterais 75
   Foca 158-9
   foco em 29
costas
   alongamento 66
   Alongamento da coluna para a frente I 66
   arquear 31, 86
   Balanço 176-7
   Chutes laterais: tesoura 116-7
   destencionando 17
   Foca 158-9
   Miniponte 96
   postura da criança 17
   Preparação para o cisne 69
   retroversão pélvica 31
   Serrote 162-3
   Tesoura 168-9
   tonificar 128
   ver também coluna; costas, parte superior
costas, parte superior
   Agachamento 150
   Alongamento da coluna para a frente III 155
   anatomia 18
   Aro flexível: pliés 110
   Balanço de perna 130, 131
   Chute com as duas pernas 166-7
   Chutes laterais 72-3, 74
   equilíbrio 18, 20, 34, 156, 158
   Expansão do peito 52-3
   Letra T 97
   Nadar 128-9
   Rotação de pescoço 106-7
coxas
   Agachamento 150
   Alongamento de uma perna I 64
   centro de força 37
   Chute com as duas pernas 166-7
   Chutes laterais 114-9
   Círculos com a perna 60-1

ÍNDICE

parte posterior 166-7
Rolamento total 146-7
tonificar 15, 110, 118, 150, 174
ver também parte interna da coxa
coxas, parte interna 10, 19, 35
Aro flexível 110, 111
centro de força 37
Chutes laterais 74, 120-1
Saca-rolha 160-1
Teaser, preparação e III 124-5, 174-5
Tique-taque 68
tonificar 120
Cruzado 154, 179, 181, 183
curvatura "C" 28, 139
Alongamento da coluna para a frente I e II 66, 104-5
Alongamento do joelho 70
"C" sentado 34, 36, 84, 99
Rolamento para trás 56
Rolar como uma bola 62-3, 98-9

D

decúbito lateral, exercícios 138
deltoide 18
Flexão para o lado 49
desalinhamentos 12, 20
desequilíbrios 138
Dez por dez 91, 92-3, 132, 134, 136, 139
dieta 15, 184
dor 138

E

Em pé: alongamento lateral 51, 80, 83, 85
Em pé: parede 44, 82, 84
endorfinas 17
energia 14, 17, 22, 34
equipamento 24-25
Escalar uma árvore 148-9, 180, 182
espelho 24
esqueleto 18
estabilidade 33, 34
foco em 28, 29
estâmina 16, 78, 152
Expansão de peito 52-3
abertura 166

Aro flexível: peito 108
expiração 22, 23

F

faixas elásticas 24
flexibilidade 156
benefícios do pilates 14
foco em 29, 87, 91, 139, 143, 185
Rolamento para cima 58
Flexões
Bíceps: flexão para frente 48, 85
Bíceps: flexão para o lado 49, 85
Rolamento dos quadris 39, 82, 84
fluidez de movimento 11
Cruzado 154
Foca 158-9, 178, 180, 183
foco 9, 45, 100, 150, 170
foco de visão 86
foco em 28, 29, 87, 91, 139, 143, 185
Alongamento de uma perna 64
Alongamento do joelho 70-1
Alongamento lateral em pé 51
Alongamento reto de uma perna 101
Aro flexível 109
Balanço com as pernas afastadas 122-3
Chutes laterais: tesoura 116-7
Cisne 164-5
Letra T 97
Nadar 128-9
Parede: círculos 46-7
Parede: rolamento para baixo 42-3
Rolar como uma bola 62-3, 98-9
Semirrolamento para cima 94-5
Sereia 76-7
força 10, 34, 45, 128, 148
Alongamento reto das duas pernas 152-3
benefícios do pilates 13
centro de força 50

cinto de força 10, 37
costas 96
foco em 29, 87, 91, 139, 143, 185
Ponte com os ombros 78-9
Rolamento para cima 58-9
fotografias 28, 90, 142

G

glúteos 10, 35
Agachamento 150, 151
Alongamento das duas pernas I 65
Alongamento do joelho 70-1
Aro flexível: pliés 110
Balanço de perna: frente 130
centro de força 37
Chutes laterais 72-3, 74, 114-9
Círculos com a perna 60-1
Miniponte 96
Nadar 128-9
Ponte com os ombros 78-9
Rolamento total 146-7
Saca-rolha 160-1
Tesoura 168-9
tonificar 15, 72, 78, 110, 118, 128, 150
gravidade 12, 20
contra 42, 150

H

halteres 18, 25
Expansão de peito 52-3
Flexão para a frente 48
Flexão para o lado 49
Letra T 97
Parede: cadeira 45

I J L

inspiração 22-3
isolar partes do corpo 61
isquiotibiais, músculos 166
alongamento 66, 86, 101
joelho, problemas de 45, 76, 100
Letra T 97, 137

M

má postura 52
mat 24
metabolismo 13

Miniponte 96, 133, 134, 136
moldar, *ver* tônus
musculoesquelético, sistema 18-9
músculos
equilíbrio 30, 31, 61
relaxamento 34
tônus 15, 184
tremor 86
músculos equilibrados 30, 31, 61

N

Nadar 91, 128-9, 133, 135, 137, 139
núcleo de força 13, 50, 65, 156, 158

O

oblíquos, abdominais 18, 51
ombros 18, 19
Alongamento lateral em pé 51
Aro flexível 108, 109
Balanço de braços 50
deltoide 49
Flexão para o lado 49
Parede: círculos 46-7
tonificar 15, 50, 97, 108
oxigênio 22

P

Parede: cadeira 29, 45, 83, 85
parede, exercícios
Cadeira 29, 45, 83, 85, 87
Círculos 46-7, 84
Em pé 44, 82, 84
Rolamento para baixo 29, 42-3, 80, 82, 84, 87
sequências de "Para começar" 80, 82, 84
peito 19
perda de peso 184
pernas
Alongamento das duas pernas I e II 65, 102-3
Alongamento de uma perna I e II 29, 64, 100-1
Alongamento reto das duas pernas 152-3
Alongamento reto de uma perna 101

ÍNDICE

Balanço com as pernas afastadas 122-3, 156-7
Balanço de perna: frente 130, 133, 135, 137
Balanço de perna: lateral 131, 135, 137
Chute com as duas pernas 166-7
Círculos com a perna 60-1, 80, 83, 84
Cisne 164-5
estender 86, 139
Parede: cadeira 45
pés
  apoio 54, 95
  flexão 94
  postura de pilates 35
pescoço 18, 19
  Afastar o pescoço 41
  Alongamento do pescoço 112-3, 134, 136
  dores 86
  Pressão no pescoço 38, 83, 84
  relaxamento 38
  Rotação de pescoço 106-7, 133, 134, 136
pesinhos, *ver* halteres
pilates, caixa 29, 30
Pilates, Joseph 8, 9, 10, 22, 28, 37, 144, 162
pilates, postura de 34, 35, 80, 82, 84
pilates, respiração 92
planejando seu programa
  Avance 142-3
  Continue 90-1
  Para começar 28-9
Pliés, Aro flexível 110
pontes
  Miniponte 96
  Ponte com os ombros 78-9
postura 12, 14, 20
  Alongamento da coluna para a frente I 66
  Aro flexível 111
  Balanço de perna: frente 130
  Cem, O 144
  centro de força 10, 19, 20, 33, 34, 35, 37, 85
  Círculos com a perna 60-1
  Dez por dez 92-3

foco em 29
fotografando 28
Letra T 97
Parede: em pé 44
Preparação para o cisne 69
Pressão no pescoço 38
Rolamento para trás 56
ruim 18, 52, 86
veja também alinhamento
precisão 10
  Afastar o pescoço 41
  Agachamento 51
  Alongamento das duas pernas II 103
  Alongamento de uma perna II 100-1
  Balanço de perna: frente 130
  Cem, O 144
  Chutes laterais 74, 118-9
  Círculos com a perna 60-1
  Cisne 69, 164
  Escalar uma árvore 148-9
  Flexão para a frente 48
  foco em 28, 29
  Tesoura 168-9
  Torção de coluna 67
pressão sanguínea 13, 22
princípios do pilates 8-11, 28

Q

quadris
  Balanço de perna: lateral 131
  rigidez 131
  Quatro apoios 34

R

relaxamento 12, 20, 34, 38
resistência 16, 96
respiração 11, 17, 34
  Alongamento da coluna para a frente I, II e III 66, 104-5, 155
  Cem, O 54-5, 144-5
  Cisne 164-5
  Dez por dez 92-3
  Expansão de peito 52-3
  expiração 22, 23
  Foca 159
  foco em 138
  inspiração 22, 23
  Parede: em pé 44
  planejamento 28, 29

prendendo a respiração 95, 138
respiração do pilates 92
respiração lateral 11, 22-3
respiração profunda 22
Rolamento para cima 58-9
Rolar como uma bola 98-9
Serrote 162-3
técnicas de 11, 22, 23, 138
respiração lateral 23
  prática 22-3
ritmo 63, 156
Rolamento dos quadris 39, 82, 84
rolamento para baixo, Parede 29, 42-3, 80, 82, 84, 87
Rolamento para cima 29, 58-9, 83, 85, 87
Rolamento para trás 28, 56-7, 81, 82, 85, 87
Rolamento total 146-7, 178, 180, 182, 185
Rolar como uma bola
  Continue 98-9, 133, 134, 136
  Para começar 62-3, 80, 83, 84
roupas 24

S

Saca-rolha 142, 160-1, 180, 182, 185
saúde 13
Semirrolamento para cima 91, 94-5, 132, 134, 136, 139
sequências 16
  Avance 15 minutos 178-9
  Avance 30 minutos 180-1
  Avance 45 minutos 182-3
  Continue 15 minutos 132-3
  Continue 30 minutos 134-5
  Continue 45 minutos 136-7
  Para começar 15 minutos 28, 29, 80-1
  Para começar 30 minutos 28, 29, 82-3
  Para começar 45 minutos 29, 84-5
  técnicas-chave 15 minutos 28
Sereia 76-7, 81, 82, 84
Serrote 162-3
  respiração 23

sequências de "Avance" 178, 181, 183
simetria, movimento 30, 128
sincronia, respiração e movimento 11, 22, 23
sono 17

T

técnicas-chave 28, 30-9, 86
  alongamento 33
  "C" sentado 36
  caixa 30
  centro de força 37
  coluna neutra 31
  contrair o abdome 32
  estabilidade 33
  postura de pilates 35
  pressão no pescoço 38
  Quatro apoios 34
  rolamento dos quadris 39
  sequência de 15 minutos 28
Teaser, I, II e III 143, 170-5, 178, 180, 182-3, 185
  preparação 91, 124-5, 132, 135, 137, 139
Teaser com torção 90, 126-7, 139
tensão 20, 61, 95, 160
  liberar 12, 13, 17
Tesoura 101, 143, 168-9, 182, 185
  Chutes laterais 116-7
Tique-taque 68, 85
tonificar 13, 16
  abdome 41, 68, 158
  barriga 64
  benefícios do pilates 15
  bíceps 49
  braços 45, 46, 48, 50, 97, 108
  cintura 51, 67, 72
  costas 128
  coxas 110, 118, 150, 174
  deltoides 49
  Expansão de peito 52-3
  glúteos 72, 110, 118, 128, 150
  ombros 50, 97, 108
  parte interna da coxa 120
  tríceps 18
Torção de coluna 67

|191

Sobre a autora

Anya Hayes é instrutora de pilates formada no renomado Body Control Pilates, em Londres, onde mora com o marido e o filho. Praticante há mais de dez anos, é uma entusiasta da missão de restaurar a fluidez natural de movimento nas pessoas, o que aumenta nelas a sensação de bem-estar. Em suas aulas, Anya procura inspirar os alunos com os benefícios incríveis que o pilates proporciona ao corpo e à mente de pessoas de todas as idades e níveis de condicionamento físico. Membro da Associação Body Control Pilates (BCPA) e da The Register of Exercise Professionals (REPS), é autora de *My pilates guru (Meu guru de pilates)*. Acesse seu blog em http://memoandjoepilates.wordpress.com.

Agradecimentos

Créditos fotográficos
A Dorling Kindersley gostaria de agradecer a Peter Anderson e Dave King pelas fotografias novas. Todas as imagens © Dorling Kindersley. Mais informações: www.dkimages.com.

Agradecimentos da autora
Há muitas pessoas a agradecer pela realização deste livro. Em primeiro lugar, à equipe maravilhosa de professores do Body Control Pilates de Londres, onde me formei, e que é uma fonte de inspiração contínua para a experiência de aprendizado sem fim em minha própria jornada de pilates. Agradeço a meus professores fantásticos ao longo dos anos, em especial a Victoria Hodgson do Body Control e a Deborah Henley do Pilates Room, por me incentivarem a impulsionar meu corpo, a compreender seus limites e a ir além deles para me fortalecer e progredir. Sou grata também a meu querido marido e a minha família, por cuidarem do bebê enquanto eu escrevia o livro, e ao time de editores da DK, pela paciência e cuidado em finalizá-lo.

Agradecimentos da editora
Muitas pessoas ajudaram a preparar este livro. A Dorling Kindersley gostaria de agradecer a:

Reino Unido
Assistente de design Vicky Read
Assistente editorial Annelise Evans, Kathryn Meeker
Imagens da DK Claire Bowers, Freddie Marriage, Emma Shepherd, Romaine Werblow
Índice Chris Bernstein

Índia
Editor assistente de arte Tanya Mehrotra
Editor de arte sênior Ranjita Bhattacharji
Assistentes de design Karan Chaudhary, Devan Das, Simran Kaur, Anchal Kaushal, Prashant Kumar, Ankita Mukherjee, Anamica Roy, Mahipal Singh, Vandna Sonkariya
Editores Vibha Malhotra, Kokila Manchanda
Produtores gráficos Rajesh Singh Adhikari, Sourabh Chhallaria, Arjinder Singh
Gerente de produção gráfica Sunil Sharma